放射線医学
放射線医学総論

監修●●● **楢林　勇**・**杉村和朗**
大阪医科大学名誉教授　　神戸大学大学院教授

編集●●● **富山憲幸**・**中川恵一**
大阪大学大学院教授　　東京大学大学院准教授

金芳堂

執筆者 (五十音順)

井垣　　浩	東京大学医学部附属病院放射線科　講師
宇都宮啓太	関西医科大学放射線科学講座　講師
大野　和子	京都医療科学大学医療科学部　教授
岡田　真広	近畿大学医学部放射線診断学教室　講師
小川　恭弘	高知大学医学部放射線医学講座　教授
海堂　　尊	独立行政法人放射線医学総合研究所重粒子医科学センター Ai 情報研究推進室　室長
金澤　　右	岡山大学大学院医歯薬学総合研究科放射線医学分野　教授
窪田　和雄	独立行政法人国立国際医療研究センター放射線科核医学　医長
河野由美子	関西医科大学放射線科学講座
小須田　茂	防衛医科大学校放射線医学講座　教授
齋田　幸久	聖路加国際病院放射線科　部長
佐々木良平	神戸大学大学院医学研究科放射線腫瘍学部門　特命准教授
塩谷　清司	筑波メディカルセンター病院放射線科　科長
杉本　幸司	神戸赤十字病院放射線科　部長
鈴木　　滋	さいたま赤十字病院放射線科
富山　憲幸	大阪大学大学院医学系研究科放射線医学　教授
中川　恵一	東京大学大学院医学系研究科放射線治療学　准教授
中山　雅央	神戸大学大学院医学研究科放射線腫瘍学部門　特命技術員
西山　佳宏	香川大学医学部放射線医学講座　教授
原田　雅史	徳島大学大学院ヘルスバイオサイエンス研究部放射線科学分野　教授
平井都始子	奈良県立医科大学附属病院中央内視鏡・超音波部　准教授
藤井　正彦	神戸大学大学院医学研究科内科系講座放射線医学分野　准教授
本田　育子	大阪大学医学部附属病院医療技術部放射線部門　診療放射線技師
本田　憲業	埼玉医科大学総合医療センター画像診断科・核医学科　教授
村上　卓道	近畿大学医学部放射線診断学教室　主任教授
山口　雅人	神戸大学医学部附属病院放射線科・血管内治療センター　講師
山本　由佳	香川大学医学部放射線医学講座　講師
山本　隆一	東京大学大学院情報学環　准教授
吉川　秀司	大阪医科大学附属病院中央放射線部　診療放射線技師

監修に当たって

　医学の10大発見の中でも特筆に値する1895年のX線発見や1896年の放射能発見は，放射線医学を誕生させた．内科や外科などの基本的診療科の一つとしての放射線科はこの中では新しい診療科であるが，最近の放射線医学の進歩は著しい．今日では全ての診療科にとって放射線医学は重要な診療技術になっている．がん検診や人間ドックによる健診，対策型ならびに任意型検診でも画像診断は欠かせない．

　最近はIT技術の絶え間ない発展によって放射線医学は急速に加速度を増している．特に，CT，MRI，SPECT./CT，PET/CTなどの画像診断は遠隔画像診断の構築もあって目覚ましい進歩を遂げつつある．侵襲度が少ない内視鏡外科が普及しつつあるが，ワークステーションの進歩で3次元画像がvirtual realityとして提供できるなど外科系の診療科の期待は大きい．また，Autopsy Imaging（AI）が普及しつつあり，死因究明の精度向上に貢献している．

　一方，治療面ではInterventional Radiology（IVR）の進歩が著しく，放射線治療の分野でもCTシミュレーターが照射野設定の標準となり，乳癌の乳房温存療法の治療成績は素晴らしい．また，定位放射線治療・強度変調放射線治療（IMRT）が行い得るようになった．

　この度の東日本大震災で引き起こされた原発事故は広い環境汚染となり，新聞，TV，インターネット，一般雑誌で放射線についての報道がなされ，わが国の国民のみならず世界的に一般公衆に放射線に対する強い関心をもたらせた．

　本シリーズは1996年に発刊された重要項目「放射線医学」（楢林　勇編著）を発展させた書籍で，編集，著者には全国のその分野の第一線でご活躍中の放射線科専門医を中心として，優秀な診療放射線技師にも執筆陣に加わって頂いてシリーズ「放射線医学」全9冊を発刊するものである．放射線医学は守備範囲が広く，基礎的には放射線物理学，放射線生物学，放射線障害に関する事項，医療被曝の軽減，放射性医薬品やX線，MR，エコーの造影剤に関する薬品学などがあり，臨床的には画像診断学，核医学，放射線治療学のどれも全ての診療科と関係が深い．

　本シリーズは医学生，放射線技術科学生のための教科書，参考書として国家試験の出題基準を充たし，放射線医学の基本から臨床の実際まで最新の事項をも含んだ内容となっている．また，典型的な画像写真を多く含んでいるので，臨床実習の助けとなるものと思われる．

　本シリーズは幅広い領域で基礎的並びに実践的内容を備えているところから，医学生のみならず研修医，放射線科専門医試験の受験および乳癌や消化器癌，肺癌CT検診学会などの認定医，認定放射線技師を目指す方達にもたいへんお役に立つと思います．

　また，診療放射線技師の方々や診療放射線技師を目指して勉強している諸君にも役立つ書籍に企画しています．その他，看護師の方々や一般の方々にも放射線についてご理解頂ける書籍であります．

平成23年12月

楢林　勇

序

　この放射線医学シリーズは，全9巻からなる放射線の全領域を網羅した医学書である．本書では第一線で活躍しておられる先生方に，放射線医学総論について執筆していただいた．はじめに，放射線医学の基礎といえる放射線の種類・意義など放射線そのものについての項目がある．折しも今年は東日本大震災という未曾有の大惨事により福島第一原子力発電所から多量の放射性物質が外部に漏れ出た．原発周辺はもとより，広く東北関東一円にまで放射能汚染をもたらしている．当然のことながら，放射線は目に見えず，感じることもできない．このことが，一層市民の不安を駆り立てている．テレビや新聞では，連日，放射能汚染について報道されていた．今回の事故で，放射線の専門家である我々は改めて放射線について考えることが必要とされ，正しい知識とデータに基づいた正確な判断が求められている．本書では，放射線物理学，放射線生物学，CTやIVRにおける医療被曝や安全管理，放射線障害について詳細に記述していただいた．

　画像診断は大きく分けて，X線撮影（単純X線撮影・X線透視撮影），CT，MRI，超音波，核医学検査（PET/CTを含む）がある．いずれの診断装置においても診断能の向上や快適性を目指した進歩・発展が目覚ましい．特にX線撮影においてはCRをはじめとするデジタル化の波が押し寄せてきている．CTではMDCTに代表される高速撮影技術が画像診断に大きなブレイクスルーをもたらした．また，3テスラMRIの登場による高磁場MRI装置も普及してきている．超音波では3次元表示や他画像参照などの新機能が診断に寄与している．CT・MRI・超音波の検査において，病変の検出や診断をより確かなものにしてくれる各種造影剤は，現在多くの種類が開発され利用可能である．核医学検査においては次々と新しい放射性医薬品が開発され，またPET/CTなど他のモダリティーと融合された装置の臨床利用により診断能の向上が図られた．著者の先生方には，基礎から最新情報までを盛り込んでいただいた．

　また，画像診断とともに放射線医学の大きな柱であるIVR・放射線治療は，その低侵襲性により臓器機能温存や早期社会復帰に寄与しており，近年社会的需要がますます高まっている．本書においてもIVR，それから放射線治療の基礎知識について概説していただいた．HCCの標準治療の地位を確立し保険収載されているラジオ波焼灼療法については別項を設けて解説していただいた．

　放射線診断専門医認定試験の受験資格や資格更新には安全管理（旧被ばく・管理），医療の質（旧IT），遠隔画像診断の講習会出席が必要となった．放射線診断専門医としてこれらの知識の習得は，今後ますます重要になってくるとの判断からである．本書においても，遠隔画像診断，画像診断の医療情報システム，医療情報システムの安全管理の項を設け，詳細に記述していただいた．理解の助けとなれば幸いである．

　放射線医学に関する社会的課題として，オートプシー・イメージング（死亡時画像診断），マンモグラフィ（乳腺X線撮影），骨粗鬆症がある．死因究明の手法として有用なオートプシー・イメージングは今後認定医制度が始まり，ますます普及すると予想される．近年，乳がん検診の早期受診を勧めるピンクリ

ボン運動などの啓発キャンペーンにより，乳がん検診の受診者が増加している．乳がん検診において，マンモグラフィは乳がんの早期発見に威力を発揮する．超高齢化社会である日本国民にとって骨粗鬆症は大きな問題であり，骨粗鬆症の診断・治療による骨折の予防は，寝たきりの防止や医療経済的にもきわめて有益である．これらについては別項を設けて詳細に記述していただいた．

　このように本書は，放射線医学を理解する上で不可欠と考えられる基本的な多くの情報を含んだ内容となっており，日常診療において，多くの読者のお役に立てるものと確信している．

平成23年12月

編集代表　富山憲幸

目　次

❶ 放射線の種類と意義 ───────────────── 富山憲幸 ── 1
1 放射線の種類 ……………………………………………………………… 1
2 放射線の意義 ……………………………………………………………… 2

❷ 放射線の量と単位 ───────────────── 富山憲幸 ── 3
① 吸収線量　3
② 等価線量　3
③ 実効線量　4

❸ X線検査装置・機材およびX線検査の種類 ────── 吉川秀司 ── 5
1 アナログ画像とデジタル画像 …………………………………………… 5
2 単純X線撮影装置 ………………………………………………………… 6
① X線管　6
② X線フィルムと増感紙　7
③ カセッテ cassette　8
④ グリッド grid（散乱線除去用具）　8
⑤ 自動露出制御（AEC）装置　9
3 CR（computed radiography）…………………………………………… 9
① 輝尽蛍光体　9
② ダイナミックレンジ　10
③ フェーディング特性　10
④ 自然環境放射線の影響　11
⑤ CR の画像形成の仕組み　11
4 FPD（flat panel detector）……………………………………………… 12
① FPD の画像形成の仕組み　12
5 X線透視撮影装置 ………………………………………………………… 13
① 透視撮影装置　13
② 血管撮影装置 digital subtraction angiography（DSA）　13

4 CT (computed tomography) ───── 吉川秀司 ── 15

1 歴 史 ………… 15
2 スキャン方式 ………… 15
  1 第1世代（translate/rotate 方式）　15
  2 第2世代（translate/rotate 方式）　16
  3 第3世代（rotate/rotate 方式）　16
  4 第4世代（stationary/rotate 方式，nutate/rotate 方式）　17
  5 第5世代　電子ビーム（EBCT：electron beam CT）　17
3 スキャンモード ………… 17
  1 コンベンショナルスキャン　17
  2 ヘリカルスキャン　17
  3 ダイナミックスキャン　18
4 CT値とウインドウ機能 ………… 18
5 基本ユニット ………… 19
6 X線管と検出器 ………… 20
7 CT自動露出機構 ………… 20
8 周辺機器 ………… 20
  1 CT用造影剤自動注入器　20
  2 3Dワークステーション　22
9 MDCT ………… 22
10 今後の展望 ………… 22
  1 カバレッジ　24
  2 時間分解能　25
  3 空間分解能　25
  4 Dual energy　25

5 マンモグラフィ（乳房X線撮影）───── 本田育子 ── 27

1 乳房撮影装置の特徴 ………… 28
  1 X線管とX線スペクトル　28
  2 圧迫板 compression paddle　29
  3 グリッド antiscatter grid　30
  4 受像システム image recepter　30
  5 自動曝射制御 auto exposure control（AEC）　31
2 撮 影 ………… 31
  1 ルーチン検査　32
  2 追加撮影　33
  3 IVR　33
3 精度管理（QC：quality control）またはQA（quality assurance）………… 34

6 MRI (magnetic resonance imaging)・MRS (magnetic resonance spectroscopy) ──原田雅史── 36

1 MRIの開発と発展 … 36
2 MRIの原理 … 37
- 1 MRIの構成因子　37
- 2 緩和時間　37
- 3 撮像法の基礎　37
- 4 各種撮像法について　39

3 MRI診断のための基礎的知識（コントラストと組織の関係） … 41
- 1 T1強調像　41
- 2 T2強調像　41
- 3 拡散強調像　42

4 MRS (magnetic resonance spectroscopy) … 42
- 1 MRSの基礎知識　42
- 2 proton MRSの臨床応用における有用性　43
- 3 MRSの将来性　45

7 超音波検査 ──平井都始子── 46

1 超音波検査とは … 46
2 超音波検査の特徴 … 46
3 超音波検査プローブ … 47
4 Bモード，2Dモード … 48
5 ドプラ法 … 49
- 1 カラードプラ法　49
- 2 パルスドプラ（PW）モード　49
- 3 連続波ドプラ（CW）モード　49

6 3次元（3D）表示 … 50
7 造影超音波検査 … 50
- 1 超音波造影剤　50
- 2 造影超音波検査の特長　51
- 3 造影超音波検査の適用　51

8 その他のモード，手法 … 51
- 1 ハーモニック法　51
- 2 Mモード　51
- 3 B-Flow　52
- 4 組織弾性イメージング　52
- 5 他画像参照機能　52

8 骨塩定量 　　　　　　　　　　　　　　　　　　　　　　　　藤井正彦　53

- **1 骨塩定量** ······· 53
  - ① 骨量測定　53
- **2 骨粗鬆症** ······· 54
  - ① 概念　54
  - ② 疫学　54
  - ③ 臨床像　54
  - ④ 分類　55
  - ⑤ 診断基準　55

9 医療被曝の軽減とその安全管理 　　　　　　　　　　　　　大野和子　57

- **1 被曝の区分と線量限度** ······· 57
- **2 医療被曝管理の経緯** ······· 58
- **3 患者線量管理** ······· 58
  - ① 国際的な考え方　58
  - ② 患者線量管理の基本　60
- **4 適切な医療被曝を担保するための安全管理** ······· 60
  - ① 装置管理と従事者教育　60
  - ② 患者個人への被曝線量管理　61

10 CT 被曝 　　　　　　　　　　　　　　　　　　　　　　　大野和子　63

- **1 患者線量配慮の意味** ······· 63
- **2 患者線量配慮のために医療関係者がなすべきこと** ······· 63
  - ① 依頼医師，放射線科医，診療放射線技師の協力　64
  - ② 線量管理の具体的手法　64
- **3 スタッフ教育と放射線被曝に不安をもつ患者への説明** ······· 65

11 放射線障害 　　　　　　　　　　　　　　　　　　　　　　本田憲業　69

- **1 放射線障害の歴史** ······· 69
- **2 電離放射線による障害の分類** ······· 70
  - ① 障害が発生する世代に基づく分類　70
  - ② 障害の発症時期による分類　70
  - ③ 放射線障害予防の観点からの分類　70
- **3 急性全身1回被曝による障害** ······· 71
- **4 急性1回被曝による皮膚・水晶体障害** ······· 71
- **5 発癌（悪性腫瘍発病リスクの増加）** ······· 73
- **6 胚および胎児に対する影響** ······· 73

7　少量慢性被曝の効果……………………………………………………………………… 74

⑫ 放射線治療の基礎知識 ───小川恭弘─── 76

　1　放射線治療の方法……………………………………………………………………… 76
　2　放射線治療の対象となる癌…………………………………………………………… 79
　3　放射線治療の副作用…………………………………………………………………… 79
　4　リニアックによる放射線治療が効きにくい癌に対して…………………………… 80
　　1　粒子線治療　80
　　2　新しい放射線増感剤の開発　81

⑬ 各種造影剤の種類と用法（X線検査，CT，MRI，US）───村上卓道・岡田真広─── 82

　1　造影剤とは……………………………………………………………………………… 82
　2　造影剤の体内動態と排泄……………………………………………………………… 83
　　1　消化管造影　84
　　2　胆道造影　84
　　3　血管造影　84
　　4　尿路造影検査　84
　　5　造影 CT　85
　　6　造影 MRI　85
　　7　造影 US　88
　3　造影剤の副作用………………………………………………………………………… 89
　　1　即時型副作用　89
　　2　遅発型副作用　89
　　3　MRI 造影剤の副作用　90

⑭ 放射線物理学 ───中山雅央・佐々木良平─── 92

　1　放射線の種類と性質…………………………………………………………………… 92
　2　X線の発生機構………………………………………………………………………… 93
　3　放射線と物質の相互作用……………………………………………………………… 94
　　1　光子と物質との相互作用　94
　　2　電子と物質との相互作用　96
　　3　重荷電粒子と物質との相互作用　96
　　4　中性子と物質との相互作用　97
　4　原子核と放射能………………………………………………………………………… 98
　　1　原子核の構造　98
　　2　原子核の崩壊　98

15 放射線生物学 　　　　　　　　　　　　　　　　井垣　浩・中川恵一 ── 101

1 放射線に対する細胞の反応 …………………………………………………………… 101
1. LET, RBE, OER　　102
2. 直接作用と間接作用　　103
3. 細胞死の分類（分裂死と間期死）　　103
4. 亜致死損傷回復 sublethal damage repair（SLDR）と
潜在致死損傷回復 potentially lethal damage repair（PLDR）　　103
5. 細胞周期と放射線感受性　　104
6. DNA 修復と細胞周期停止　　104

2 放射線に対する組織や臓器の反応 …………………………………………………… 105
1. 早期反応と晩期反応　　105
2. LQ モデル（直線-二次曲線モデル：linear-quadratic model）　　105
3. 腫瘍コード　　106
4. 4R　　106
5. Bergonie-Tribondeau の法則　　107

16 画像診断の医療情報システム 　　　　　　　　　　　　　　　　齋田幸久 ── 108

1. PACS（picture archiving and communication system） ………………………… 108
2. DICOM 規格 ……………………………………………………………………… 109
3. レポート機能 ……………………………………………………………………… 109

17 医療情報システムの安全管理 　　　　　　　　　　　　　　　　山本隆一 ── 111

1. 安全管理の基礎 …………………………………………………………………… 111
2. 運用とシステム機能 ……………………………………………………………… 112
3. セキュリティ方針 ………………………………………………………………… 112
4. 監査と発展的反復 ………………………………………………………………… 113
5. 利用者の識別 ……………………………………………………………………… 113

18 遠隔画像診断 　　　　　　　　　　　　　　　　　　　　　　　藤井正彦 ── 115

1. 遠隔画像診断の目的と推進する理由 …………………………………………… 115
2. 遠隔画像診断に備わっているべき態勢 ………………………………………… 116
3. ハードウェアおよびネットワーク ……………………………………………… 116
4. 画像情報の管理体制 ……………………………………………………………… 117
5. 運営形態 …………………………………………………………………………… 118
6. 今後の課題 ………………………………………………………………………… 118

⑲ IVR（interventional radiology） ——山口雅人・杉本幸司—— 120

- **1** IVRとは……120
- **2** IVRの種類……121
- **3** IVRの問題点と今後の展望……123

⑳ IVRにおける被曝 ——鈴木 滋—— 125

- **1** 患者被曝……125
  - 1 確定的影響 125
  - 2 確率的影響 127
  - 3 患者被曝に影響を与える因子と被曝低減 127
  - 4 放射線皮膚障害に影響を与える因子 128
- **2** 術者被曝……128
  - 1 線量評価 128
  - 2 被曝低減策 128

㉑ ラジオ波焼灼療法（RFA） ——金澤 右—— 130

- **1** ラジオ波焼灼療法とは何か……130
- **2** ラジオ波焼灼療法の原理と方法……130
- **3** ラジオ波焼灼療法の臨床……131
  - 1 肝腫瘍 131
  - 2 肺腫瘍 131
  - 3 腎腫瘍 132
  - 4 骨腫瘍 132
  - 5 乳腺腫瘍，ほか 133

㉒ オートプシー・イメージング（死亡時画像診断） ——海堂 尊・塩谷清司—— 134

- **1** オートプシー・イメージングとは……134
- **2** 解剖とAiの比較……134
- **3** Aiの今後……135

㉓ 核医学の基礎 ——西山佳宏・山本由佳—— 138

- **1** 核医学とは……138
- **2** 核医学検査の映像化法……138
  - 1 シンチグラフィ scintigraphy 138
  - 2 コンピュータ断層映像化法 computed tomography（CT） 140
- **3** 核医学検査の安全性と診療実態……142
- **4** 核医学治療……143

24 診断・治療用放射性医薬品 ———— 宇都宮啓太・河野由美子 —— 144

- **1 RIの製造と供給** …… 144
  - 1 RIの製造 144
  - 2 RIの供給 146
- **2 診断用放射性医薬品** …… 146
  - 1 体外診断用放射性医薬品 146
  - 2 体内診断用放射性医薬品 146
- **3 治療用放射性医薬品** …… 149
  - 1 放射性医薬品を投与された患者の退出について 149
  - 2 現在使用可能な治療用放射性医薬品 150
  - 3 今後の展開 150

25 核医学検査・SPECT (single photon emission computed tomography) ———— 小須田 茂 —— 151

- **1 核医学検査** …… 151
  - 1 核医学検査とは 151
  - 2 SPECT検査 152
- **2 SPECT/CT** …… 159
  - 1 SPECT/CTとは 159
  - 2 SPECT/CTとPET/CT 159

26 PET/CT (positron emission tomography/CT) ———— 窪田和雄 —— 160

- **1 FDG-PETの特徴と保険適用の現状（2011）** …… 160
- **2 悪性腫瘍と鑑別すべき生理的集積，良性腫瘍** …… 161
- **3 腫瘍診断の概要** …… 162
  - 1 肺癌—鑑別診断・病期診断から治療の指標，再発診断へ 162
  - 2 頭頸部癌—放射線治療評価の問題 164
  - 3 悪性リンパ腫—化学療法の評価 164
  - 4 胃癌，ほか 166
- **4 癌検診とPET** …… 166
- **5 炎症性疾患** …… 166
- **6 PET検査の注意事項** …… 167

日本語索引 …… 169
外国語索引 …… 173

放射線の種類と意義

section 1 放射線の種類

　医療において放射線という場合には，一般に物質を電離する能力をもつ電離放射線を指す．電離放射線は大きく電磁波と粒子線に分けられる．電離放射線以外の電磁波には，超音波やMRI信号として用いられるラジオ波などの電波や赤外線・紫外線などがある（図1）．電離放射線である電磁波にはX線やガンマ線（γ線）があり，粒子線にはアルファ線（α線：ヘリウムの原子核 $^4He^{2+}$），ベータ線（β線：電子），ポジトロン線（陽電子），陽子線（水素原子核），重陽子線（重水素原子核），中性子線などがある（図2）．

　放射線障害防止法では，放射線を次のように定義している．
　放射線とは，次に掲げる電磁波又は粒子線をいう（法第2条第1項）．
①アルファ線，重粒子線，陽子線その他の重荷電粒子線およびベータ線
②中性子線
③ガンマ線および特性X線（軌道電子捕獲に伴って発生する特性X線にかぎる）
④1メガ電子ボルト（MeV）以上のエネルギーを有する電子線およびX線

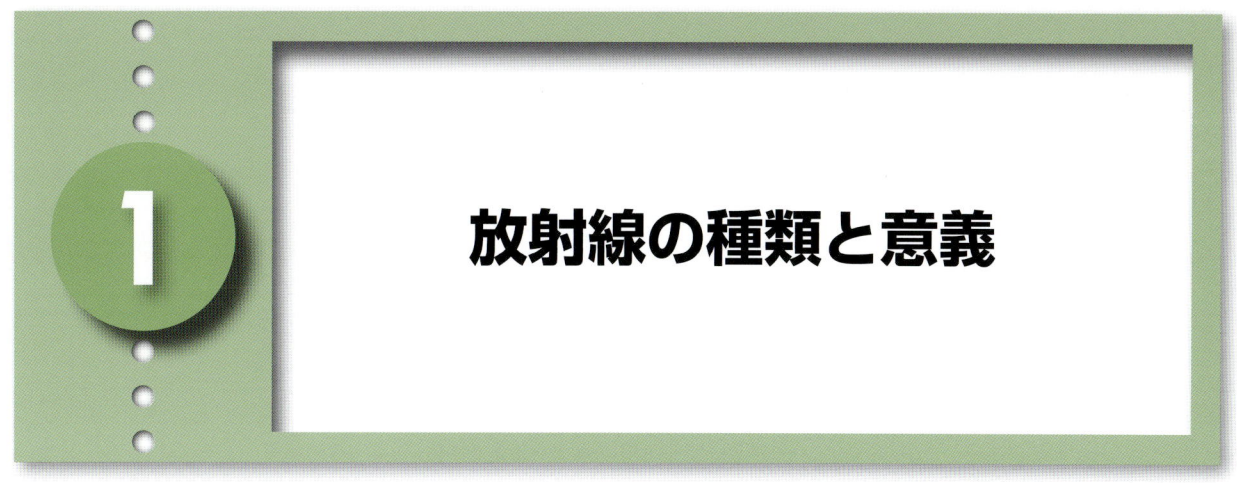

▶図1　電磁波の種類

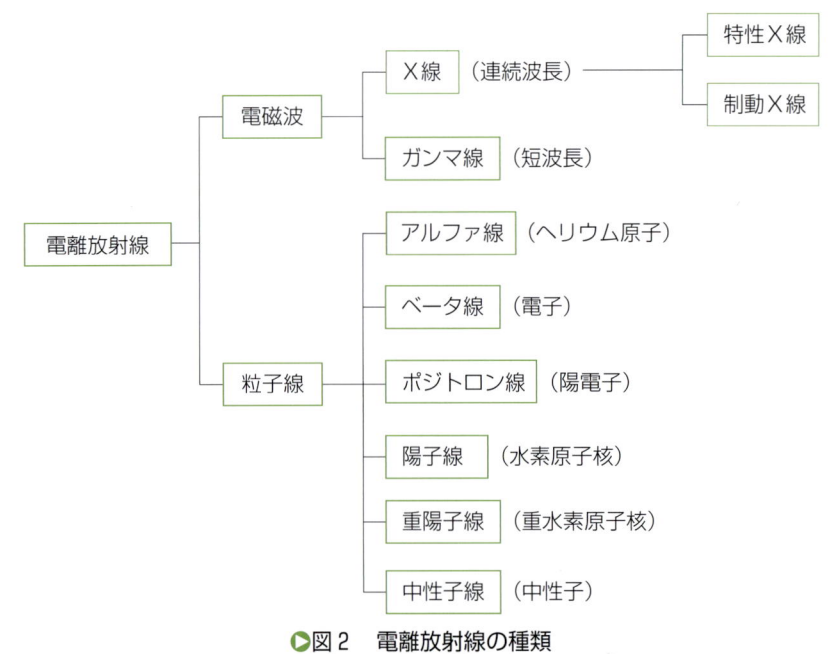

●図2　電離放射線の種類

section 2 放射線の意義

1895年にW.C.RoentgenによりX線が発見され，また翌年にはA.H.Becquerelにより自然放射線が発見された．X線発見の翌年の1896年には，医学に利用され骨折などの診断に用いられたが，放射線（電離放射線）の医学への応用としては，放射線診断と放射線治療がある．放射線は物質を透過する力が大きく，写真フィルムを感光させ，蛍光物質との反応により蛍光を発生させる．この物質透過力を主に利用して体内を画像化するのが放射線診断である．放射線診断は大きくX線診断と放射性核種（ラジオアイソトープ）を用いる核医学診断に分けられる．一方，放射線の物質透過力に加えて，生物学的作用を利用しているのが放射線治療である．正常組織と腫瘍組織との放射線感受性の差を利用し，照射によってがん細胞を死滅させる一方で正常組織に対しては回復可能な軽度の障害にとどめ，これによって腫瘍を破壊し治療する．

　現在，人工的に作ったさまざまな種類の放射線や放射性物質が病気の診断や治療に使用されている．また，電離放射線ではない電波を利用した超音波診断や磁気共鳴画像診断などの画像診断も広く臨床応用されており，これらは放射線を用いないが通常放射線診断に含めている．

> ▶▶▶ Side Memo ●放射線障害防止法上の放射線
>
> 　1メガ電子ボルト（MeV）未満のエネルギーを有する電子線およびX線は，放射線障害防止法でいう放射線に含まれない．すなわち，通常の診療用X線発生装置から発生するX線はそのエネルギーが1メガ電子ボルト（MeV）未満なので，この法律でいう放射線発生装置に該当せず，放射線障害防止法上は規制の対象とならない．しかし，個人の被曝線量や管理区域の線量算出，放射線遮蔽などについては1メガ電子ボルト（MeV）未満のエネルギーを有する電子線およびX線も含まれる．

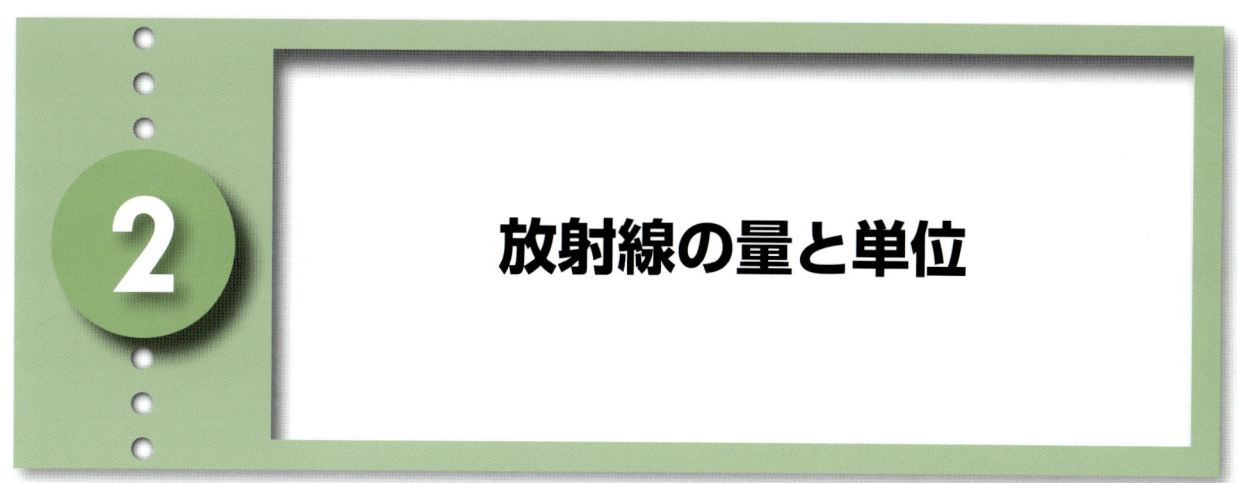

放射線の量と単位

放射線量の考え方には，その目的に応じて数種類の方法がある．これらは通常，線量と呼ばれる．放射線によるエネルギーの付与に関しては吸収線量があり，被曝限度など放射線防護を考えるうえでは，等価線量や実効線量が使用される．

1 吸収線量

ある物質が放射線から与えられるエネルギー量を表すのが吸収線量である．放射線と物質との相互作用の結果，物質に吸収された単位質量当たりのエネルギー量をいう．単位は［J/kg］で，グレイ（gray：Gy）と呼ばれる．物質1kg中に1ジュール（J）のエネルギーが吸収された時の吸収線量を1Gyと定義する．吸収線量は放射線や物質の種類によらず使用できる．

2 等価線量

同一の吸収線量であっても，放射線の線質（種類とエネルギー）により人体に対する影響は異なる．この影響を考慮するため，組織・臓器にわたって平均し，線質について加重した等価線量が導入された．等価線量（H_T）は次の式で求められる．単位はシーベルト（Sv）が用いられる．

$$H_T = D_T \times W_R$$

ここで，D_Tは組織・臓器にわたって平均された吸収線量（単位：Gy）であり，W_Rは放射線加重係数（radiation weighting factor）である．放射線加重係数は放射線の生物学的効果を反映する係数で，1990年 ICRP によって勧告された（表1）．等価線量は人体に対する影響を同一尺度で計量できるため，放射線防護において基本的な線量概念として用いられる．

▶表1 放射線加重係数

放射線の種類	放射線加重係数（W_R）1990年勧告	放射線加重係数（W_R）2007年勧告
光子（X線・γ線）	1	1
電子（β線）およびミュー粒子	1	1
中性子	5〜20	連続関数
陽子およびパイ中間子	5（陽子のみ）	2
アルファ粒子（α線）	20	20
核分裂片	20	20
重原子核	20	20

3 実効線量

放射線被曝による確率的影響の発生確率は，放射線の線質によって異なるとともに，被曝した臓器・組織にも依存する．実効線量は全身が均等に照射されても不均等に照射されても，また放射線の線質が変わっても，確率的影響が起きる確率を表すようにつくられた線量概念である．実効線量は，等価線量に全身に対する臓器・組織ごとの相対的な放射線感受性を表す組織加重係数を重みづけして得た数量を，関連するすべての臓器・組織について合計したものである．ICRPは，1990年勧告で，異なった複数の組織への異なる線量を組み合わせて確率的影響とよく相関するように組織加重係数（tissue weighting factor）を定めた（表2）．実効線量を用いると放射線のリスクに比例した量を表すことができる．実効線量（E）は次の式で求められる．単位はシーベルト（Sv）が用いられる．

$$E = \Sigma (W_T \times H_T)$$

ここで，H_T は被曝した組織・臓器（T）の等価線量（単位：Sv）であり，W_T はそれぞれの組織の相対的な放射性感受性を表す組織加重係数（W_T）である．この式からわかるように，実効線量は臓器・組織の平均吸収線量を放射線加重係数と組織加重係数で2重に荷重して，和をとったものである．

表2 組織加重係数

組織・臓器	組織加重係数（W_T） 1990年勧告	組織加重係数（W_T） 2007年勧告
生殖腺	0.20	0.08
骨髄（赤色）	0.12	0.12
結腸	0.12	0.12
肺	0.12	0.12
胃	0.12	0.12
膀胱	0.05	0.04
乳房	0.05	0.12
肝臓	0.05	0.04
食道	0.05	0.04
甲状腺	0.05	0.04
皮膚	0.01	0.01
骨表面	0.01	0.01
脳	—	0.01
唾液腺	—	0.01
残りの組織・臓器	0.05	0.12
合計（全身）	1.00	1.00

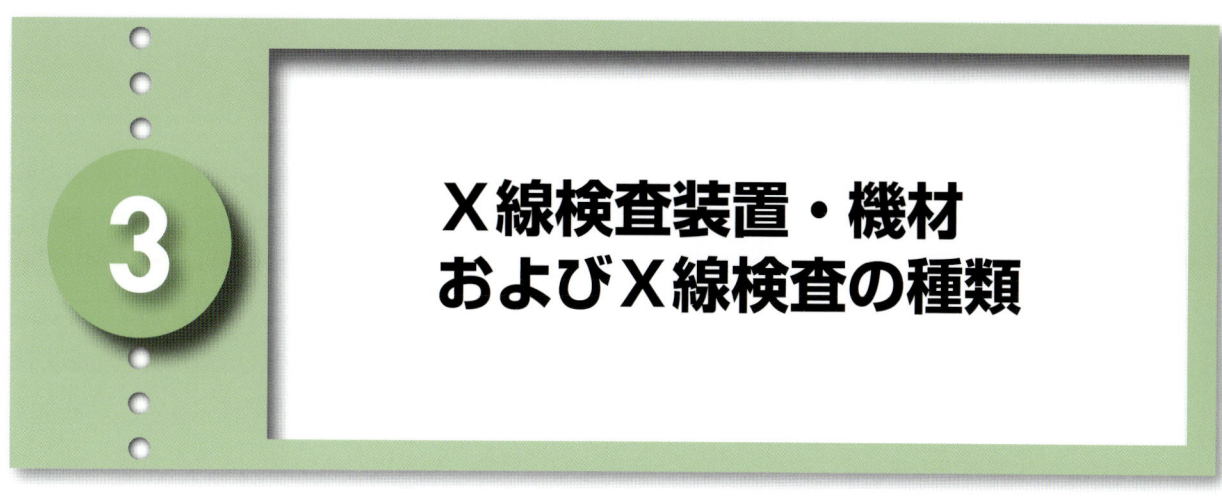

3 X線検査装置・機材およびX線検査の種類

section 1 アナログ画像とデジタル画像

　X線画像は被写体を通過したX線の強度分布をフィルム上に濃度の差として記録したものである．しかし，X線は非常に透過力が強く，入射X線の数％がフィルムに吸収されるだけで十分な写真濃度を得ることができない．そのため，X線の蛍光作用を利用しフィルムの写真作用を増強するために増感紙を使用し，人体への被曝線量を軽減する．増感紙とフィルムの組み合わせによる直接撮影のシステムと，被写体を通過したX線を蛍光板やイメージインテンシファイア（I.I：image intensifier）などによって可視光に変換し，その後フィルム上に記録する間接撮影のシステムがある．

　X線診断における検出・記録媒体として，増感紙—フィルム系（フィルム画像）が使用されてきたが，最近のデジタル技術の発展に伴い現在では，医用画像のほとんどがデジタル画像として取り扱われている．その理由には，デジタルはコンピュータが直接扱えること，記録や伝達において劣化がないことなどがある．さらに，フィルム画像を読影することによって行っていた画像診断もソフトコピー診断（モニタ診断）に移行しつつある．アナログシステムにおける増感紙—フィルム系とデジタルシステムのI.I-TVカメラは徐々に減少し，今後は，CR（computed radiography）やFPD（flat panel detector）によるデジタルシステムが主流になると思われる．表1に検出器の種類とX線から画像への変換方式を示す．

　また，デジタル画像とは，物理的あるいは機能的な量が分布したものと考えられる．医用画像には，X線画像や透視画像における（x, y）の2次元空間，CT，MRIにおける（x, y, z）の3次元空間，超音波エコー装置で動画像を扱う際の（x, y, t）の3次元空間，4D-CTやMRIにおける（x, y, z, t）の4次元空間などが含まれる．

●表1　X線から画像への変換方式

検出器		変換方式
アナログ	増感紙—フィルム	X線→光→潜像→画像
デジタル	I.I+TVカメラ	X線→光→画像
	CR	X線→潜像→光→画像
	直接変換方式FPD	X線→画像
	間接変換方式FPD	X線→光→画像

section 2 | 単純X線撮影装置

　X線発生装置は，X線高電圧装置，X線高電圧ケーブルおよびX線管を含むX線源装置で構成される．X線は電子を高速に加速し，タングステンや金，白金などのターゲットに衝突させると，電子とそれらの原子との相互作用によって阻止X線（制御X線）が発生する．タングステンをターゲットとするX線管から放射されるX線のスペクトルは，管電圧によって大きく変わる．吸収されやすく透過力の弱い低エネルギーの軟X線を取り除くためや，線量分布の均一化の目的で，診断用X線撮影装置では，アルミニウムあるいは銅などのフィルタを用いている．X線発生装置の総濾過（付加フィルタを含む）については，定格が70 kVを超えるX線装置では2.5 mmAl当量以上，定格が70 kV以下の口内法撮影用X線装置では，1.5 mmAl当量以上が規定されている（JIS Z 4701）．

1 X線管

❶ 固定陽極X線管

　図1に固定陽極X線管の構造と外観を示す．熱電子の発生はコイル状のタングステンであるフィラメントを電流で加熱する陰極で行い，高温となる先端部には高融点のタングステン板が埋め込まれている．このタングステン板は，特にターゲットと呼ばれている．高速電子がターゲットに衝突してX線が発生する面領域を焦点（実焦点）という．陽極が固定されているので，実焦点の位置は変わらず，高速電子の衝突によって焦点面の温度は急速に上昇する．したがって，負荷を大きくできないため，携帯形X線撮影装置や歯科用X線撮影装置などの小型の装置に用いられている．

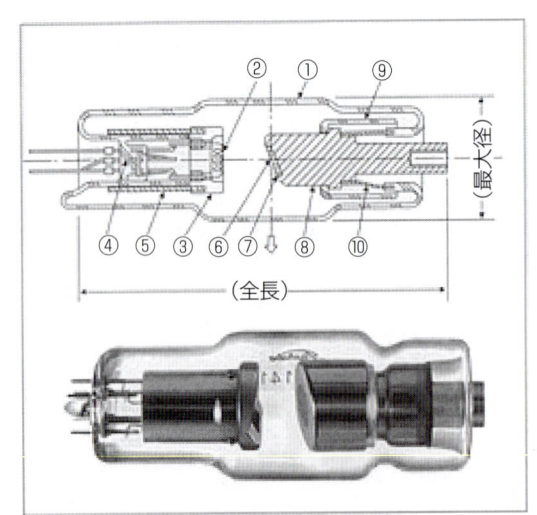

① ガラスバルブ　② フィラメント　③ 集束電極
④ ステム　　　　⑤ 陰極スリーブ　⑥ 焦点
⑦ ターゲット　　⑧ アノード　　　⑨ アノードカバー
⑩ コバールリング

▶図1　固定陽極X線管の構造と外観

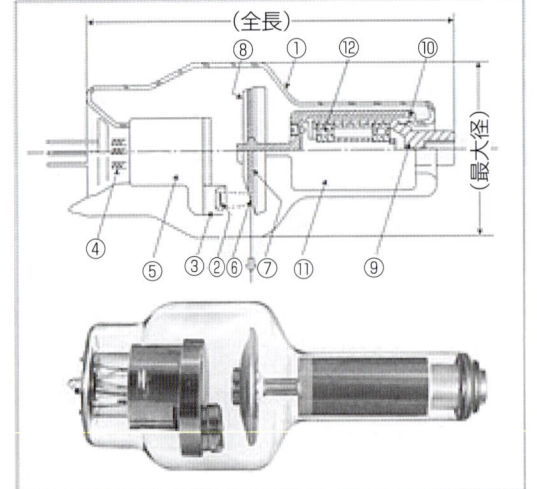

① ガラスバルブ　② フィラメント　③ 集束電極
④ ステム　　　　⑤ 陰極スリーブ　⑥ 焦点
⑦ 焦点軌道　　　⑧ ターゲット　　⑨ 陽極軸
⑩ コバールリング　⑪ 回転陽極子　⑫ ベアリング

▶図2　回転陽極X線管の構造と外観

❷ 回転陽極X線管

　図2に回転陽極X線管の構造と外観を示す．陰極は，一般に大焦点と小焦点の2個のフィラメントが，集束電極にそれぞれ収められている．陽極は，傘形のターゲット，電磁力を受けて回転するロータから構成されている．ターゲット面は高温による焦点の荒れを防ぐためにタングステンとレニウムの合金が一般的に使用されている．陽極を回転させて電子の衝突する部分の面積を大きくし，大電流を流しても陽極の温度上昇を抑えることができる．

❸ その他のX線管

　乳房撮影では，低エネルギーX線を用いてコントラストを高める必要がある．低電圧で効率よくX線を利用するために，モリブデンやロジウムをターゲットとしたX線管が用いられる．また，X線CT装置用のX線管は，最大陽極熱容量や陽極最大冷却効率が大きく，かつ高速回転による遠心力に耐える必要がある．そのため，陽極接地方式を採用したX線管や，従来のX線管とは構造の異なるターゲットの冷却を重視した新しいタイプのX線管が開発されている．

2　X線フィルムと増感紙

　X線フィルムはフィルムベース（ポリエステル）の両面に臭化銀とゼラチンの感光乳剤を塗布してある．X線が照射されたフィルムに還元剤（現像液）を加えると，照射された部位の臭化銀が黒色の銀に還元される．未感光部分の臭化銀は定着液のチオ硫酸ナトリウムによって洗い流されて透明となり，白黒で表現されるX線像となる．

　被写体を透過したX線が増感紙の相互作用により可視光に変換される．この可視光がフィルム乳剤中のハロゲン化銀を露光し，フィルム乳剤中に潜像をつくる．露光されたフィルムは，現像および定着という化学処理の過程を経て還元された黒色の金属銀粒子の量によって濃淡が黒化度（濃度分布）として表される．

　増感紙は，X線の蛍光作用を利用したものである．X線フィルムの写真作用を増強するために使用する．これによって少ないX線量でフィルムの黒化が得られ，照射時間を短縮し，被曝線量を軽減している．増感紙は厚紙にタングステン酸カルシウム（$CaWO_4$）あるいは希土類元素（$Gd_2O_2S：Tb$）のような蛍光物質を塗布したもので，カセッテとフィルムの間の両面に挿入している．

　感色性とはフィルムの感光波長範囲のことをいうが，ハロゲン化銀固有の感光色は主に青色である．乳剤に分光増感色素を加えると感光波長域を広げることができる．この配合の程度により，直接撮影用X線フィルムには，レギュラーフィルム（非整色性）とオルソフィルム（整色性）がある．図3にフィルムの感色性と増感紙の発光スペクトルとの適合性を示す．当然，フィルムの感色性と増感紙の発光スペクトルとは適合していなければならない．その関係も同図に重ねて示す．従来，レギュラーフィルムとタングステン酸カルシウム（$CaWO_4$・発光スペクトル425 nm，発光色：青）増感紙とを組み合わせて使用していたが，最近，オルソフィルムと希土類増感紙（$Gd_2O_2S：Tb$・発光スペクトル545 nm，発光色：青＋緑）とのコンビネーションのほうがX線吸収効率，発光効率が高く，感度，画質の関係ですぐれているという評価で，徐々にこの組み合わせが採用される傾向にある．

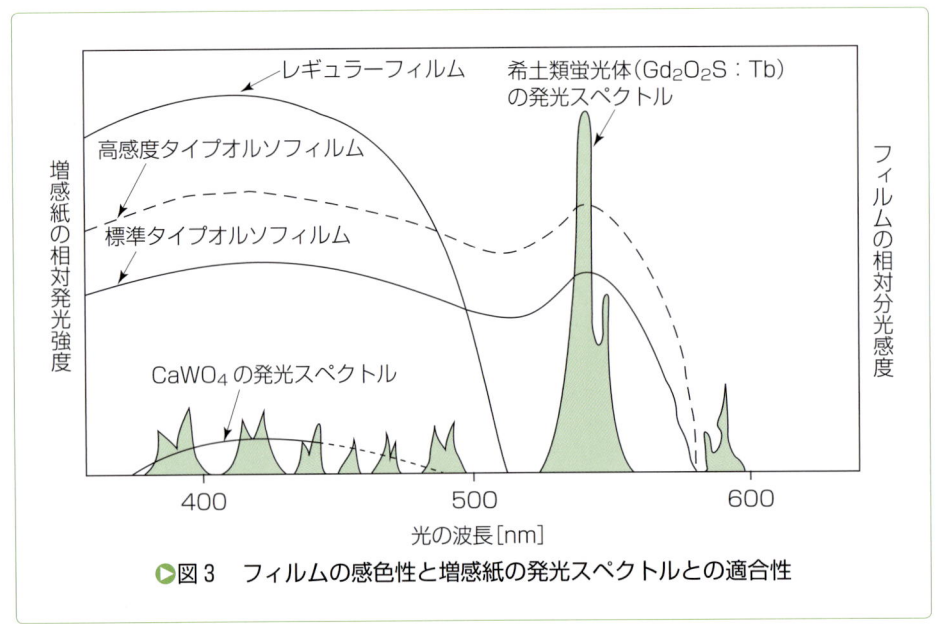
●図3　フィルムの感色性と増感紙の発光スペクトルとの適合性

3) カセッテ cassette

　カセッテとはフィルムを入れて撮影する取枠をいい，アルミニウムかカーボンファイバー製で，内側の前後面に増感紙が配置してある．胸部撮影や透視装置のような多数の枚数を撮影する場合にはカセッテレスのマガジンを使用している．近年ではCR装置の普及によりフィルムの代わりにイメージング・プレートを装着しているのが一般的である．

4) グリッド grid（散乱線除去用具）

　X線を被写体に照射すると，その一部は被写体の内部で散乱し，散乱線として体外へ出ていく．この散乱線は，画像のコントラストを低下させる．グリッドはX線吸収率の大きな鉛箔と1次X線を透過させるX線吸収率の小さなアルミニウムの箔から構成されている．

　グリッドの構造や物理的な性能を示す指標として，1cmあたりの吸収箔の数をグリッド密度，吸収箔の間隔に対する吸収箔の高さの比をグリッド比で表す．一般に使用するグリッド密度は40本/cm程度であるが，最近のデジタル画像では60本/cm以上の高密度のグリッドを使う傾向にある．グリッド比は，撮影管電圧に依存するが，一般的に1/8～1/10のものを使用している．

　グリッドは，使用方法によって，静止グリッド（リスホルムブレンデ）とブッキー装置に組み込んで使用する運動グリッド（ブッキーブレンデ）に分かれる．グリッドの基本構造は直線グリッドであるが，吸収箔と中間物質の配列の違いによって，集束グリッド，平行グリッド，また2枚のグリッドを，ある角度をもつように一体に形成したクロスグリッドなどに分類される（図4）．

　グリッドを被写体とX線検出器（フィルム―増感紙やイメージング・プレート）の間に置いて撮影すると，直接X線はアルミニウムの部分を通過してフィルムに到達するが，方向が違う散乱線はグリッドの鉛箔によって吸収されフィルムに到達しないためコントラストのよい画像が得られる．

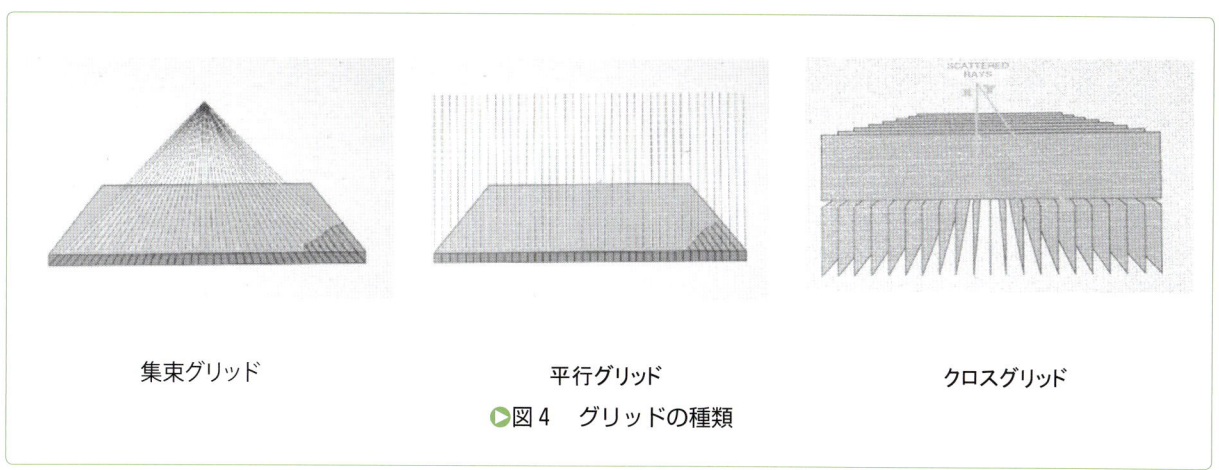

| 集束グリッド | 平行グリッド | クロスグリッド |

◐図4　グリッドの種類

5 自動露出制御（AEC）装置

　自動露出制御（auto exposure control：AEC）装置は，単純X線撮影装置やX線透視撮影装置などに組み込まれ，撮影の場合，X線撮影中に，あらかじめ決めた適正なX線量に達すると，撮影用タイマで設定された時間内でも，強制的にX線OFFさせる．透視の場合には，被写体の厚みや密度を考慮し，線量率を自動で制御している．アナログ系では，適切な写真濃度の画像を得て，再撮影の防止が目的であった．デジタル系では，画像ノイズと被曝線量を考慮した画質の最適化を目的に使用している．

　単純X線撮影装置では，センサに蛍光体を用い，検出器（フィルム―増感紙やイメージング・プレート）の前面に置く前面検出方式のフォトタイマが一般的である．

　AEC装置には，時間特性，管電圧特性，被写体厚特性などいくつかの基本特性があり，それらの特性を十分に理解して使用する必要がある．

section 3　CR（computed radiography）

　1895年にレントゲン博士がX線を発見し，医療への応用が始まって以来100年以上にわたってX線フィルムと増感紙の組み合わせで医用画像を提供してきた．X線のデジタル化について，いくつかの研究がなされていたが，1983年にわが国の富士フイルム（株）のCRが商品化された．

1 輝尽蛍光体

　輝尽発光（PSL：photo stimulated luminescence）は，X線，電子線，紫外線などの放射線で蛍光体を励起した後，蛍光波長よりも長波長の光を照射することによって，発光が得られる現象であり，この現象を示す蛍光体が輝尽性蛍光体と呼ばれている．この，現象を放射線検出器に応用したのがCRシステムである．PSL現象によって，最初の刺激（一次励起）の情報がその物質中にメモリされ，その後の光（二次励起）により最初の情報（一次励起）を読み出すことができる（図5）．

　IP（イメージング・プレート）に用いられているPSL現象を示す輝尽性蛍光体としては，多くの物

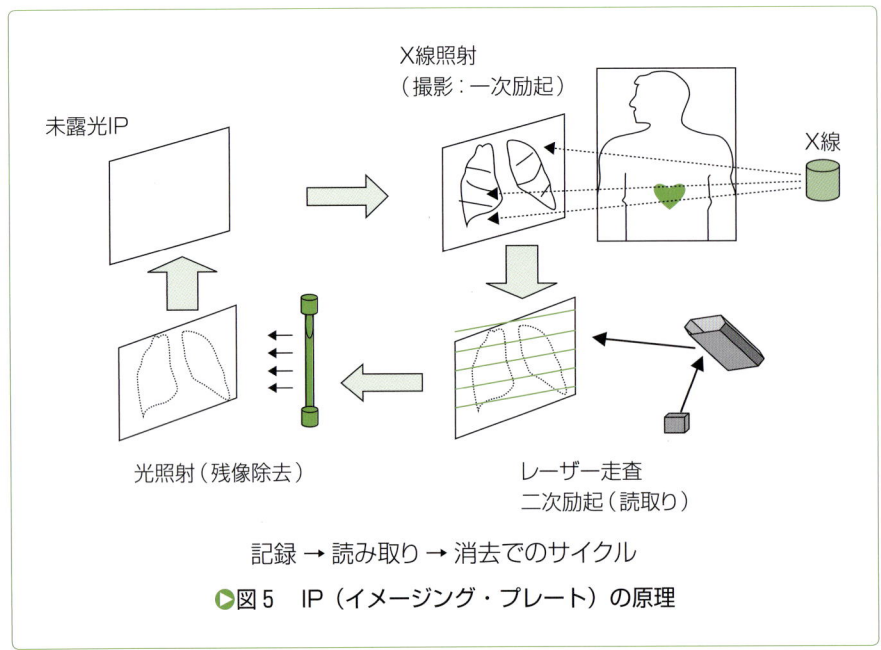

図5 IP（イメージング・プレート）の原理

質を合成，探索した結果，2価のユーロピウムイオンを微量に含有させたバリウムフロロハイド化合物（BaFX：Eu2+, X＝Cl, Br, I）の結晶が採用された．この物質は合成のプロセスをコントロールすることにより従来知られていた物質のなかでは最も強いPSLを示す．

2 ダイナミックレンジ

IPにX線を照射した時，X線照射量に対するIPからの発光量の依存性を（図6）に示す．4桁以上の広い範囲のX線量に対して，よい直線性を示していることがわかる．このようなダイナミックレンジは，従来のS/F法では得られないもので，IPを用いたCRシステムの大きな特徴の一つである．

CRシステムでは，IPの輝尽発光をPMT（フォトマルチプライアー）で電気信号に変換しているため，IPのもつ4桁にわたるダイナミックレンジをすべて有効な診断情報として利用できる．この広いダイナミックレンジは，被写体中のそれぞれの組織がもつ微少なX線吸収特性の差を正しく検出するとともに，あらゆるX線撮影条件においても常に安定したデジタルX線写真を得ることを可能にしている．

3 フェーディング特性

フェーディングとは，X線照射によってIP中にメモリされたX線情報が，撮影後読み取られるまでの経過時間に従って減衰していく現象をいう．これは輝尽性蛍光体結晶中でX線などの一次励起により光電子が発生し，この電子が結晶中の色中心に捕獲されている状態の時に，時間経過とともに熱的に解放されてしまい，輝尽発光に寄与しなくなることに対応する．X線照射後，X線像を読み取るまでの経過時間に対する輝尽発光強度の減衰を（図7）に示す．

読み取るまでの経過時間がたとえば8時間の場合，発光量は25％ほど減少する．フェーディングは時間が長く，保管温度が高いほど大きくなる．フェーディングは輝尽発光現象を利用しているかぎり

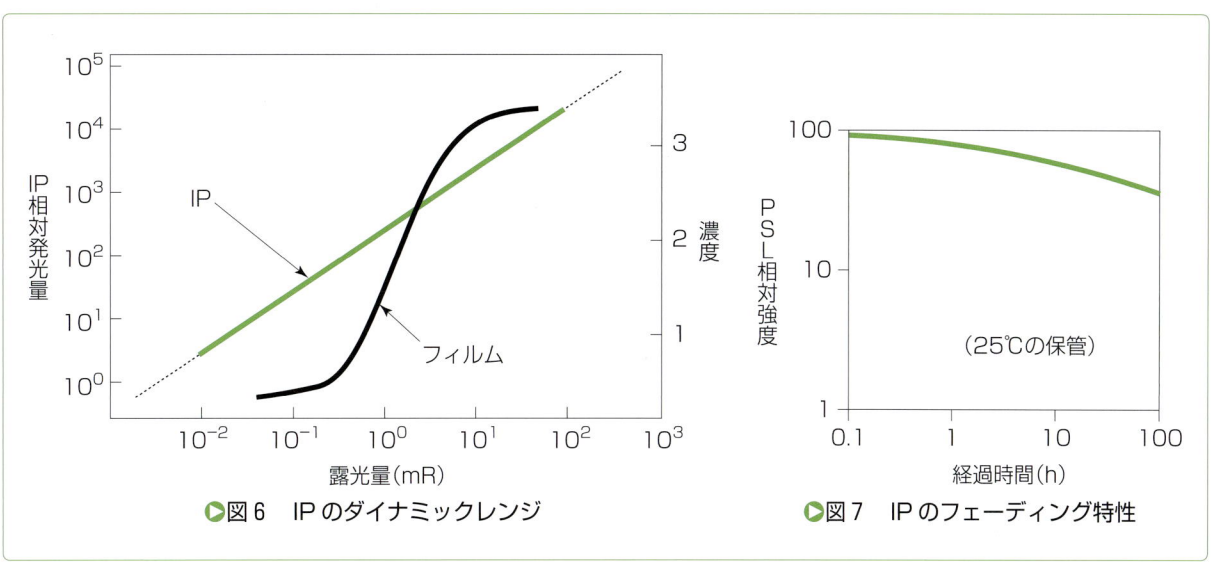

図6　IPのダイナミックレンジ

図7　IPのフェーディング特性

不可避的なものであるが，フェーディング量を少なくすることは可能であり，これが輝尽性蛍光体改良の重要なポイントの一つである．

4　自然環境放射線の影響

　IPは，X線ばかりでなく，紫外線，γ線などの電磁波，α線，β線，電子線などの粒子線にも感度を有しており，それらのエネルギーを蓄積し，画像として検出することができる高感度のセンサである．しかしこの特性は，IPの置かれている建物の壁や器物，あるいはその地域の地殻中に含まれている自然放射性元素や，地球上に降り注いでいる宇宙線などの影響をも受けることを意味している．実際に，十分に消去されたIPを長時間放置しておき，そのままCRシステムを高感度条件で画像化すると，放置時間に依存した数の微少な黒点がランダムに現れてくる．使用せずに長期保管されていたIPを使用する場合，消去して使用するのがよい．

5　CRの画像形成の仕組み

　X線露光されたIPは一次的にX線情報を蓄え，このIPを半導体レーザーなどの励起光を照射することで，輝尽発光させる．CR装置内ではIPは駆動モーターで精密に搬送され，レーザー光はポリゴンミラーで走査される．この操作でIPの画素ごとの発光を，集光ガイドを通して集め，PMTで電気信号に変換され，AD変換器を通ることで信号はデジタル化される．デジタル信号はCPUで画像処理が施され，最終信号に変換される（図8）．また撮影されたIPは光照射することで残像が消去でき，繰り返し使用することができる．

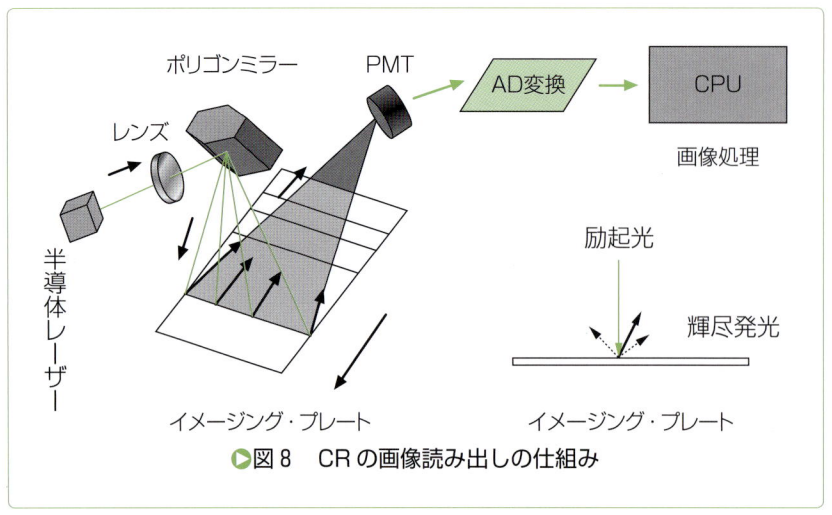

図8　CRの画像読み出しの仕組み

section 4　FPD（flat panel detector）

　FPDの開発は1990年代に始まり1998年ごろから間接変換方式FPDが製品化され，2000年ごろから直接変換方式の装置が商品化された．静止画において，FPDは従来の増感紙—フィルム系を超える高い空間分解能と広いダイナミックレンジを有し，広い視野でかつ周辺にひずみのない画像が得られる．また，動画対応のFPDでは，透視，高速連続撮影も可能であり，X線透視装置に搭載されている．

1　FPDの画像形成の仕組み

　直接変換方式FPDは，ディテクタ部に高変換効率のアモルファスセレンを使用し，X線を直接，電気信号に変える方式である．したがって，間接変換方式FPDよりも変換効率・鮮鋭度が高いという特長をもっている．それに対して間接変換方式FPDは，X線をいったん光信号に変換した後に電気信号に変える方式で，蛍光体に，柱状結晶という特別の結晶を用いるCsIタイプと粒子状の結晶を

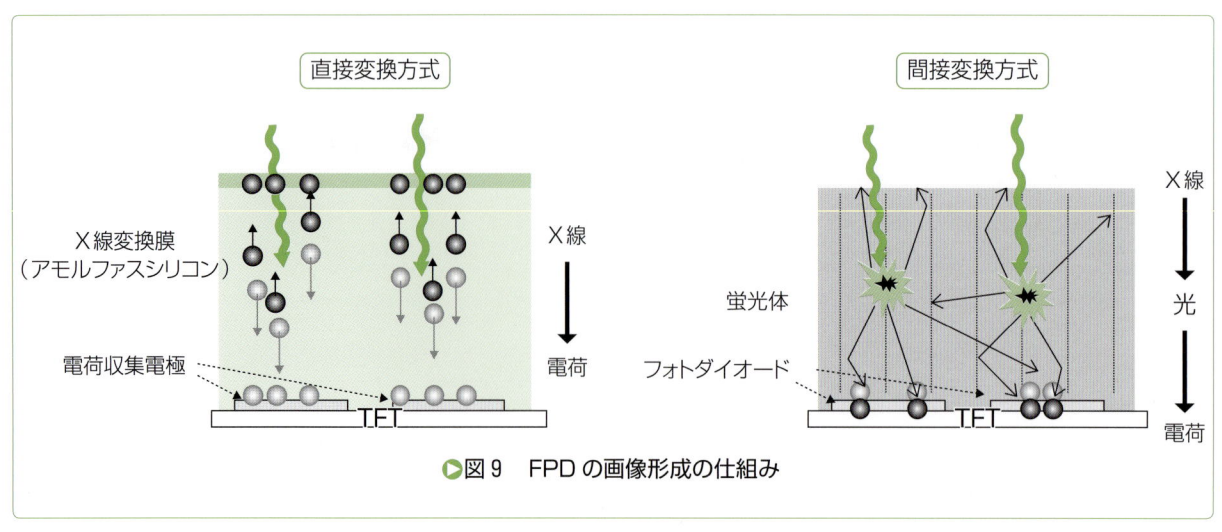

図9　FPDの画像形成の仕組み

用いるGoSタイプの2種類がある．一般的に柱状結晶タイプのCsI方式が光の散乱が少なく鮮鋭度が高いという特長があるが，GoS方式は性能安定性にすぐれているという特長がある．図9に直接変換方式FPDと間接変換方式FPDの画像形成の仕組みを示す．

section 5　X線透視撮影装置

　X線透視撮影装置とは，X線撮影に加えX線透視の機能が付加された装置の総称で，消化器，泌尿器領域などに使用される装置を「X線TV装置」，血管造影検査やIVR（interventional radiology）などに使用される装置を「アンギオ装置」などと呼ばれている．近年では，これらの装置はデジタル化が進みデータの収集から画像処理，さらに画像の記録までデジタルで行われている．

1　透視撮影装置

　I.I（image intensifier：イメージインテンシファイア）にて蛍光を電子に変えて，加速，収束して1,000～1,500倍の明るい蛍光像をテレビ系の回路にしてX線TVのモニタ上で観察する．近年では，一部の機種にはFPDが搭載され，I.Iシステムに比べ画像のひずみも軽減され解像度の高い画質を提供できている．透視画像も最大レート1,000×1,000程度のマトリックスサイズで30コマ/sに相当する速度が一般的である．撮影条件の制御は管電圧と管電流をあらかじめ設定し，透視の条件に無関係に自動露出制御を行う方法と直前の透視条件や，透視画像の情報を用いて条件設定をする方法がある．図10にFPD搭載のX線TV装置の外観を例示する．

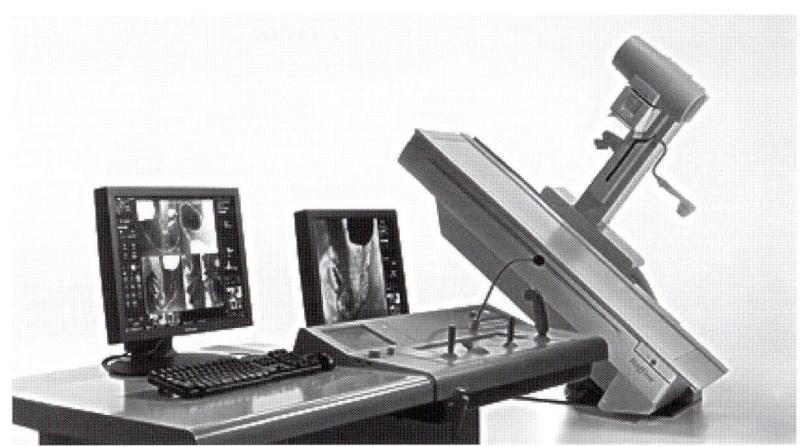

●図10　FPD搭載のX線TV装置（東芝メディカルシステムズ）

2　血管撮影装置 digital subtraction angiography（DSA）

　I.IのX線をTVカメラで撮影し，AD変換器でデジタル信号に変えたうえ，画像処理を行う装置である．すなわち，造影剤注入前の画像信号（マスク像）を造影剤使用後の信号からメモリ装置で画像間の引き算処理を行うことにより，骨やその他の像が消去され，造影された血管像のみが画像化される．

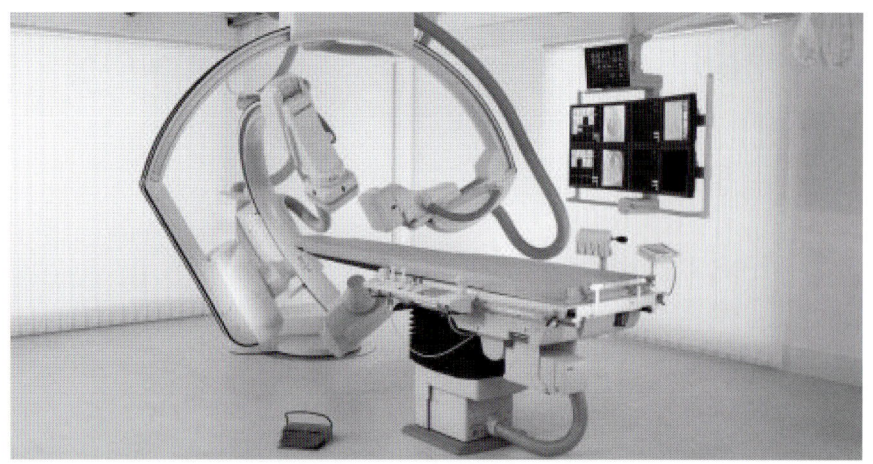

●図11 FPD搭載の循環器検査対応のアンギオ装置（シーメンス）

　近年の血管撮影装置は，血管系のIVR支援を目的とした装置が主流となる傾向にある．特に心臓検査などでは，さまざまな角度で透視や撮影されるため2系統の支持器を用い2方向同時撮影（バイプレーン）により，患者への造影剤量を軽減すると同時に検査時間を短縮させることができる．冠動脈造影検査において冠動脈病変の長さ，径，狭窄率などの情報を計算するQCA（quantitative coronary angiography：定量的冠動脈造影法）が重要となっている．また，カテーテルやガイドワイヤは造影の画像を参照しながら透視下で操作するため，隣接したモニタに参照画像を表示，さらに，透視画像に参照画像をオーバーラップさせて表示させたりなど，カテーテル操作の支援技術の研究もされている．この他，検出器を回転させてデータを収集する装置（回転DSA）やCT装置と併用して検査をする（IVR-CT）などにより，3次元的なイメージを利用し検査精度も向上している．図11にFPD搭載の循環器検査対応のアンギオ装置外観を例示する．

文　献

1）立入弘，他：診療放射線技術　上巻．南江堂，1972．
2）立入弘，他：診療放射線技術　下巻．南江堂，1972．
3）日本放射線機器工業会：医用画像・放射線機器ハンドブック．1989．
4）楢林勇，他：重要項目　放射線医学．金芳堂，1996．
5）岡部哲夫，他：医用画像工学．医歯薬出版，1997．
6）中村實，他：X線造影検査の実践．医療化学社，2002．
7）高橋正治，他：診療放射線技術実践ガイド．文光堂，2002．
8）石田隆行，他：医用画像ハンドブック．オーム社，2010．

4 CT (computed tomography)

section 1 歴 史

　1972年に最初のCT装置を開発したのは，英国EMI社のG. N. Hounsfieldである．EMIスキャナと呼ばれたこの頭部専用CT装置は，1973年には米国に，日本では1975年に東京女子医大に最初に設置されている．1974年には，全身用CTの論文が発表され開発が進み，CT装置は急速に発展していく．その後，プロセッサの高速化，固体検出器，高速ヘリカルスキャンを可能にしたスリップリング技術，検出器の多列化など，飛躍的な進歩と普及を遂げた．1985年スリップリング技術，1986年ヘリカルCT装置が開発された．スキャン時間は，1980年当初の20秒程度から最近では0.5秒以下に，画像再構成時間は，数分程度から数ミリ秒単位にまで短縮された．

　1999年4列のマルチスライスCT，2002年には16列，2004年には64列が登場し，2007年には320列のCTや2管球CT（DSCT：dual sourse CT）も発売された．CT検査のスループットも飛躍的に向上し，空間分解能・密度分解能などの画質や被曝低減技術など，現在も進歩し続けている．

section 2 スキャン方式

　CT装置は，データ収集の方式により分類されている（図1）．

1 第1世代（translate/rotate方式）

　ペンシルビームと呼ばれるよくコリメートされた1本の細いX線ビームと単一の検出器を用いてデータ収集を行う．まず直線方向の走査（translate）を行い，次に少しの角度だけ回転（rotate）する．回転の動作が終了すると再び直線方向の走査が行われ，これらの動作が繰り返される．データの収集には200〜300秒と非常に時間がかかった．

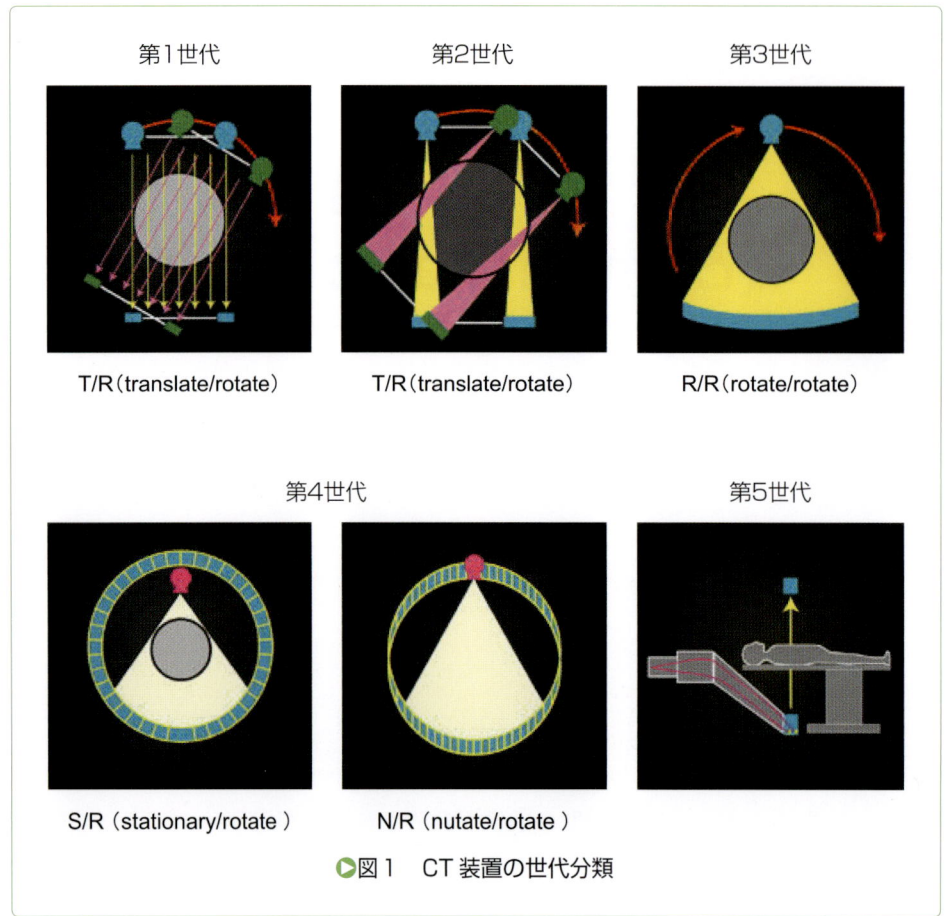

● 図1　CT装置の世代分類

2　第2世代（translate/rotate方式）

　投影データを高速に収集するために，ペンシルビームの代わりに扇状のナローファンビーム（10°程度）を用い，広がったX線ビームの幅に合わせ検出器も複数個配列する．走査は第1世代のtranslate/rotate方式ではあるが，1回の直線方向の走査ではファン角度分のデータが得られるためデータの収集の時間は10～60秒程度に短縮できた．

3　第3世代（rotate/rotate方式）

　現在最も普及している方式である．X線ビームは扇状のファンビームが使用され（初期のころは，30～40°のファン角であったが，最近の装置では60°程度），X線管と対向して500～1,000個の検出器素子が配列されている．データ収集は，X線管と検出器が一体となって360°回転し一定角度ごとの投影データを得る．回転動作のみでデータを収集できるため飛躍的に撮影時間を高速化することが可能になった．しかし，検出器の感度のばらつきによるリングアーチファクトが生じやすいという問題点も抱えている．

4 第4世代（stationary/rotate 方式，nutate/rotate 方式）

被検者の周りに検出器を固定配置したもので，X線管の回転動作のみでデータ収集を行える．しかし円周上に配置された検出器は，その構造上回転中心に向かっているためX線管を指向せず，X線の利用効率が悪く，散乱線の影響も受けやすい．検出器の円周内をX線管が回転する一般的な方式のほかに，円周の外側をX線管が回転する方式（nutate/rotate 方式）もある．

5 第5世代 電子ビーム（EBCT：electron beam CT）

X線の発生系，データの収集系を機械的に行わずに，電子ビームそのものを被検者の周りに配置された大型のターゲットに当て，X線を発生させてデータを収集する方式である．50～100 msec の超高速スキャンが可能なため，循環器系の撮影に適している．

section 3 スキャンモード

1 コンベンショナルスキャン

コンベンショナルとは「従来の」という意味を含んだ表現で，ノンヘリカルスキャンやアキシャルスキャン（axial scan）とも呼ばれている．このモードは，データ収集中に被検者が静止しており，CTの原理に最も忠実な基本となるスキャンモードである．ただしスキャン位置を変えるための，寝台移動の時間を必要とする．

2 ヘリカルスキャン

ヘリカルスキャン（helical scan）やスパイラルスキャン（spiral scan）と呼ばれている．連続してX線を曝射しながら，被検者を体軸方向に移動させてデータ収集を行うモードである．回転部に電力を供給するためにケーブルを使用した場合は，時計／反時計方向の交互の回転が必要であった．そのため，スキャン時間は2秒程度が限界となり，コンベンショナルスキャンが行われていた．

スリップリングを用いることにより，ブラシを介して電力を供給することが可能になり，X線管の連続回転が実現化された．ヘリカルスキャンによって，体軸方向に広範囲な連続性のよいデータが取得可能となった．しかし，X線管の軌道が被検者の周囲で螺旋（らせん）状になるため，アキシャルスキャンと同様の画像再構成では投影データの開始位置と終了位置に矛盾が生じ，モーションアーチファクトが発生する．そのためヘリカルスキャン特有の補間再構成を行っている．MDCT（multi-detector row CT あるいはマルチスライスCT）においても，さらに広範囲を高速に薄いスライス厚でデータを取得可能となり広く活用されている．スキャンモードの比較を示す（図2）．

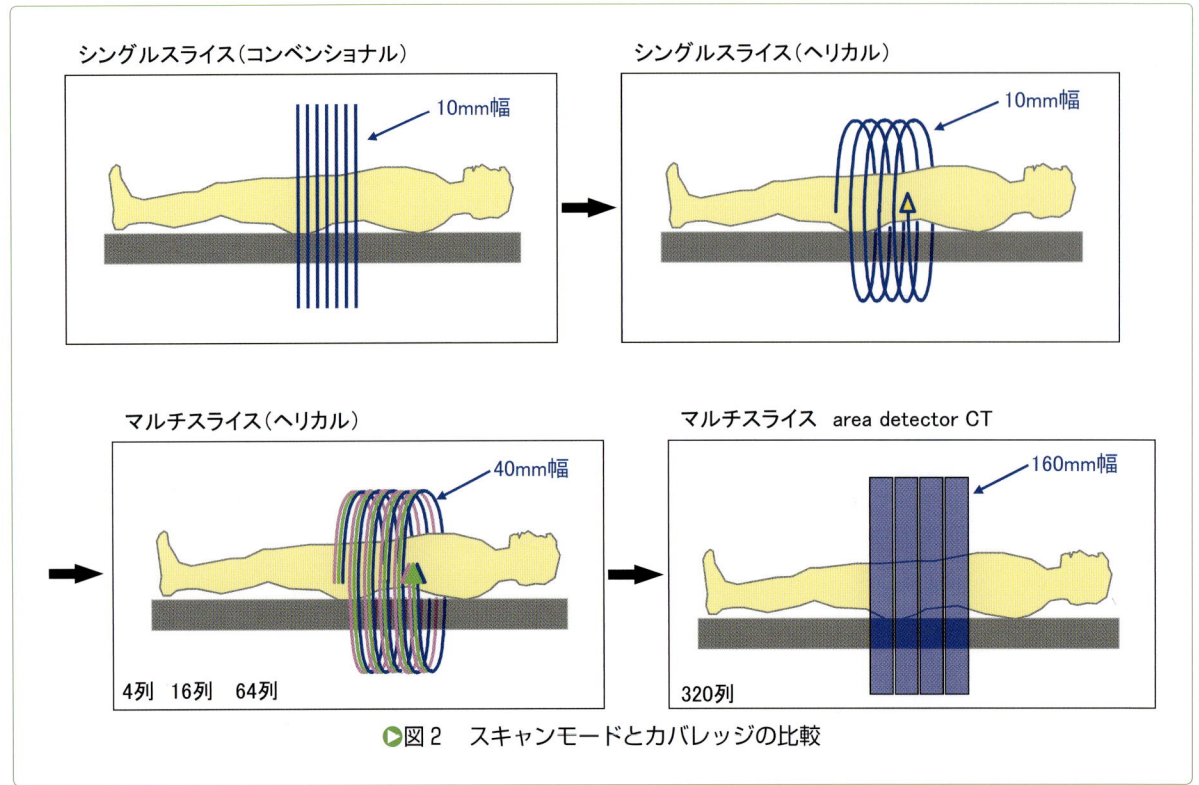

▶図2　スキャンモードとカバレッジの比較

3 ダイナミックスキャン

　被検者を静止したまま，連続してX線を曝射しながらデータを収集するモードで，シネスキャン（cine scan）とも呼ばれる．1980年代から1列の検出器CTで行われてきたが1スライスだけの断面であったため，あまり利用されていなかった．しかし，MDCTで体軸方向に広い範囲がカバーできるようになり，造影剤を用いた血流動態の情報が得られるようになった．特に頭部領域や心臓領域などでのパーフュージョンCT（perfusion CT）の画像によって，血流の評価も可能となっている．

section 4　CT値とウインドウ機能

　X線CTでは単に「白い」「黒い」というだけではなく，CT値で物質のX線吸収の程度が表示される．CT値は，水を0，空気を−1,000とし，これに対する各組織や臓器のX線吸収係数で比率を表した相対的な値である．その単位はCT装置の開発者であるHounsfieldの名前からHounsfield Unit（HU）という．水と空気のCT値は管電圧が変化しても保たれるが，水と実効原子番号の大きく異なる骨やヨード系造影剤などの物質では管電圧によってCT値が影響を受けることになるため，定量的な評価には注意が必要である．

　X線CTはすぐれたコントラスト分解能をもっているが，これは，CT装置のウインドウ機能があるためである．CT値は，−1,000から3,000，4,000までのデータがCT装置内に記憶されており，このうちのどの範囲を8ビット（256階調）の濃淡に表示するかがウインドウ機能である．表示するCT値の範囲がWW（window width；ウインドウ幅）で，その中央値がWL（window level；ウインドウレ

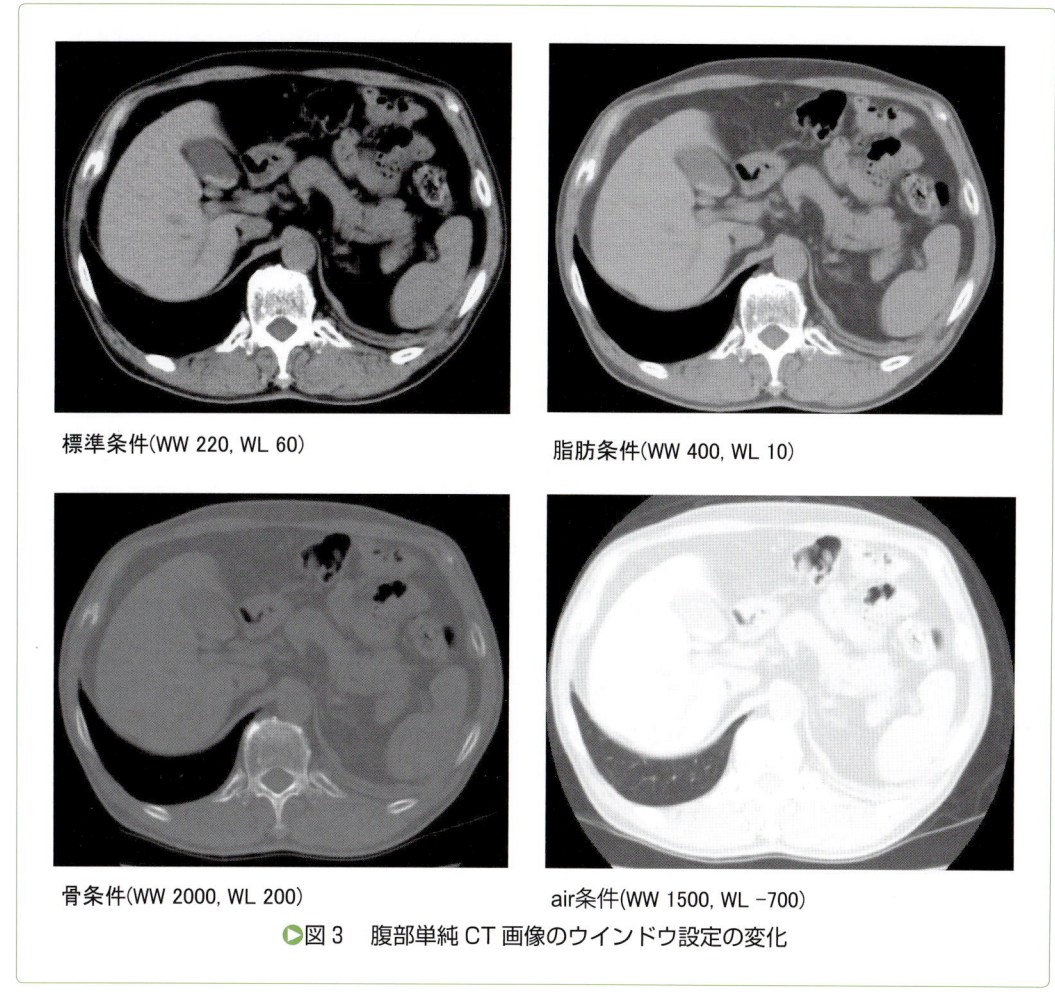
図3 腹部単純CT画像のウインドウ設定の変化

ベル)である.ウインドウ幅を狭くすれば表示されるCT値の範囲は狭くなるが,小さなCT値差をくっきり表現できる.逆にウインドウ幅を広くすれば,表示されるCT値の範囲は広くなるが,小さなCT値差を区別するのが難しくなる.ウインドウレベルを上げると画像の濃度は黒くなり,ウインドウレベルを下げると画像の濃度は白くなる.臨床では,目的とする臓器,病変とその周囲のコントラストを重視してWW,WLを設定している.腹部単純CT画像のウインドウ設定の変化を示す(図3).

section 5 基本ユニット

　X線CT装置は,走査ガントリ,撮影寝台,操作コンソール,電源ユニットなどで構成されている.走査ガントリの回転部には,中央の開口部を中心にX線管と検出器を対向させて,データ収集システム(DAS:data acquisition system),高圧発生器とともに搭載されている.撮影寝台は,上下・水平方向の駆動機能で構成されている.ヘリカルスキャンを行う際は,水平方向の駆動を操作コンソールから遠隔で操作し,スキャン中はX線発生とデータ収集を同期させて行っている.操作コンソールは,スキャンパネル,キーボード,モニタ,DVDなどの外部記録装置などより構成されている.患者情報入力,スキャン条件設定,スキャン,画像表示,画像処理などの操作を行う.最近では,放射線部門システムとの連携,画像サーバーへの画像転送も可能となっている.電源ユニットは施設の分電盤よ

り供給された電源を各ユニットに変圧・分配するユニットである.

section 6 X線管と検出器

　広範囲なヘリカルスキャン，スキャンの高速化，薄いスライス厚の画質などを考慮すると，X線管は大電流が可能で，かつ冷却効率のすぐれているものが求められる．しかし，一方で空間分解能に関係するX線管の焦点サイズは小さいことが要求される．そのため多くの装置では，小焦点と大焦点を切替えるシステムが用いられている．

　検出器は，被写体を通過したX線の強度を電気信号に変換するシステムで，①Xeガス電離箱検出器，②半導体検出器（固体検出器），③シンチレータ＋フォトダイオード（固体検出器），がある．以前は①が主流の時期もあったが，現在は③が主流である．

section 7 CT自動露出機構

　近年のほとんどの装置には，CT自動露出機構（CT-AEC：automatic exposure control）が実装されている．特にマルチスライスCTの普及により短時間，広範囲（特に胸・腹・骨盤部などのような複数の部位を1回の息止めで撮影可能）で，また多時相のスキャンが可能となり，被曝線量が増大する危険性がある．そのため被曝線量を最適化するような制御機構が以前にも増して重要となっている．

　従来CTは，被検者の体格や形状に関係なく管電流一定でスキャンされていた．見た目の体格や体重によって各施設で撮影条件の最適化が試みられていたが，必ずしも適切に行われていないのが現状であった．このような状況の中，CT装置が被検者の体格，構造などX線吸収の程度に応じて画質が一定になるように管電流を計算しスキャン中にコントロールする機構が開発され，各メーカーのCT装置に実装されている．

　撮影条件の最適化には，①被検者サイズごとの最適化—特に小児や体格の小さい被検者での線量過多の防止，②スキャン位置ごとの最適化—人体の体軸方向（z軸），特に肩や骨盤では吸収が大きく，肺野では吸収が小さい，③スキャン断面形状（x-y面）ごとの最適化—スキャン断面の正面方向と側面方向での吸収の違い，の3つが考えられる．実際には，体軸方向に管電流を変調させるz mA modulation法，回転中に断面形状に合わせて管電流を変調させるx-y mA modulation法，さらに現在では，これらx-y-z軸に対して制御を行う3D mA modulation法も可能となっている（図4）．

section 8 周辺機器

1 CT用造影剤自動注入器

　造影CTは，単純CT検査で判別できない構造にコントラストをつけて画像化することができる．CT用の造影剤自動注入器が開発される以前は点滴法（ドリップ法）または手押しで注入を行ってい

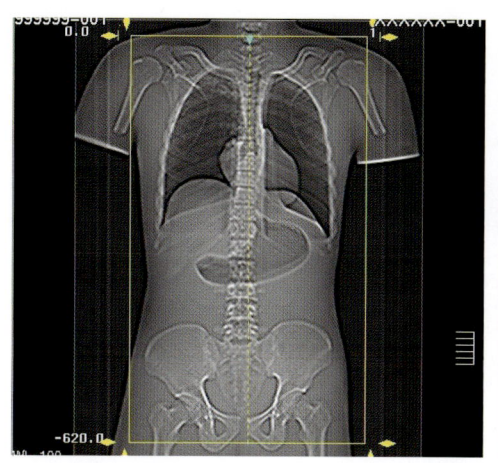

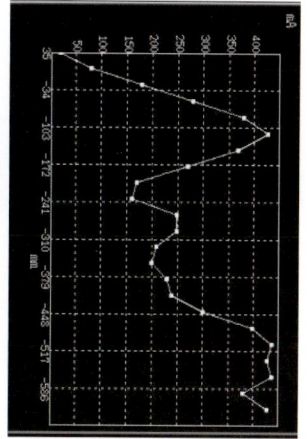

a．z mA modulation

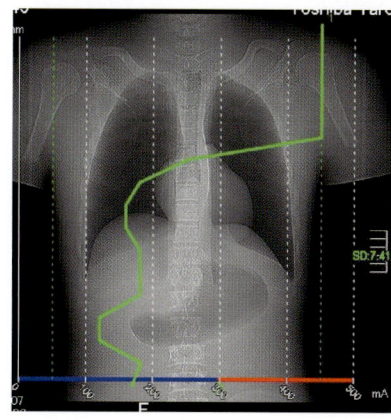

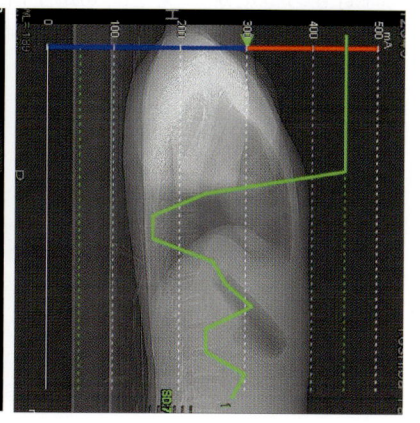

b．3D mA modulation

▶図4　CT-AEC機構
a．1回転ごとに体軸(z)方向にmAを制御．
b．回転ごとに体軸(z)方向に加え，(x-y)方向にもmAを制御．

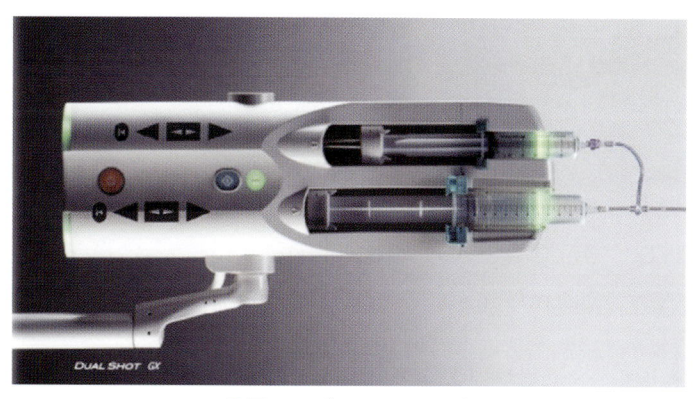

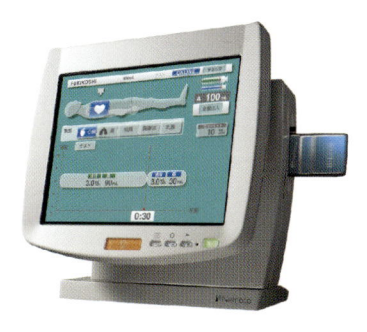

▶図5　デュアルインジェクター（根本杏林堂：DUAL SHOT GX）

たが，一定した造影効果が得られず，描出能にばらつきがあった．1980年に世界に先駆けCT用造影剤自動注入器が開発され，その後1993年にはシリンジタイプの造影剤も発売された．さらに，マルチスライスCTの普及により，造影検査が多様化し，2001年には生食フラッシュが可能なデュアルインジェクター（図5）が開発され，残留した造影剤によるアーチファクトの軽減や造影剤の有効利用

2　3Dワークステーション

　近年マルチスライスCTの普及により短時間で高精細なボリュームデータを得ることが可能になってきた．得られたデータを多方向の任意断面で表示することや，3Dのイメージとして立体的に表示することが求められている．そのためには，3Dワークステーションが不可欠である．骨・関節・四肢などの3D画像から血管・心臓などの3Dも可能となり，手術や治療支援画像として臨床の場では欠かせないものになりつつある．図6に，3Dワークステーションで作成したさまざまな画像を示す．

　また近年，CTの革新的な進歩により，肺がんや大腸がんの検診にCTを用いることが始まっている．このような検診では，読影する医師は大量2次元・3次元の画像データから効率よく所見を見つけることが求められる．これを解決する技術としてコンピュータ支援診断（CAD：computer-aided diagnosis）の研究に関心が高まっている．

section 9　MDCT

　1990年代初頭に被検者を螺旋状に連続スキャンするヘリカルCTが導入され，臓器全体を20〜30秒の1回の息止めで撮影が可能となった．このようなボリュームデータの取得による3次元の形態診断が日常診療の場に取り入れられてきた．しかし，スライス面方向（X-Y方向）には多検出器列があるのに対し，体軸方向（Z軸方向）には1列しか検出器が配列されておらず，1スキャンごとに1スライスの画像（シングルスライス）しか得られなかった．したがって，広範囲を短時間に，体軸方向に高分解能の画像を習得するには，いずれかを妥協しなくてはならなかった．

　そこで，1998年に開発されたのが多列検出器CT（MDCT：multi-detector row CT あるいはマルチスライスCT）である．MDCTは，スライス面方向と同様に体軸方向（Z軸方向）にも複数の検出器を有し，複数のスライスの画像（マルチスライス）を得ることを可能にした．MDCTによって，さらなる撮影時間の短縮，より広範囲の撮影，より高分解能な画像が収集でき，等方性（isotropic）ボクセルデータの取得がルーチンで可能となった．MDCTの検出器の構成は，スライス面方向（X-Y方向）には約900チャンネルほど分割されているが，体軸方向（Z軸方向）は，列数の違いやCT装置メーカー各社でさまざまな分割のタイプが存在する．4列・16列MDCTの検出器の構成は，均等型・不均等型・ハイブリッド型などさまざまなタイプが存在していたが，64列MDCTの時代になり均等型の分割の方式が主流となった．図7に，検出器の多列化の例を示す．

section 10　今後の展望

　64列MDCTになると常に広く・速く・薄く撮影することが可能になり，すべてトレードオフのない検査が実現できている．それらの画像を再構成することにより，3次元画像やMPR画像で診断することが日常臨床の場で多くなってきた．MDCT装置の開発当初の目的であった空間分解能（1辺

脳表　　　　　　脳血管

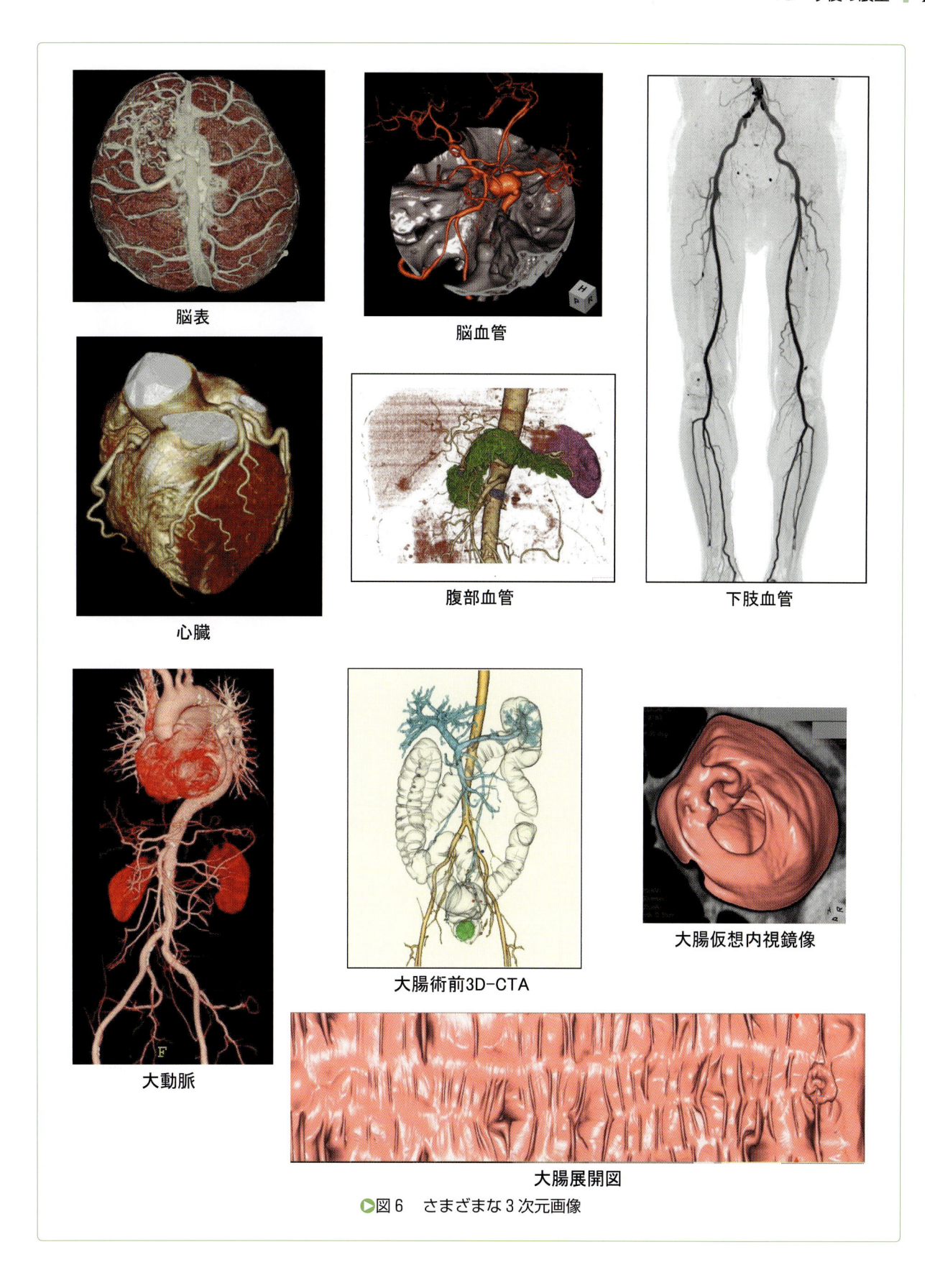

心臓　　　　　　腹部血管　　　　　下肢血管

大動脈　　　　　大腸術前3D-CTA　　大腸仮想内視鏡像

大腸展開図

▶図6　さまざまな3次元画像

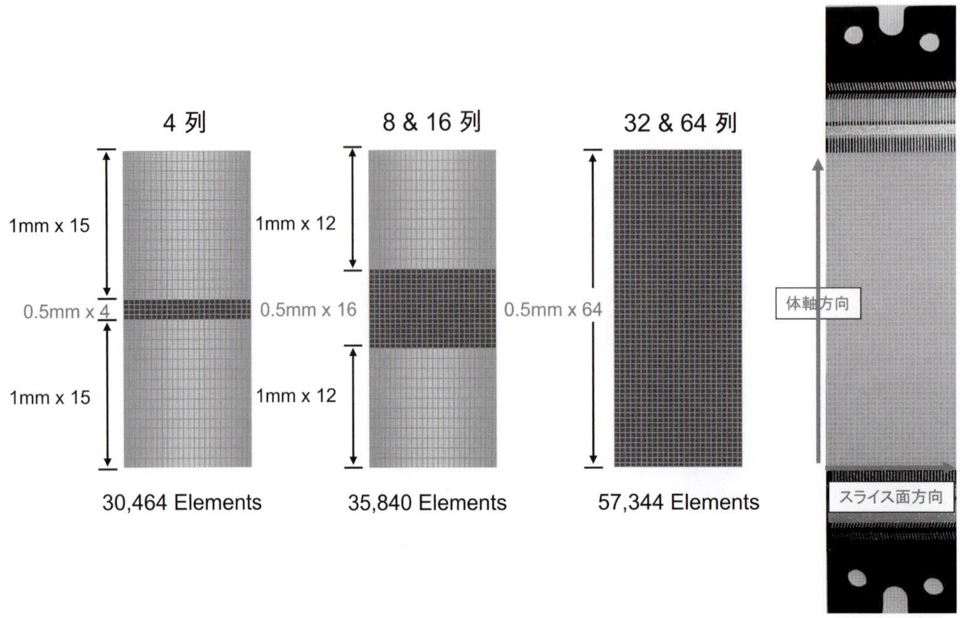

図7 検出器の多列化（東芝メディカルシステムズ社）

0.5 mm の立方体）と時間分解能（75〜150 ms）は達成したといえる．一方で，CT画像のコントラスト分解能はシングルスライスCTと同等であり，被曝線量もあまり低減できていないのが現状である．

64列MDCT以降のCT装置の進化は，3次元のボリュームスキャナから時間の変化を加えた4次元のボリュームスキャナに移行しつつある．さらに昨今の技術開発は心臓CTの実現とその性能向上にリードされてきた．今後のCTの検査の質を考えるうえでのポイントとしては，①カバレッジ，②時間分解能，③空間分解能，④ dual energy の4つの点が重要である．

1 カバレッジ

64列MDCTといえども撮影方法はヘリカルスキャンであり螺旋状に撮影したデータから補間することによりスライス画像を作り出している．そのためX線束のオーバーラップによる被曝線量の増加，造影検査においての撮影位置によって造影時相が時間的にずれ，心臓検査においては複数の心拍データから心臓全体の画像を作るために動きの影響で画質が劣化しているなどの問題も残されている．

現在，体軸方向に160 mm撮影可能な大きな検出器を有し，1回転で必要な臓器の画像データをボリュームデータとして得られる320列CT装置が市販されている．320列CTは面検出器CT（ADCT：area detector CT）とも呼ばれている．脳や心臓，肝臓などの臓器を1回転で撮影が完了できることはもちろん，複数回転のダイナミック撮影を行えば，従来装置では成し得なかった4次元画像データ（「3次元画像：立体画像」＋「1次元：時間軸」）の収集が可能となり，CT装置での画像診断は，従来の形態診断から，動態診断，機能診断へと発展しつつある．

2 時間分解能

時間分解能に関しては，現在ではガントリの回転速度が0.3～0.5秒まで短縮されている．さらに，0.3秒以下の装置も臨床で稼働し始めているが，心臓の動きを完全に止めて撮影するにはまだまだ不十分である．また，ガントリの回転速度の高速化も重要であるが，その時のデータサンプリングが画像の分解能に与える影響も考慮する必要がある．そこで実効スキャン時間としての時間分解能を向上するためのいくつかの専用再構成アルゴリズムが用いられることで，一般的には100 msec程度まで可能となっている．しかし，これらの能力はガントリ回転速度と心拍数により左右され全検査ですぐれた画質が得られているわけではない．この問題を解決するためには時間分解能を50 msec程度まで向上させる必要性があり，2つの管球・検出器を装備したDSCT（dual source CT）が開発されている．このDSCTは90度オフセットされた2つの管球により，90度分ずつのデータを収集するため約80 msecまで時間分解能を短縮できている．またガントリーの回転速度も0.3秒以下となり，さらに2つの検出器のデータを統合することによりピッチ3以上の速いテーブル移動での撮影が可能で，胸部領域全体の検査も1秒以下でスキャンを終えることができるようになった．スキャンを高速化することによりきわめて低い線量でのCT検査の実現を可能にした．

3 空間分解能

空間分解能に関しては，検出器の多列化に伴い体軸方向の空間分解能は劇的に向上したが，画像面内の分解能ともども十分とはいえない．そこで，検出器のサイズ，検出器の特性向上およびview数の増加，焦点サイズの最適化などによって空間分解能をさらに向上した装置が開発されている．しかし検出器を小さくするとフォトン数が減少し，ノイズの問題が発生する．それを補うためにX線の線量を増やすと被曝の増加につながる．また，①カバレッジ，②時間分解能の2つの性能向上は一方で画像ノイズの増大というトレードオフと常に背中合わせの関係にある．そのため，心臓CTをはじめとしたCT検査の被曝線量の増大傾向が指摘されている．画質を劣化させずに被曝線量を低減（あるいは適正化）する技術はこれからのCTにとって必要不可欠である．

そこで，逐次近似法（IR：iterative reconstruction）を応用した新しい再構成法が開発を進められてきた．IRは現在画像再構成方法として一般的に用いられているFBP法（filtered back projection）と比較して，画像ノイズの点で有利な計算方法であったが，その画像計算にかかる時間の長さからCTでは実用化されていなかった．しかし昨今のプロセッサ技術の性能向上によりCTへの応用の実用化が進んでいる．ノイズ成分を可能な限り除去し，アーチファクトの少ない画像を再構成できることとなり，従来のX線量の約半分で今までとほぼ同等の画像が得られると期待されている．図8に再構成法による画質の違いを示す．

4 Dual energy

Dual energy imagingは，物質の減弱係数がX線エネルギーによって異なることを利用して，2つの異なる管電圧（80 kVと140 kV）のX線を照射して得られたデータから，たとえばヨード造影剤と骨，軟部組織などを分離した画像化が可能となる．CTで使用されている実効エネルギーの領域は，

FBP　　　　　　　　　　　　　　IR

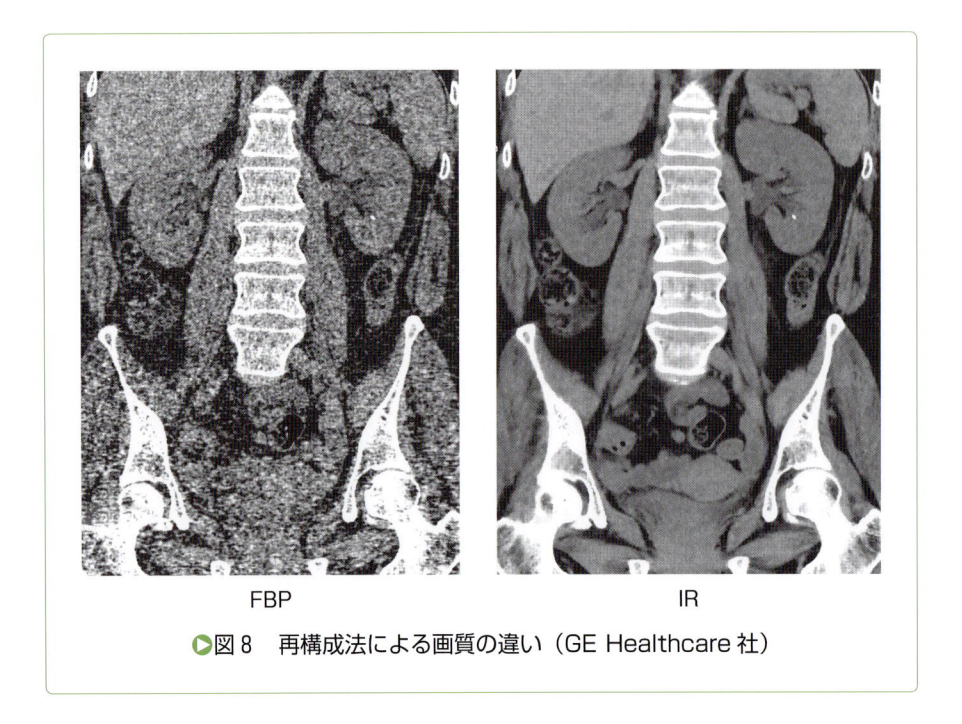

●図8　再構成法による画質の違い（GE Healthcare 社）

　光電効果の影響が大きく，CT値の変化は原子番号が大きいほど大きくなる傾向にある．つまり，原子番号の大きいヨードなどではCT値は大きく変化し，原子番号の小さい脂肪などではCT値の変化が少ない．この現象を利用して物質の判定を行っている．DSCTの製品化により臨床応用が始まったばかりである．また，1管球，1検出器での異なる2つのエネルギーを高速にスイッチングすることによるdual energyの撮影可能な装置も稼働し始め，今後ハード・ソフトともに進歩が期待されている．

文　献

1) 楢林　勇，他：重要項目　放射線医学．金芳堂，1996．
2) 中村　實，他：X線CT検査の実際．医療化学社，2000．
3) 山下　康行，他：極めるマルチスライスCT．中外医学社，2001．
4) 辻岡　勝美：CT自由自在．メジカルビュー社，2001．
5) 片田　和廣，他：MDCT徹底攻略マニュアル．メジカルビュー社，2002．
6) 辻岡　勝美：CT撮影技術学．オーム社，2005．
7) 平野　透，他：超実践マニュアルCT．医療化学社，2006．
8) 木暮　陽介，他：これだけは習得しようCT検査．日本放射線技師会出版会，2009．
9) 石田　隆行，他：医用画像ハンドブック．オーム社，2010．

5 マンモグラフィ（乳房X線撮影）

　乳房は乳汁を作る乳腺組織とその周囲の間質組織，脂肪組織から構成される．これらの組織と乳癌に代表される病変は密度の差が小さい．密度の差はX線吸収と密接な関係があり，X線画像のコントラストに影響する（Paul C. Johnes 他，1987）．良悪性の判断の基準になる病態の一つである石灰化の形状と分布や微細な組織構造を描出するためには鮮鋭な画像が必要である．乳腺組織は放射線感受性が高いことから，低線量で高コントラスト，高鮮鋭な画像を安定して得ることが重要である．また，乳房の大きさや内部の構造は個人差，年齢差が大きいため，安定した画質のマンモグラムを得るために，さまざまな装備を備えた専用装置を使用して撮影する．日本医学放射線学会JRS（Japan Radiological society）が定めた乳房撮影装置の仕様を表1に示す．

表1　乳房撮影装置の使用基準　日本医学放射線学会制定

1. インバータ式X線高電圧装置を備えること．
2. 自動露出制御（AEC）を備えること．
3. 移動グリッドを備えること．
4. 管電圧の精度・再現性
   (a) 表示精度：±5％以内（25〜32kV）
   (b) 再現性：変動係数 0.02 以下
5. 光照射野とX線照射野のずれ　左右・前後のずれ：SIDの2％
6. 焦点サイズ公称 0.3mm の時，0.45×0.65mm 以内
7. 圧迫板透過後の線質（半価層，HVL）
   モリブデン（Mo）ターゲット/モリブデン（Mo）フィルタの時
   （測定管電圧/100）＋0.03≦HVL（mmAl）＜（測定管電圧/100）＋0.12
8. 乳房圧迫の表示
   (a) 厚さの表示精度：±5mm 以内
   (b) 圧迫圧の表示精度：±20N 以内
9. AECの精度
   (a) スクリーン/フィルムの場合：施設が定めた基準濃度±0.15 以内
      （ファントム厚 20，40，60mm およびこれらの厚さに対して
      100mAs 以下のX線照射が行える管電圧の選択範囲とする）
   (b) 再現性：変動係数 0.05 以下

section 1 乳房撮影装置の特徴

1 X線管とX線スペクトル

図1に乳房撮影装置の概要を示す．装置は正常な乳房の組織と病変部のわずかなX線吸収差を最大限活用するためのさまざまな工夫が施されている．X線写真では，X線の高エネルギー成分は画像コントラストを低下させ，一方，低エネルギー成分は組織に吸収され，画像形成には寄与しない．X線撮影では，対象となる組織の厚みや密度によって，X線のエネルギーを選択している．骨撮影で40～80 kV，体幹部撮影では80～120 kV程度の管電圧の設定で発生させるが，乳房は骨や体幹部に比べX線が透過しやすいことと，組織のX線吸収差を引き出すため，乳房撮影では30 kV前後の低電圧を使用する．図2に装置から発生するX線スペクトルを示す．装置から発生するX線は設定管電圧を最高値とした連続スペクトルを示す．これはX線管の陰極から発生した電子が加速され，陽極のターゲット原子に引き寄せられて減速する時に失った運動エネルギーの一部がX線に変化したもので，設定電圧を最高値に広いエネルギー分布をもつ．一部，特定のエネルギー成分だけ顕著に高いピークのある部分は特性X線（Kα，Kβ）といい，加速電子がターゲット原子の電子軌道の電子を弾き飛ばし，その空位を補うために外側の軌道から電子が遷移した時にエネルギー準位の差分がX線となって発生する．この特性X線は元素固有のもので，マンモグラフィで一般的に用いられるモリブデン（Mo）では17.4 keVと19.7 keV，ロジウム（Rh）では20.2 keVと22.8 keVという値である．また，あるエネ

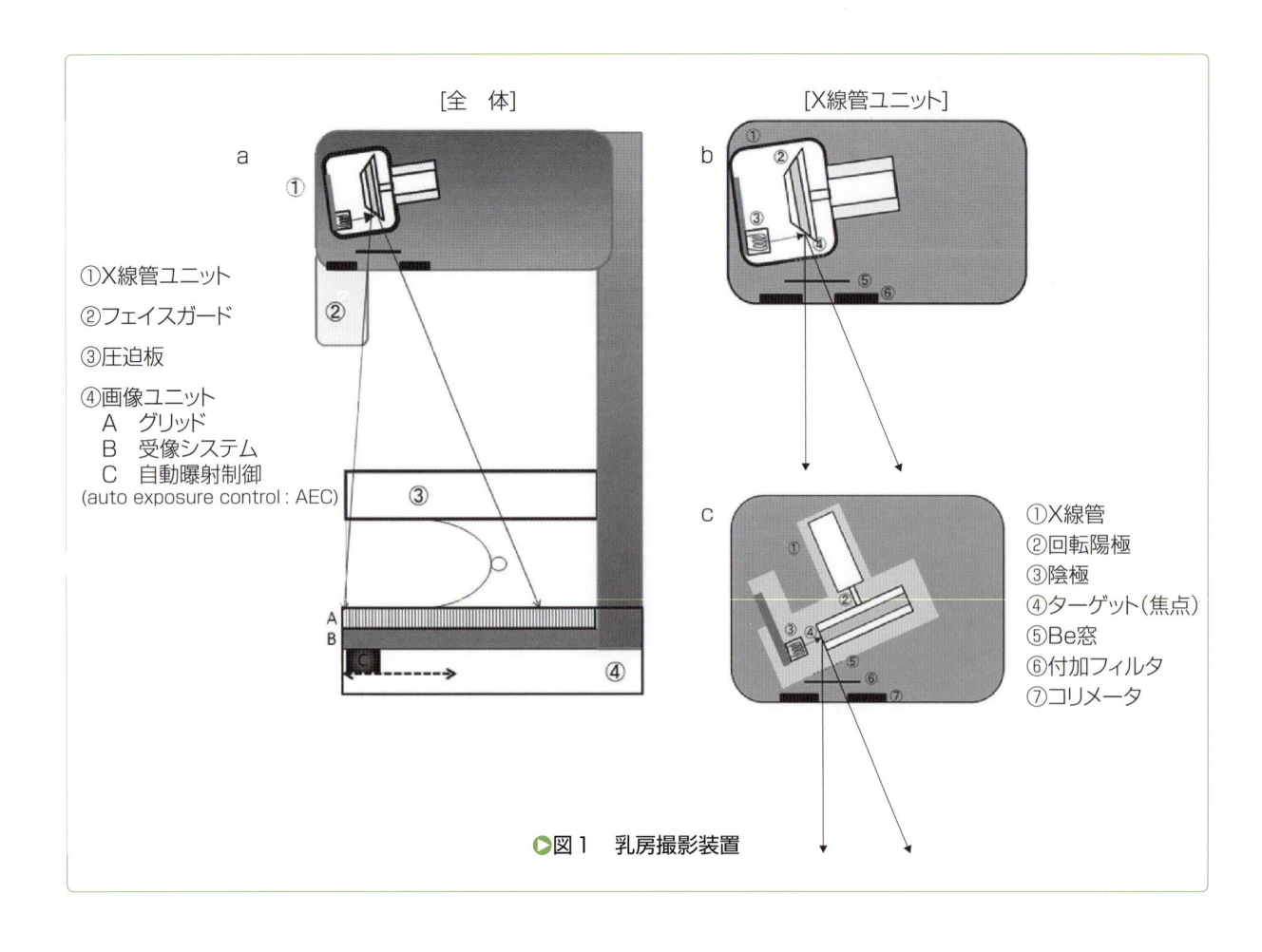

［全体］

a
①X線管ユニット
②フェイスガード
③圧迫板
④画像ユニット
　A　グリッド
　B　受像システム
　C　自動曝射制御
(auto exposure control：AEC)

［X線管ユニット］

b

c
①X線管
②回転陽極
③陰極
④ターゲット（焦点）
⑤Be窓
⑥付加フィルタ
⑦コリメータ

図1　乳房撮影装置

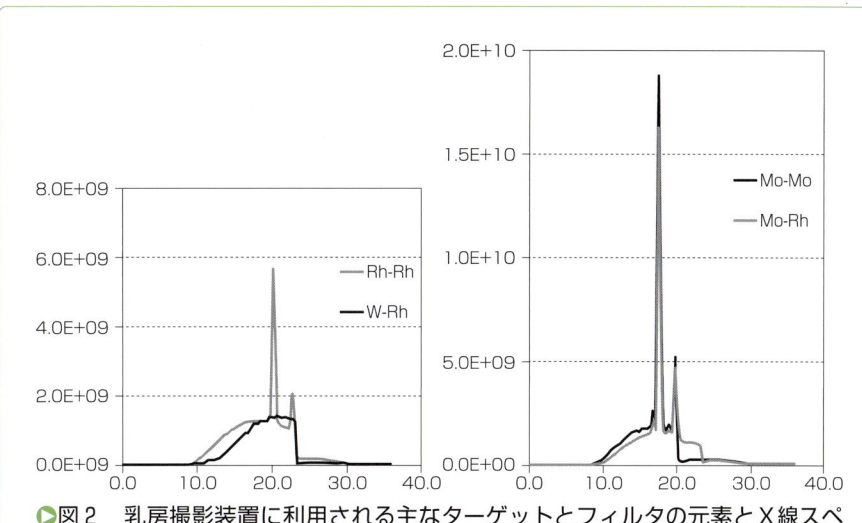

● 図2　乳房撮影装置に利用される主なターゲットとフィルタの元素とX線スペクトル

● 表2　乳房撮影装置に利用される主なターゲットとフィルタの元素の特徴

	原子番号	Kα [keV]	Kβ [keV]	K吸収端 [keV]
タングステン（W）	74	58.6	68.2	69.5
モリブデン（Mo）	42	17.4	19.7	20.0
ロジウム（Rh）	45	20.2	22.8	23.2

ギー（K吸収端）以上のX線を顕著に吸収する特徴をもつ性質もあり，Moでは20 keV，Rhは23.2 keVがその値である．ターゲットとフィルタの組み合わせにより，画像形成に寄与しない低エネルギー成分を吸収し，さらにK吸収端より高いエネルギー成分をも吸収し，ターゲット原子の特性X線を効率よく抽出することで，乳房を適度に透過し，画像コントラストを維持することができる．一般的なX線撮影ではタングステン（W）・アルミニウム（Al）やタングステン（W）・銅（Cu）＋アルミニウム（Al）というターゲット・フィルタの組み合わせが利用されるが，乳房撮影ではMo・MoやMo・Rh，Rh・Rh，W・Rhといった組み合わせがよく利用される（表2）．

最近のFPD搭載乳房撮影装置では，WターゲットにRh，Al，銀（Ag）といった元素をフィルタとして組み合わせて線質を硬化することで，被曝線量を低減し，ルーチン撮影より多い線量を必要とするトモシンセシス（tomosynthesis）やエネルギーサブトラクション（energy subtraction）を利用した造影マンモグラフィへの応用が始まっている．

2　圧迫板 compression paddle

乳房撮影のポジショニングの際，乳房を圧迫して固定する．受診者には苦痛になるが，圧迫して撮影するメリットとして，①動きを抑制する，②乳房の厚みを均一にする，③撮影線量を減少させる，④散乱線を減少させる，⑤乳房内の構造が把握しやすくなる，などがあげられる．X線吸収が少なく，線質に大きな影響を与えず，圧迫した乳房が観察できる透明な材質が用いられる．

3 グリッド antiscatter grid

　X線が物質を透過する際，物質と相互作用し，吸収され，散乱線を生じる．X線の吸収は画像形成に不可欠であるが，散乱線は画像コントラストを低下させる．乳房撮影はX線吸収差の小さい組織が対象であり，散乱線によるコントラスト低下は病変の描出の妨げになることから，移動型グリッドを使用して撮影を行うのが一般的である．ただし，拡大撮影，拡大スポット撮影では被写体と受像システムの間に距離があるため，照射範囲を絞り込み撮像される範囲を限定することで，散乱線を画像の描出される範囲から外へ逃すというグレーデル効果を利用して，グリッドを使用せずに散乱線の影響を防ぐ．スリットスキャン方式の撮影装置はグリッドを使用せず，X線をスリット状に絞り込んで照射し，被写体を透過した後もスリットを直進透過したX線のみを検出し，散乱線の影響を受けにくい仕様となっている．

4 受像システム image recepter

　従来，X線撮影には増感紙/フィルムシステムが使用されてきた．乳房撮影では1980年以前は工業用フィルムを使用していたが，撮影に膨大な線量を要する一方，画質は非常に劣悪であった．1980年代に片面増感紙/片面乳剤フィルムシステムが開発導入された．当初，コントラストが低く，高鮮鋭性を保持するために感度も低かったが，グリッドを使用した撮影が普及するとともに，感度の高いものにしだいに改良され，2000年代より，高感度で高コントラスト，高鮮鋭，最高4.0～5.0という非常に高い写真濃度をもつ片面増感紙/片面乳剤フィルムシステムを使用する傾向にある．高コントラスト化でわずかなX線吸収差を描出でき，写真濃度が高いため，X線吸収の大きい乳腺から吸収の低い脂肪組織までの1画像で描出できるようになった．高濃度の写真を観察する専用の高輝度シャウカステンを使用し，乳房内の微妙な濃度変化や微細構造を観察する．ただし，このフィルムの特性を最大限引き出すためには，現像条件を適正に設定し維持する必要がある．

　近年，乳房撮影でもデジタル化が進み，CR方式をはじめ直接変換方式FPDや間接変換方式FPD，CCD検出器，シリコン検出器などを採用したデジタルマンモグラフィ装置（表3）の普及が著しい．デジタルマンモグラフィは画像処理が併用され，装置や表示方式によって画質が異なる．過剰照射や照射不足など撮影条件に左右されずウインドウレベル調整で，見かけの画像は調整可能であるが，画質や被曝の面で注意が必要である．観察方法はプリントされたフィルムを使用する場合とモニタ表示する場合があり，同じ画像でも本来の画質が反映されない場合がある．またウインドウレベルの調整や過剰な画像処理は本来の病変をみえづらくしたり，正常乳腺を病変のようにみせてしまう可能性があるので，装置の特性を熟知したうえで調整する必要がある．照射不足では画像上にノイズが目立ち，細かな病変が観察しづらく，過剰照射では気づかずに受診者の被曝を増加させてしまう可能性があり，適正な線量レベルを見極めることが重要である．

　増感紙/フィルムシステムではフィルムの銀粒子の大きさで2～5μm程度までの解像力があったが，デジタルマンモグラフィでは，画素の大きさ（43.75～100μm）に依存することから，石灰化の形状や腫瘤辺縁の状態を詳細に描出するために，必要に応じて拡大撮影や拡大スポット撮影を併用する．モニタ診断においては，日本医学放射線学会は5M以上の解像力を有するモニタを使用した読影を推奨している．

表3　デジタルマンモグラフィ装置およびマンモグラフィ対応CR一覧

メーカー	製品名	画像形成システム	ターゲット・フィルタ	画素サイズ	濃度分解能	1画像の容量
GE	Senographe 2000D	CsI：Tl・TFT間接方式FPD	Mo/Mo, Mo/Rh, Rh/Rh	100 µm	14 bit	9 MB
GE	Senographe DS	CsI：Tl・TFT間接方式FPD	Mo/Mo, Mo/Rh, Rh/Rh	100 µm	14 bit	9 MB
Siemens	MAMMOMAT Novation	a-Se・TFT直接方式FPD	Mo/Mo, Mo/Rh, W/Rh	70 µm	13 bit	13 MB
Siemens	MAMMOMAT Inspiration	a-Se・TFT直接方式FPD	Mo/Mo, Mo/Rh, W/Rh	85 µm	13 bit	11 MB
日立メディコ	Selenia	a-Se・TFT直接方式FPD	Mo/Mo, Mo/Rh, W/Rh	85 µm	14 bit	16 MB
日立メディコ	Selenia Dimensions	a-Se・TFT直接方式FPD	W/Rh, W/Ag, W/Al			
島津製作所	SEPIO NUANCE DT	a-Se・TFT直接方式FPD	Mo/Mo, Mo/Rh	85 µm	13 bit	11 MB
東芝メディカルシステムズ	Pe-ru-ru DIGITAL	a-Se・TFT直接方式FPD	Mo/Mo, Mo/Rh	85 µm	13 bit	11 MB
フィリップス	MammoDiagnostDR	a-Se・TFT直接方式FPD	Mo/Mo, Mo/Rh, W/Rh	86 µm	13 bit	12 MB / 20 MB
キャノン	Sectra MicroDose Mammography	Si 光子計測	W/Al	50 µm	15 bit	40 MB
富士フィルム	AMULET	2層構造 a-Se 光学式スイッチング 直接方式FPD	Mo/Mo, W/Rh	50 µm	14 bit	32 MB
富士フィルム	FCR PROFECT CS	輝尽性蛍光体　両面集光CR	―	50 µm	14 bit	32 MB
コニカミノルタヘルスケア	PCM System Regius 210	輝尽性蛍光体　片面集光CR	Mo/Mo, Mo/Rh	25 µm相当 (43.75 µm)	12 bit	130 MB
コニカミノルタヘルスケア	Regius210	輝尽性蛍光体　片面集光CR	―	43.75 µm		
ケアストリームヘルス	CR 850, 950, 975	輝尽性蛍光体　片面集光CR	―	48.5 µm		

5　自動曝射制御 auto exposure control（AEC）

　乳房の大きさや乳腺の分布は個人差が大きい．特に高コントラストな増感紙/フィルムシステムでは，わずかな入射X線量の変動で写真濃度が大きく変化するため，乳房撮影装置には受像システムを透過した線量を計測し，撮影時間を自動制御するシステムが採用され，乳腺部分の写真濃度の安定化を図っている．増感紙/フィルムシステムやCR方式では，カセッテの裏側のAEC検出器を乳腺の分布している部分に移動させ，あるいはポジショニングで調整し，乳腺部分の透過線量を一定にし，写真濃度，デジタル値を安定させるが，FPD方式のデジタルマンモグラフィではFPD自身が検出器の役目を果たし，画像のノイズレベルをコントロールしている．

section 2　撮　影

　乳房の解剖学的な特徴を活かし，乳頭部からの乳管の広がり，乳腺が重ならずできるだけ広げてみえるように撮影台に載せ，圧迫板で固定して撮影する．ただし，乳房は丸い胸郭の表面にあるため，

四角い撮影台に載せるのには無理がある．どの方向から撮影しても死角となるブラインドエリアが生じることを念頭において，ポジショニングを行わなくてはならない．ルーチン検査としては，頭尾方向 CC（cranio-caudal）と内外側斜位 MLO（medio-lateral oblique）の 2 方向を撮影する．この 2 方向でほぼ乳房全体が描出できる．乳頭や皮膚表面と病変部との位置関係をより明確にしたい場合，複数病変がある場合，各々の病変部をより詳細に描出したい場合は，追加撮影をする．しかし，超音波装置，MRI など他の画像診断モダリティからの情報が有効な場合もあるため，受診者への負担（被曝や圧迫による苦痛）軽減の意味からもむやみに追加撮影をすべきではない．

1 ルーチン検査

❶ 頭尾方向（CC：cranio-caudal）図 3

乳房全体を上方にもち上げて，乳頭が乳房に重ならず，プロファイルがわかるように撮影台に載せる．乳線後方にある大胸筋との間の脂肪組織を意識し，乳腺を扇状に広げるイメージで圧迫する．乳房の内側を十分含めつつ，外側もできるだけ描出されるように固定する．

❷ 内外斜位方向（MLO：medio-lateral oblique）図 4

撮影装置のCアームを大胸筋に平行になるようにする（通常 65 度程度）．下垂乳房や大きな乳房ではやや傾きをゆるくして，小乳房や張りのある乳房では 90 度に近い角度にする．大胸筋に沿って，乳房外側を内側上方に十分寄せて乳房外側を撮影台に載せる．大胸筋と乳腺の間の脂肪組織から乳腺を乳頭側に分離させるように，また乳頭から扇状に広がる乳腺構造がわかるよう，大胸筋の一部を乳房とともに圧迫する．乳房下部を十分伸展し，描出できるよう，上腹部腹壁も一緒に圧迫する．この方法では男性乳房撮影も容易に行える．

ルーチン撮影では，左右対称性，乳腺組織の伸展性，乳頭の輪郭が乳房の外に描出されること，

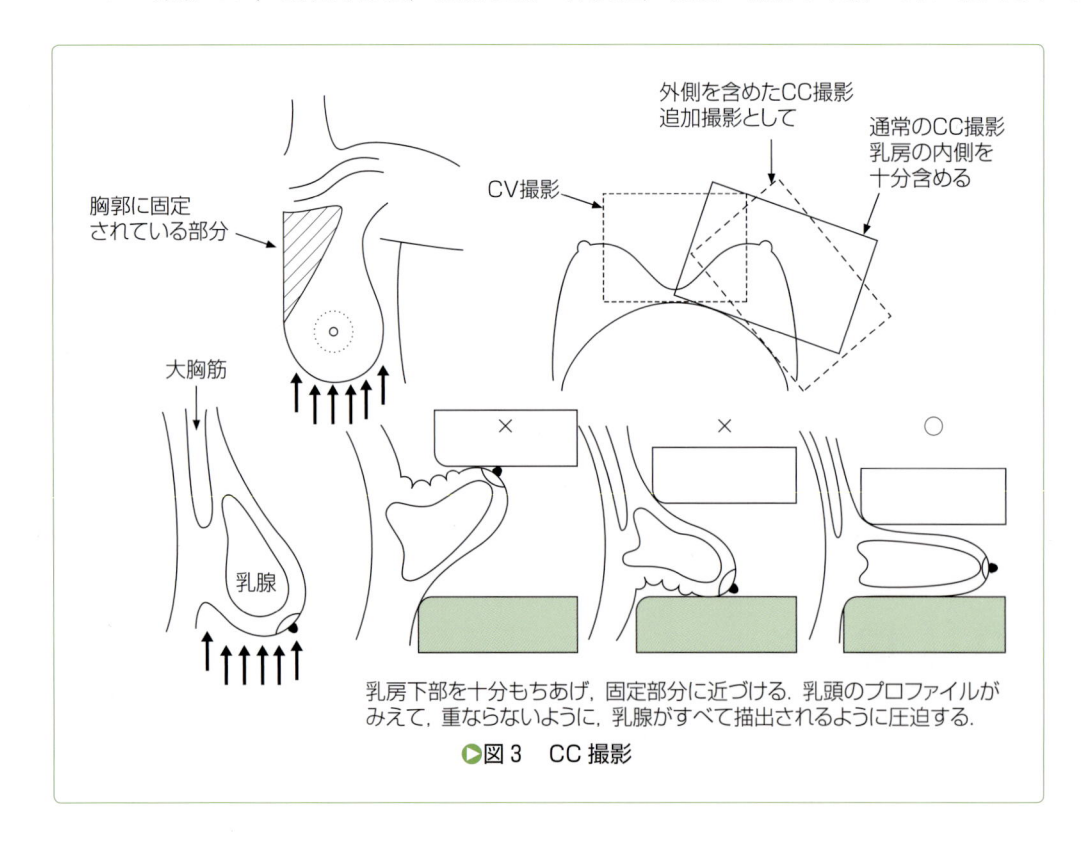

▶ 図 3　CC 撮影

▶図4　MLO撮影

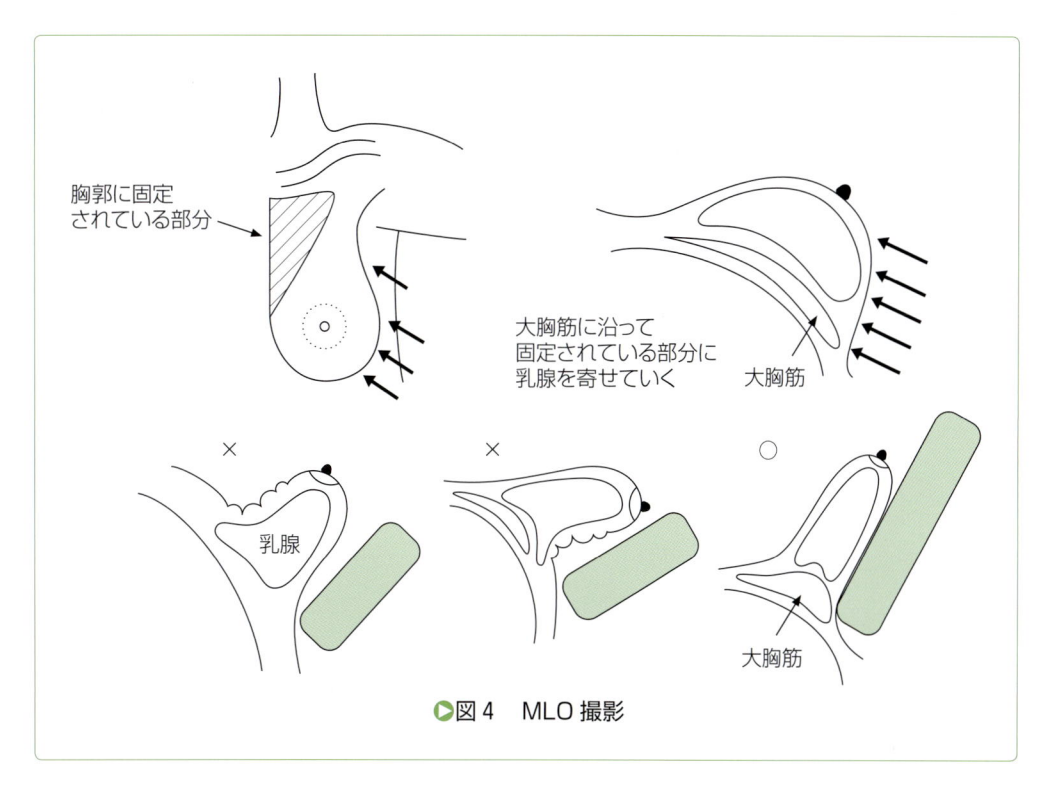

　乳腺後隙（大胸筋と乳腺の間にある脂肪層）まで描出されることが必要である．さらに，MLO撮影では，乳房下部が写ること，大胸筋が乳頭の高さまで写ることでほぼ全乳腺の描出を保証する．MLO撮影では内側乳腺の描出が不十分であることから，CC撮影で内側を十分含め，2方向撮影することで乳腺全体がほぼ描出できる．漏斗胸やはと胸などの胸郭の変形や側彎症のある受診者は必要に応じて撮影を追加する．

　ペースメーカーや化学療法用ポート，シャントチューブなどの医療器具が胸壁側に埋め込まれている受診者に対しては，破損しないよう十分注意する．万が一破損しても対処できる施設での撮影が望まれる．また，豊胸術後の受診者では，インプラントの陰に本来の乳腺が隠れてしまう恐れがあるため，インプラントと乳腺を分離させ，乳腺部分のみを圧迫して撮影する．インプラントを破損しないよう注意が必要である．

2　追加撮影

　スポット撮影は，腫瘤病変が疑われる周囲を部分的に乳房を圧迫して撮影する．腫瘤病変は乳腺より弾力があるため，部分圧迫により正常乳腺はさらに薄くなり，病変部分が浮き出て描出される．拡大撮影は，病変の形状の把握，特に微小石灰化の描出にすぐれ，良悪性の判断に有用である．腫瘤の辺縁の状態を観察する場合，腫瘤性病変に石灰化病変を伴う場合も多いので，拡大スポット撮影として撮影されることが多い．そのほかの追加撮影を図5，6に示す．

3　IVR

　ステレオ撮影を行いながら，マンモグラフィのみで観察できる病変部のマントーム生検やマーキングを行う．11Gや14Gという太い吸引つき生検専用針を使用した生検や手術用のマーキングとして

○図5　追加撮影法

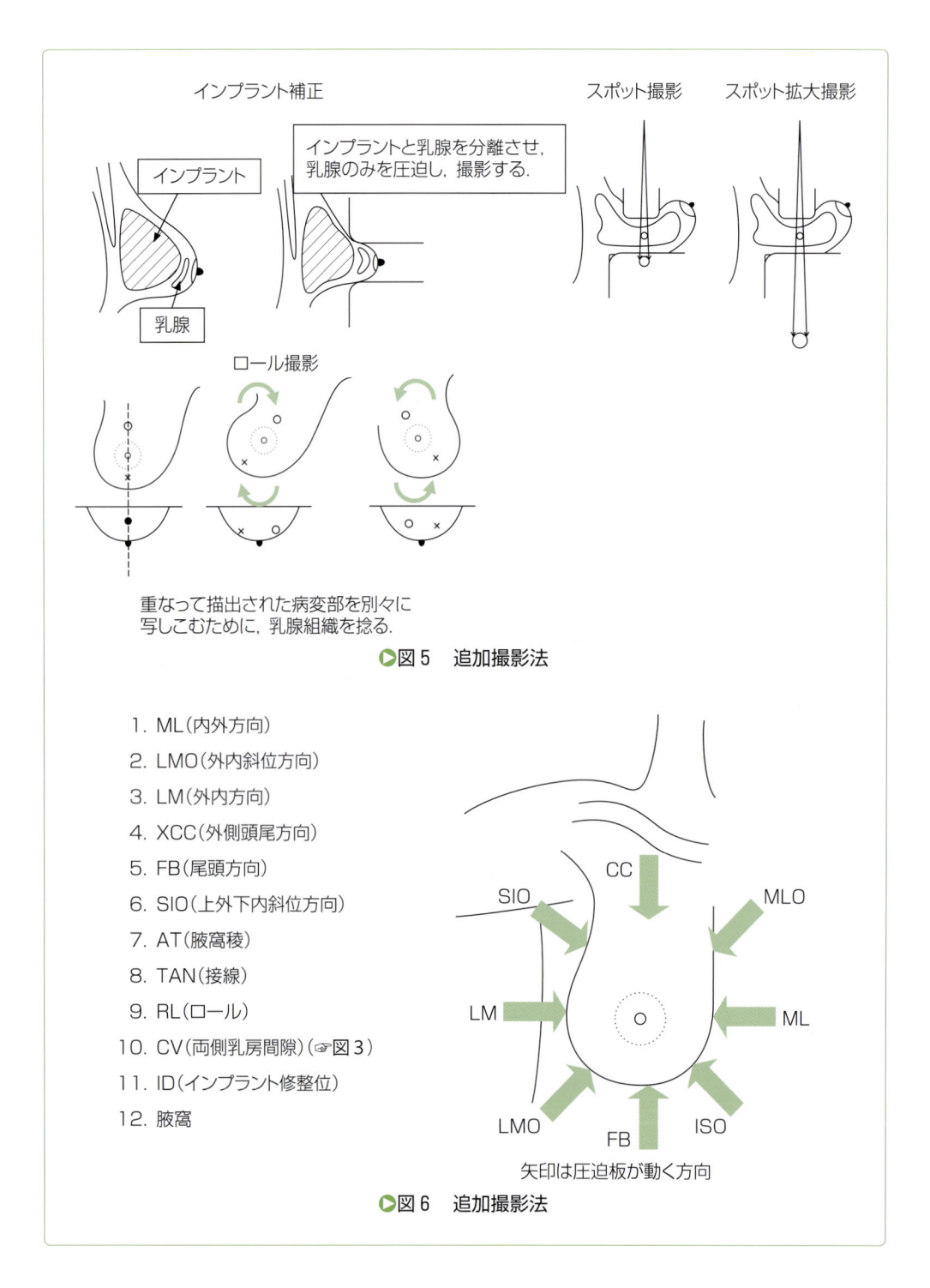

1. ML（内外方向）
2. LMO（外内斜位方向）
3. LM（外内方向）
4. XCC（外側頭尾方向）
5. FB（尾頭方向）
6. SIO（上外下内斜位方向）
7. AT（腋窩稜）
8. TAN（接線）
9. RL（ロール）
10. CV（両側乳房間隙）（☞図3）
11. ID（インプラント修整位）
12. 腋窩

矢印は圧迫板が動く方向

○図6　追加撮影法

フックワイヤーを挿入する手技である．専用の寝台付撮影装置のほか，マンモグラフィ装置に専用ツールを装着して行う．

section 3　精度管理（QC：quality control）またはQA（quality assurance）

マンモグラフィでは，高品質な画像を適正な線質・線量のX線で撮影するために装置や受像系に工夫がなされている．これらを維持するために，定期的な精度管理が必要とされている．精度管理では，

装置導入時に受入試験として，まず，装置の特性を知ることが重要である．その後，その特性が維持できているか定期的に点検する．精度管理の目的は安全で安定したマンモグムを提供し，正しい診断に導くことである．日常管理として，始業時にACR推奨156ファントムやJRS推奨ステップファントムを撮影し，描出された模擬陰影や写真濃度，画像コントラスト，アーチファクトの有無を簡易的に判断し，画質が維持できているか，装置の動作が正常であるかどうかを判断する．装置の電圧，タイマー，AECなどの安定性や再現性，線質およびACR推奨156ファントムに相当する乳房の平均乳腺線量の評価は1年ごとに行う．そのほか，シャウカステンやモニタなど読影環境の整備管理も行う必要がある．

諸外国では，精度管理を行うことが法律で義務づけられているところもある．わが国では精度管理を義務づけた法律はないが，厚生労働省の通達では，乳癌検診で乳房X線撮影の実施機関に対して，装置については原則としてJRSの定める仕様基準を満たし，少なくとも適正な線量および画質基準を満たすことが必要であるとされている．NPO法人マンモグラフィ検診精度管理中央委員会[*]（以下，精中委）が主催，共催する認定講習会を受けた診療放射線技師が撮影を行うこと，さらに，読影環境を整えたうえで精中委の認定講習会を修了した2名以上の医師が読影することが望ましいとしている．

精中委では技術講習会，読影講習会のほか，マンモグラフィ装置で診断に値する画質と適正な線量が守られているかを判断する施設認定制度も行っている．日本乳癌学会，日本乳癌検診学会では，検診のみならず精査施設でも精度管理が行われていることを必須とし，精中委の施設画像評価を受けることを推奨している．わが国の精度管理ガイドラインは，米国放射線専門医会（ACR：American college of Radiology）が作成した「マンモグラフィ精度管理マニュアル」1994年を参考に，作成された．最近のデジタルマンモグラフィ装置を含めた精度管理については，欧州でのマンモグラフィ品質管理組織（EUREF：European Reference Organisation for Quality Assured Breast Screening and Diagnostic Services）の内容も盛り込まれている．

[*] 日本医学放射線学会，日本乳癌学会，日本乳癌検診学会，日本産婦人科学会，日本放射線技術学会，日本医学物理学会から推薦された委員で構成され，マンモグラフィの精度管理について検討し，その管理運営を行うことを目的として1997年に設置された．2004年よりNPO法人となる．

文献

1) Johns PC, Yaffe MJ: X-ray characterisation of normal and neoplastic breast tissue. Phys Med Biol 32(6): 675-695, 1987.
2) 石田隆行，桂川茂彦，藤田広志監修：医用ハンドブック．オーム社，430-446, 558-564, 586-593, 2010.
3) Horst Aichinger, Joachim Dierker, Sigrid Joite-Barfuβ, Manfred Sabel: Radiation Exposure and Image Quality in X-Ray Diagnostic Radiology. Springer 36: 22-23, 2004.
4) Pisano ED, Yaffe MJ, Kuzmiak CM: Digital Mammography. Lippincott Williams & Wilkins 4-14, 15-26, 33-42, 2004.
5) Dronkers DJ, Hendriks JHCL, et al: The Practice of Mammography. Thieme: 60-95, 98-123, 130-146, 2002.
6) 石栗一男，他：マンモグラフィ技術編．医療科学社，2004.
7) 日本医学放射線学会，日本放射線技術学会：マンモグラフィガイドライン第3版．医学書院，2010.
8) 日本放射線技術学会叢書．乳房撮影精度管理マニュアル（改訂版），2004.
9) 日本医学放射線学会HP 学会からの情報・ガイドライン．
10) 日本乳癌学会・日本乳癌検診学会HPからの乳癌検診の「精密検査実施機関基準」2010年5月25日．

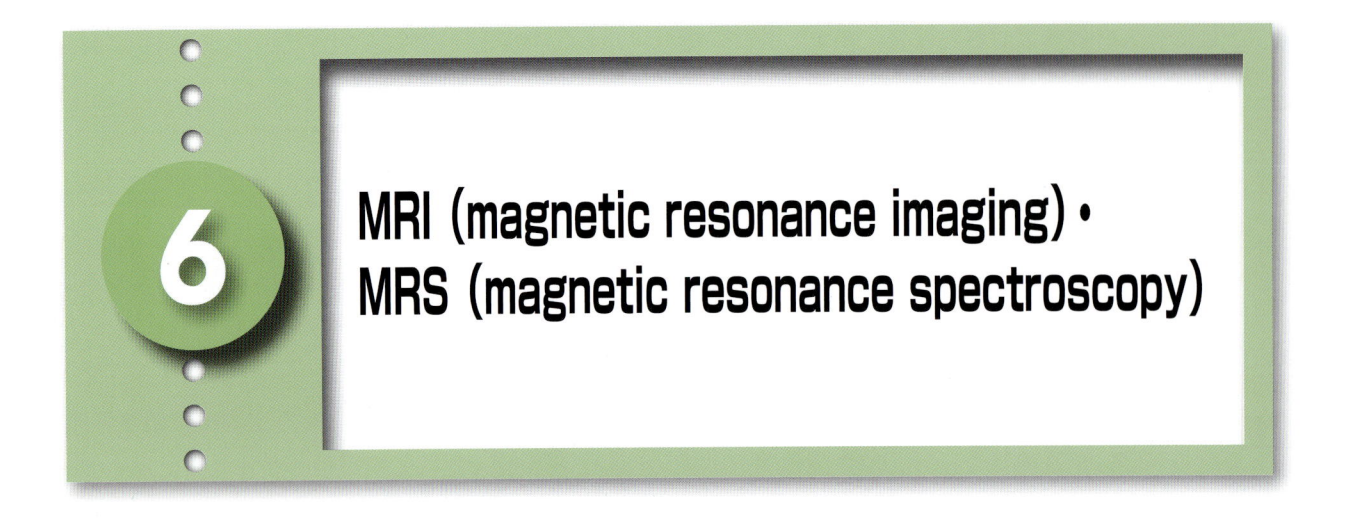

6 MRI (magnetic resonance imaging)・MRS (magnetic resonance spectroscopy)

section 1 MRI の開発と発展

　MRI は，化学分析で利用されていた核磁気共鳴（NMR：nuclear magnetic resonance）の原理を利用して，生体の組織や病変における核スピンのエネルギー準位の変化様式の違いを画像化した手法である．NMR 現象自身は 1946 年の F. Bloch と E. M. Purcell により発見されたものであり，彼らはその業績によりノーベル賞を受賞している．その後 1971 年に R. Damadian がラットの悪性腫瘍の緩和時間が正常組織に比べ延長していることを報告し，さらに 1973 年に P. C. Lauterbur らが静磁場に傾斜磁場を重ねた影像法（Zeugmatography と呼ばれた）を開発したことから，MRI 技術と装置の開発の契機となった．これに引き続いてフーリエ変換による画像再構成法や代表的な高速撮像法である echo planar 画像が開発され，1980 年代からは臨床実用化が試みられるようになった．Lauterbur と echo planar 画像を開発した Mansfield は，2003 年にノーベル賞を受賞しているが，Damadian は選に漏れ当時話題となったものである．MRI の本格的な普及は 1990 年代からであり，静磁場強度も 0.2 Tesla（1 Tesla＝1000 gauss）〜 2 Tesla とさまざまな臨床用装置が市場に提供されるようになった．MRI の対象核種の中心は水素原子であり，水と脂肪の信号に基づいた画像であるが，1.5 Tesla 以上の一部の装置では水素原子以外の核種の信号も取得でき，周波数の違いによるスペクトル情報も評価できる．スペクトル情報を取得する検査は，画像検査である MRI に対して MRS（magnetic resonance spectroscopy）と呼ばれることがあり，^{31}P を対象核種としたスペクトル検査は ^{31}P-MRS と称される．しかし，MRS は MRI に比べて感度が低く，良好なデータを取得するには装置に磁場均一度などの高い性能が要求され，操作手技も複雑であったため普及は非常にかぎられた施設や領域のみであった．

　わが国における MRI および MRS についての大きな転換点は 2005 年に 3 Tesla 装置が臨床用としても認可されたことであり，それまで最高機種とされた 1.5 Tesla 装置に比べて，高い信号雑音比や強い磁化率効果などから新たな発展や開発の動きがみられるようになった．MRI においては SWI と呼ばれる磁化率効果画像や各種の 3D 画像の質的向上が認められ，非造影灌流画像においても 1.5 Tesla よりもコントラストを含めた画質の改善が認められる．また，MRS においても信号雑音比に加えて周波数分解能の向上がみられ，データの質が向上した．さらに MRS における操作性も自動化による簡略化が図られ，特に水素原子核種に対しては臨床実用性と有用性が理解されるようになり，

普及が進む傾向が認められる．ここでは，MRIの原理と検査方法に加えて，MRSの原理と有用性についても簡単にまとめて臨床検査の参考になるようにしたい．

section 2 | MRIの原理

1 MRIの構成因子

　MR信号は，原子核が高磁場内で特定周波数の電磁波エネルギーを共鳴吸収し，これを電磁波として放出することによって得ることができる．したがってMR信号を得るための構成因子としては，1）強い静磁場，2）静磁場強度に応じた共鳴周波数の電磁波，3）静磁場内で電磁波を受ける原子核の3種類が必要である．たとえば1.5 Teslaの静磁場強度の環境で，水素原子の共鳴周波数は，63.9 MHzであり，この周波数の電磁波を水素原子に照射することにより，照射を終了した後にMR信号を取得できる．ただし，これだけで得られるMR信号は，対象物全体の平均の信号であり，画像として再構成するためには，位置情報を印づけするための傾斜磁場が必要となる．

2 緩和時間

　原子は磁石の性格があるため地球と同様の自転を有しており，これをスピンと呼んでいる．高い静磁場内の原子核のスピンは，静磁場の方向を軸としてコマのようなみそすり運動を行い，ラーモアの歳差運動と呼ばれる．外部静磁場の方向をZ軸，それと直交する方向（座標軸）をx，y軸にとると個々の原子のスピンの総和（M）はZ軸方向に生じることから，Mを巨視的磁化と呼んでいる（図1）．この状態にx，y方向にスピンを90度倒すために一定の周波数の電磁波をかけることができ，この電磁波を90度パルスと呼ぶ（図2）．この90度パルスを切ると，核スピンは3次元的に回転しながら元のZ軸方向の磁化に戻っていく．その過程で与えられた周波数と同じ周波数の電磁波が放出されMR信号として受信することができる．パルスを切った後に元の状態に戻る変化として，巨視的磁場Mのx，y成分の減衰は横緩和（T2緩和），Z成分の回復は縦緩和（T1緩和）と呼ばれる．緩和の速度は原子核周囲の環境によって左右され，その遅速から組織の性状に関係した情報が得られる．

　Mのx，y成分は90度パルス印加直後が最大で，しだいに位相がばらばらになり0に近づいていく．この過程は指数関数的で，その時定数を横緩和時間（T2値）と呼ぶ．

　90度パルス直後のMのz成分は0であるが，指数関数的に縦方向の磁化が回復していき，その時定数を縦緩和時間（T1値）と呼ぶ．

3 撮像法の基礎

　MR画像の信号強度に影響を与えるパラメータは原子核密度，T1値，T2値，拡散，流速などと多くあるが，ここでは基本的な撮像法であるスピンエコー法についてT1強調像とT2強調像の設定パラメータと信号強度との関係について解説する．

　スピンエコー法で繰り返し時間とはパルス系列において対応する90度パルスが繰り返される間隔

図1　静磁場内での原子核スピン

図2　90度パルスによる効果

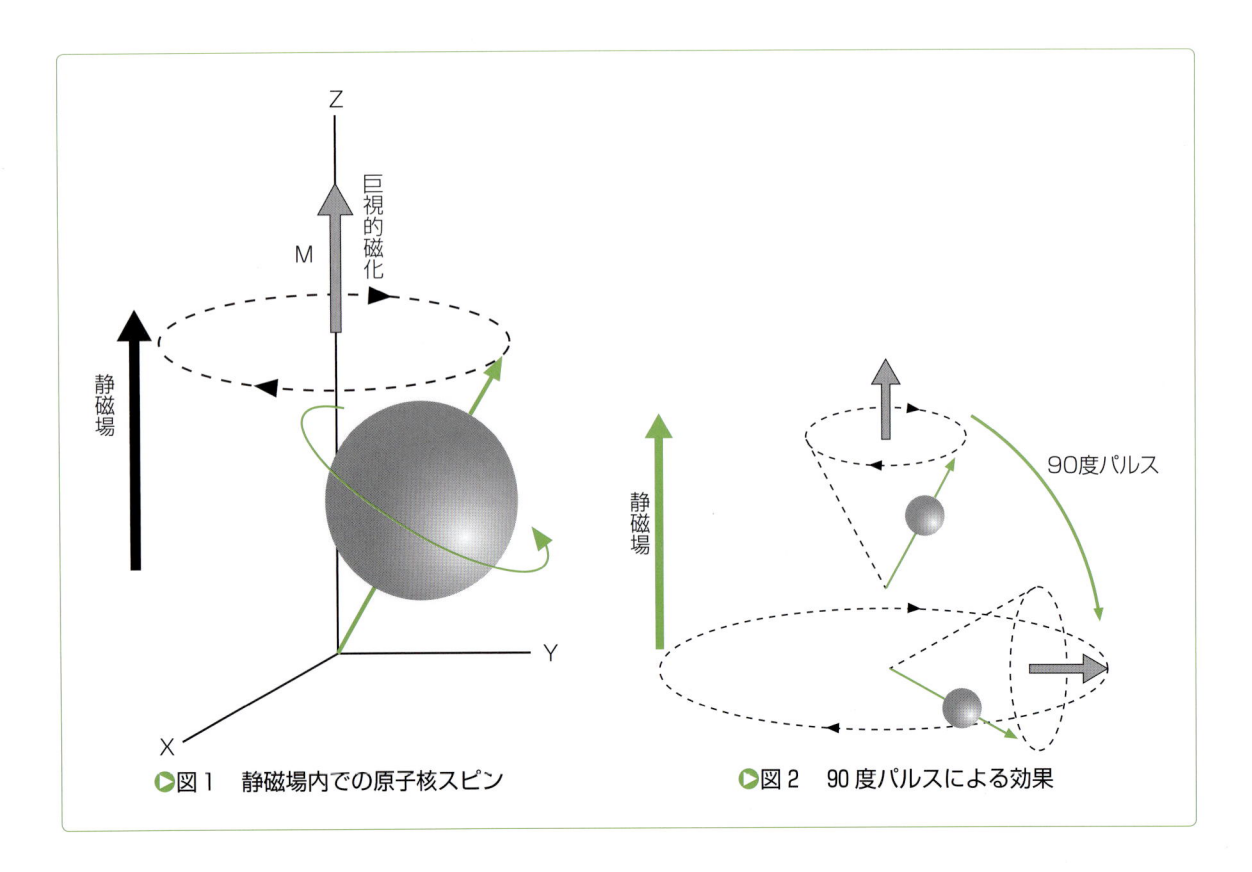

で，エコー時間とは90度パルスと信号であるエコーの間の時間である（図3）．90度パルスによってy軸に倒れた磁化Mは，初めは揃っているが時間とともに横緩和や静磁場の不均一性などにより位相ずれが起こる．90度パルス後TE/2時間待って180度パルスをかけるとばらついていた各スピンは一斉に180度逆転し，TE後には静磁場の不均一による位相のずれは修正されて集束し，信号が取得できる．これで1個のスピンエコー信号を得るが，画像にするためには位置情報を含んだ複数の信号が必要であり，「90度〜180度パルス—エコー信号取得」を繰り返す必要がある．この90度パルスと次の90度パルスまでの時間を繰り返し時間（TR）と呼び，この時間は画像コントラストにおいて縦（T1）緩和の違いに影響するパラメータとなる．縦緩和は図4のように指数関数的にM0に近づくが，縦緩和時間が異なる場合長いTR時間では，縦磁化の違いが反映されないことになる．T1時間の違いを画像コントラストとして信号強度の違いに反映したい場合には，TRを比較的小さくする必要がある．一方，横緩和は90度パルスからエコー信号を取得するまでの間の位相のばらつきであるため，画像コントラストとして横緩和時間の違いを反映させるためにはTEが関連して設定するパラメータ

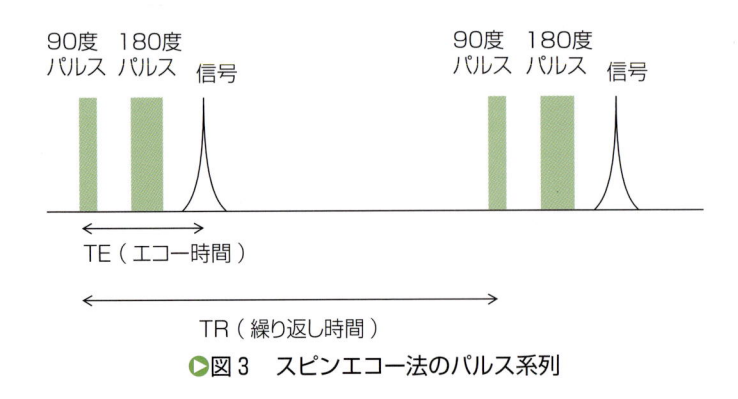

図3　スピンエコー法のパルス系列

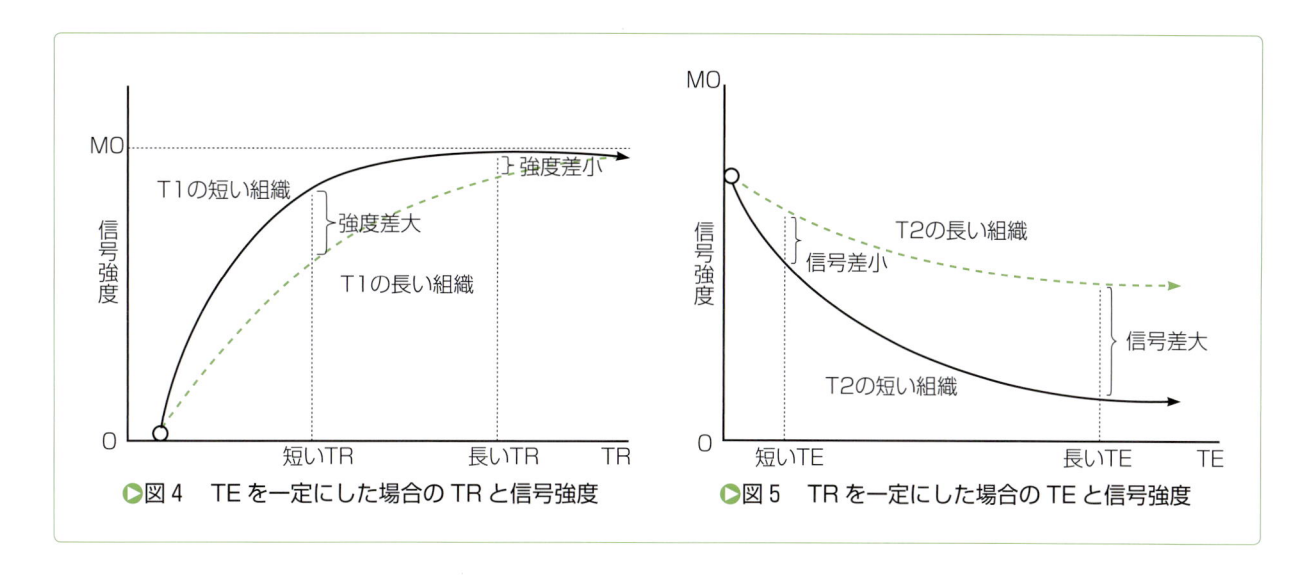

◯図4　TEを一定にした場合のTRと信号強度

◯図5　TRを一定にした場合のTEと信号強度

となる．x, y平面上の横磁化は，図5のようにM0から指数関数的に減少するために，異なる横緩和時間を画像コントラストとして信号強度に反映させるためには，TEを長く設定する必要がある．以上よりT1強調像とは，横緩和の違いの影響を少なくし縦緩和の違いをコントラストに反映させた画像であり，これを得るためにはTR，TEともに短く設定すればよい．一方，T2強調像とは縦緩和の違いの影響を少なくし，横緩和の違いをコントラストに反映させるためにTR，TEともに長く設定する必要がある．

4　各種撮像法について

　SE法のほかに，縦磁化を180度パルスで反転させて，90度-180度パルスを印加してエコー信号を取得する方法があり，反転回復（IR）法と呼ばれている．反転回復法では，いったんM0磁化が反転され，縦緩和として元のM0に戻ってくるため，図6のような指数関数的な縦磁化の回復がみられる．このうち特定の組織の縦磁化が−M0からM0に回復する間で0になる時間（null point）があり，この時間を反転時間（TI）として設定してその後90度-180度パルスでエコー信号を取得すれば特定の組織の信号を低信号にすることができる．たとえば脳脊髄液のような自由に動くことができる水成分の縦磁化が0になる時間を反転時間に設定すれば，脳脊髄液の信号を抑制した画像を取得することができる．これがfluid attenuated inversion recovery（FLAIR）であり，水信号を抑制したT2強調像

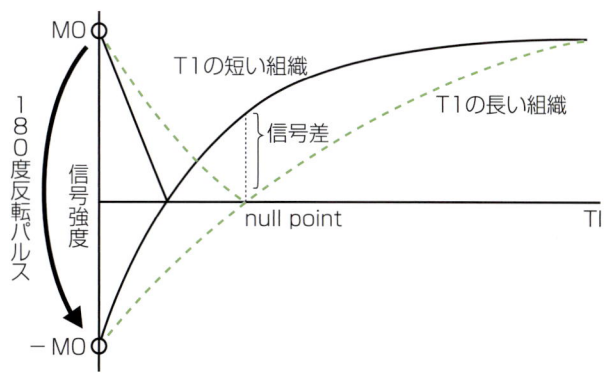

◯図6　TRを一定にしたIR法

として脳室周囲の高信号病変の評価などに利用されている．また，TIを脂肪が0になる自転に設定すると，脂肪抑制画像が取得でき，比較的磁場の不均一に影響されずに脂肪抑制が可能となる．

　SE法やIR法より撮像時間が短い方法としてgradient echo（Gre）法がある．これはSE法の180度パルスの代わりに傾斜磁場を利用する方法であり，TRを短く設定することができるが，磁化の飽和を避けるために90度よりも小さなフリップ角のパルスを使用する．臨床ではMR angiography（MRA）やT2*強調像などに利用される．

　Gre法よりも高速な撮像法としてecho planar（EPI）法があるが，1回の90度パルスで画像化に必要なすべての信号を取得するsingle shot法と，複数回のパルスを使用し画像化に必要な信号を何回かに分けて取得するmulti-shot法に区別される．さらに信号を取得する前のpreparing（準備）として，SEタイプやGreタイプなどがあり，前者では磁化率の影響が少なく歪みの少ない画像が得られ，後者では磁化率の影響を受けたコントラストが得られる．EPI法の代表的な利用法として，前者のSEタイプは拡散強調像に用いられ，functional MRIや造影剤を用いたperfusion-weighted MRIではGreタイプのEPIを利用することが多い．

　SE法においても1回の90度パルスによる励起で複数の180度パルスを照射することで，多くのスピンエコー信号を得る方法が開発され，fast SE法あるいはTurbo SE法と呼ばれている．これによりSE法においても測定時間の短縮が図れるようになり，特にheavy T2強調像と呼ばれる強いT2コントラストを短時間で得ることができるようになった．この方法を用いてT2値が長い水成分を強調した画像は，MR cholangiopancreato-graphy（MRCP）などのhydrographyに応用されている（図7）．

　MRIの特徴として血流や脳脊髄液の流れに敏感であり，CTと異なり造影剤を用いなくても血流の情報を取得することが可能である．MR angiography（MRA）と呼ばれるこの手法は，臨床用MRIの普及が始まった比較的早期から開発され，臨床応用されるようになった（図8）．造影剤を用いないMRAの手法としては，流れをMR信号の強度変化から測定するtime of flight（TOF）法と呼ばれる方法と流れをMR信号の位相変化から測定するものでphase contrast（PC）法と称される方法がある．最近ではflowにパルスで信号を与える方法も提唱されており，非造影のMRAに加えて灌流情報（perfusion MRI）も評価できるようになっている．このほか，CTと同様造影剤を用いて血管を描出する方法もあり，非造影MRAよりも末梢や細い血管を評価する際や躯幹部などの広範な領域の血管

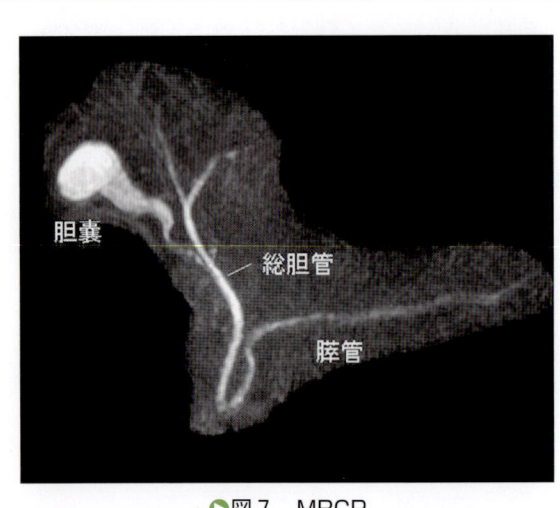

◯図7　MRCP 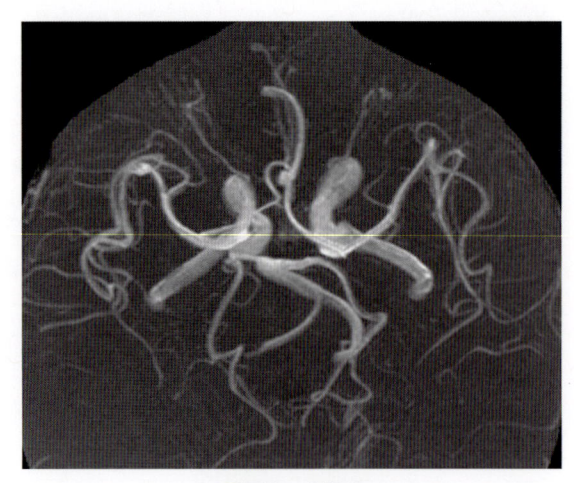　　　　　　　　　　　　◯図8　MRA

を描出したい場合に応用されることがある．

section 3　MRI診断のための基礎的知識（コントラストと組織の関係）

　CTではX線吸収の程度が濃淡として描出され，単一の情報であるが，MRIではパルス系列の種類や測定条件により多くの因子が画像のコントラストに影響を与える．基礎はT1強調像とT2強調像であるが，最近では拡散強調画像によるコントラストを臨床診断の参考にすることが多くなった（図9）．

1　T1強調像（図9a）

　組織のT1値の差を主に画像上のコントラストとして示すものであり，T1の短い組織としては，脂肪，亜急性期血腫，蛋白成分の多い液体などがあり，常磁性効果を有する金属類を含有する組織も短くなる．これらの組織はT1強調像で高信号と白く認められる．蛋白成分を多く含む水もT1の短縮がみられ，一部の嚢胞では高信号にみえることがある．また，出血を含む場合も常磁性効果によりT1が短縮し，T1強調像で高信号に認める時期がある．一方，T1値の長いものとしては脳脊髄液や嚢胞などの水成分を含むものや，浮腫や腫瘍などの含有水分量の増加をきたす場合が代表的で，これらはT1強調像で低信号に黒く描出される．また，水濃度が低く対象となるプロトン原子核の密度が小さい腱や靱帯および線維化組織などでも低信号で黒く認められる．

2　T2強調像（図9b）

　組織のT2値の差を画像上のコントラストとして示すもので，T2値の短いヘモジデリンや鉄の沈着は低信号で黒くなる．また，T2値の長いものは，脳脊髄液や嚢胞などの自由水であり，含有水分量が増える炎症や浮腫では高信号で白く描出される．腫瘍では多くの場合含有水分の増加を反映して

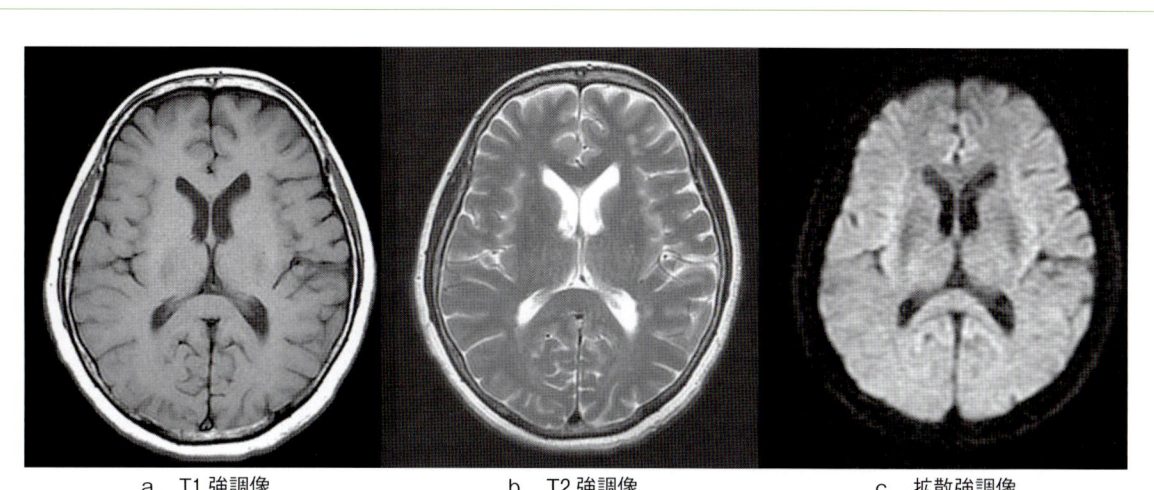

a．T1強調像　　　b．T2強調像　　　c．拡散強調像

図9　頭部におけるT1強調像とT2強調像および拡散強調像

T2強調像では高信号を呈することが多いが，髄膜腫や子宮筋腫などの一部の腫瘍では細胞成分が密なため正常組織と比べて比較的低信号か等信号に認められる．また，水成分が少ない腱や靱帯，線維化組織などではT1強調像と同様の理由で，T2強調像でも低信号で黒く認められる．

3 拡散強調像（図9c）

拡散強調像（DWI）は，水分子のブラウン運動のような分子運動の可動性を評価する画像であり，水の動きやすさを反映する画像といえる．DWIでは，水の可動性を検出するための傾斜磁場（motion probing gradient：MPG）を使用する．可動性の高い水分子はMPGによる影響が大きくなるため位相の乱れが強くなり，信号低下として認められる．したがって，DWIで高信号を呈する場合は水の可動性が低下している組織や状態が考えられる．典型的な病態としては急性期脳梗塞があり，細胞障害性浮腫を反映すると考えられている．また，水の可動性が低い膿瘍や類皮嚢胞でもDWIで高信号となることが知られている．ただし，DWIはベースとなるシークエンスがT2強調系であるために，T2強調像で高信号となる組織や病変の中にはT2緩和によるコントラストの違いに影響され，DWIでも高信号としてみえる場合があり，T2-shine throughと呼ばれている現象があることに注意すべきである．DWIで高信号を認めた場合水の可動性低下によるものか，T2コントラストの影響によるものかを区別するためには，MPGを印加しない画像とDWIとから計算できる見かけの拡散係数（apparent diffusion coefficient：ADC）画像を利用するとよい．ADC画像は水の可動性のみを反映し，水拡散の低下は低値として，T2-shine throughでは高値として区別することが可能である．

section 4　MRS (magnetic resonance spectroscopy)

MRSの対象となる核種は水素（^{1}H）のみではないが，現時点では水素以外を臨床の日常検査として応用するには感度や精度を含めた技術的な問題と経済的な障壁があり，実用的とはいいがたい．ここでは臨床装置で応用可能なproton MRSを中心に解説する．

1 MRSの基礎知識

分子構造の違いにより各水素原子核からの信号が異なる共鳴周波数を有する．水や脂肪以外のアミノ酸や炭水化物などの代謝物も炭素原子や酸素原子に水素原子が結合しており，それらの水素原子はそれぞれに固有の周波数を有する．通常のproton MRSでは得られたtime domainの信号を1次元のフーリエ変換をすることにより異なる周波数の信号として分離する．このような代謝物を構成する各水素原子の周波数がどの程度異なるかを示す指標を化学シフトと表現し，単位はppmを用いることが多い．

❶**各代謝物の化学シフトと分子構造**：周波数の違いである化学シフトの基準は臨床のMRSにおいても有機化学の分野で使用されている基準がそのまま使われ，水の化学シフト値は4.7 ppmとして表示する．化学シフトは化合物内の電子による外部磁場の遮蔽によって生じるため，その値は代謝物の構造に対応している（図10）．

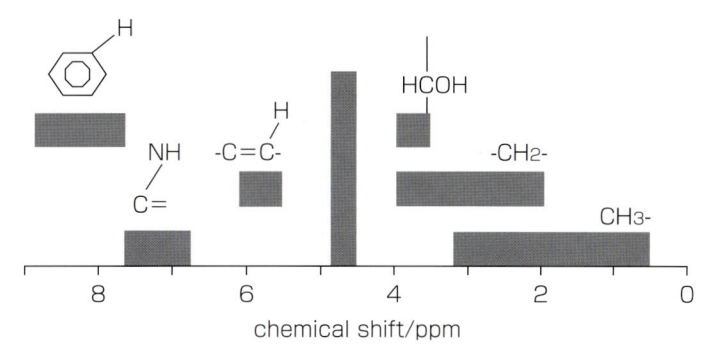

●図10　MRSにおける化学シフトと化学構造の関係

❷ **測定シークエンスと測定条件**：proton MRS の測定方法は single voxel による方法と multivoxel 法があるが，代謝物や緩和時間の定量を検討する場合には single voxel 法を用い，代謝物の分布を検討する場合は multivoxel 法が望ましい．

❸ **proton MRS の後処理**：proton MRS の測定により得られる生データは時間軸における信号であり，後処理により周波数のデータに変換し，ピークのカーブフィットにより信号の強さを求める．最近では専用の解析ソフトを利用することで，ほぼ自動的に信号強度値を得ることが可能である．

　代謝物の評価には大きく分けて，代謝物相互の比を用いる方法と単一代謝物の信号を較正して固有な値として用いる方法がある．前者は NAA/Cr 比や Cho/Cr 比などの相対評価であるが，測定領域内の脳脊髄液などの影響が排除できる利点があり，臨床的に応用しやすい．一方，後者は絶対値とも呼ばれることがあるが較正手法により仮定や誤差が入る可能性があることに注意すべきであり，得られた評価値が実際と矛盾しないかを慎重に判断すべきと思われる．

❹ **proton MRS で観察される代謝物と生体的意義**：MR の手法自身がアイソトープを用いる方法に比較して測定感度が低く，通常 1.5 Tesla 程度の磁場では 1 mM 以下の代謝物の測定はきわめて困難である．これらの理由から，臨床機における proton MRS で観察できる代謝物はあまり多くなく，正常脳で通常認められる代表的な代謝物として N-acetyl aspartate（NAA），総 creatine（Cr）およびコリン含有物質（Cho）がエコー時間に関わらず観察でき，短いエコー時間で認められる代謝物として glutamate（Glu），glutamine や myo-inositol（mIns）がある（図11）．乳酸は，二峰性の信号であるが，J coupling の影響により TE＝135〜144 ms の SE 法では，他の信号に対して逆の位相（下向き）の二峰性のピークとして認められる．

2　proton MRS の臨床応用における有用性

❶ **エネルギー代謝障害の検出**：proton MRS で観察される乳酸は嫌気性解糖の結果であり，TCA サイクルの障害や機能低下が示唆される．たとえば，ミトコンドリア脳筋症（MELAS）では，MRI で認められる異常信号領域で高い乳酸の信号が認められる（図12：インフォームド・コンセント取得済み）．

❷ **神経細胞障害の定量的な検討**：NAA を指標とすることで神経細胞障害の程度をある程度選択的に定量的に評価できる．

❸ **細胞膜代謝や壊死の評価**：Cho の信号は細胞膜の破壊や増殖に関連する指標として利用でき，macromolecule の信号は壊死との相関が示唆されている．

○図11 正常脳におけるスペクトルと代表的な代謝物信号

NAA：N-acetyl aspartae, Cr：creatine and phosphocreatine
Cho：choline 含有物質, mIns：myo-inositol, Glu：glutamate

○図12 ミトコンドリア脳筋症の proton MRS（PRESS 法，TE＝144 ms）

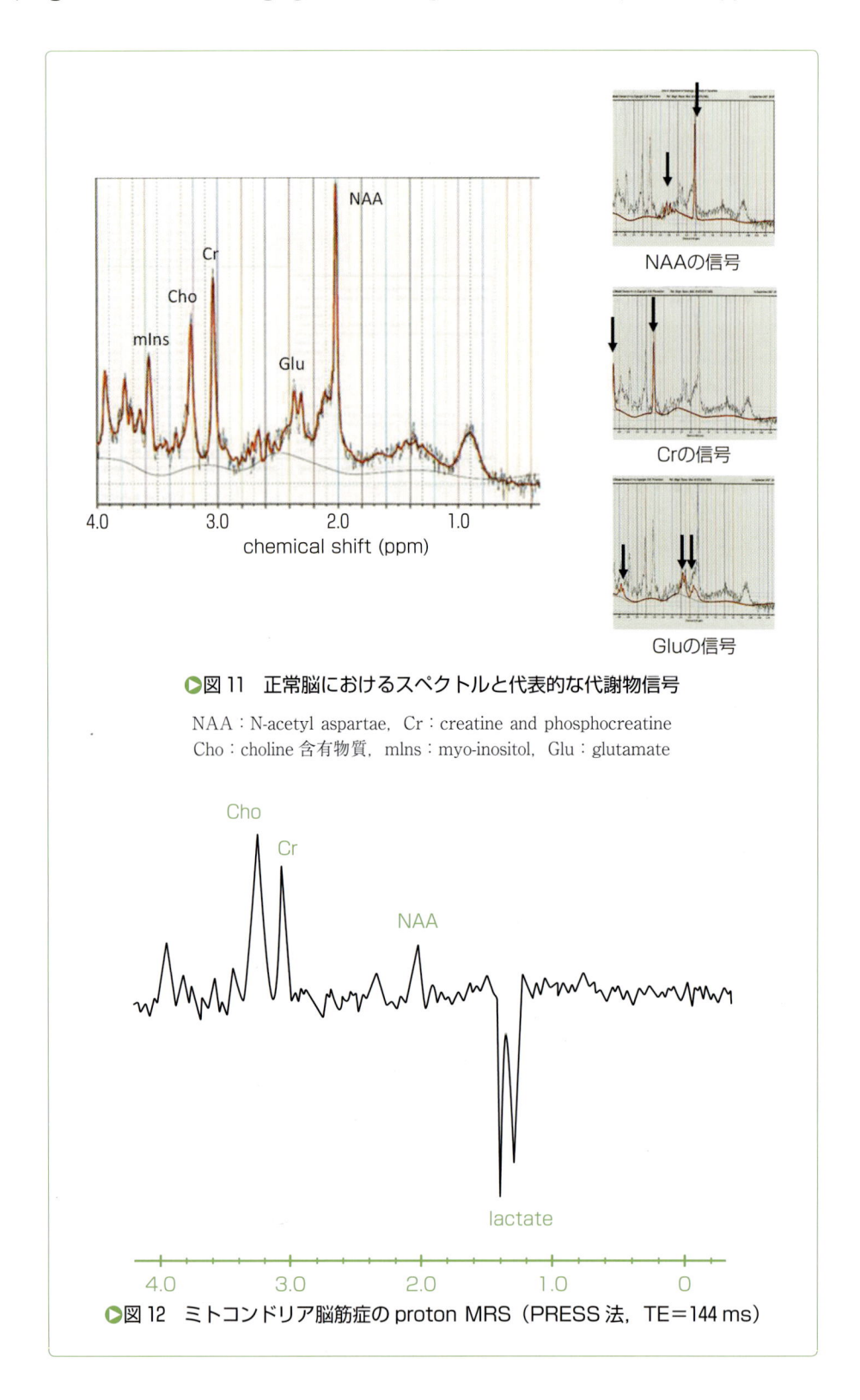

❹ **アミノ酸代謝の評価**：正常でも認められるグルタミン酸やグルタミンの変化が可能であるが，アラニンやタウリンも病態によっては観察されることがある．

❺ **その他の代謝物の評価**：グルコースやアルコールなどの評価も濃度によっては可能であり，経時的な評価により代謝速度の変化も検討できる．

3 MRSの将来性

　静磁場強度の上昇はMRSの測定において有利な点が多く，スペクトルの質の向上と測定時間の短縮を図ることができる．また，高磁場装置を用いてeditingという手法により比較的微量なγ-アミノ酪酸（GABA）[1]やグルタチオン[2]の測定が可能となる．

　非侵襲的に脳内代謝を評価できる手法としてMRSは非常に有力な手法であるが，現時点では感度の面でPETに劣る．今後静磁場強度の上昇と高感度のコイルの開発に加えて，超偏極によるMR感度の向上などの新たな技術応用が進めば，相乗効果により感度の問題が改善されると期待している．MRSは，放射線被曝がないことや，放射線の汚染の危険性および管理の必要がないことは臨床，研究の両面において大きな利点となり，MRSは今後臨床診断においても強い武器となると考えられる．

文　献

1) Harada M, Kubo H, Nose A, Nishitani H, Matsuda T : Measurement of variation in the human cerebral GABA level by *in vivo* MEGA-editing proton MR spectroscopy using a clinical 3T instrument and its dependence on brain region and the female menstrual cycle. Hum Brain Mapp 32 : 823-833, 2011.
2) Terpstra M, Torkelson C, Emir U, Hodges JS, Raatz S : Noninvasive quantification of human brain antioxidant concentrations after an intravenous bolus of vitamin C. NMR Biomed 24 : 521-528, 2011.

7 超音波検査[1, 2)]

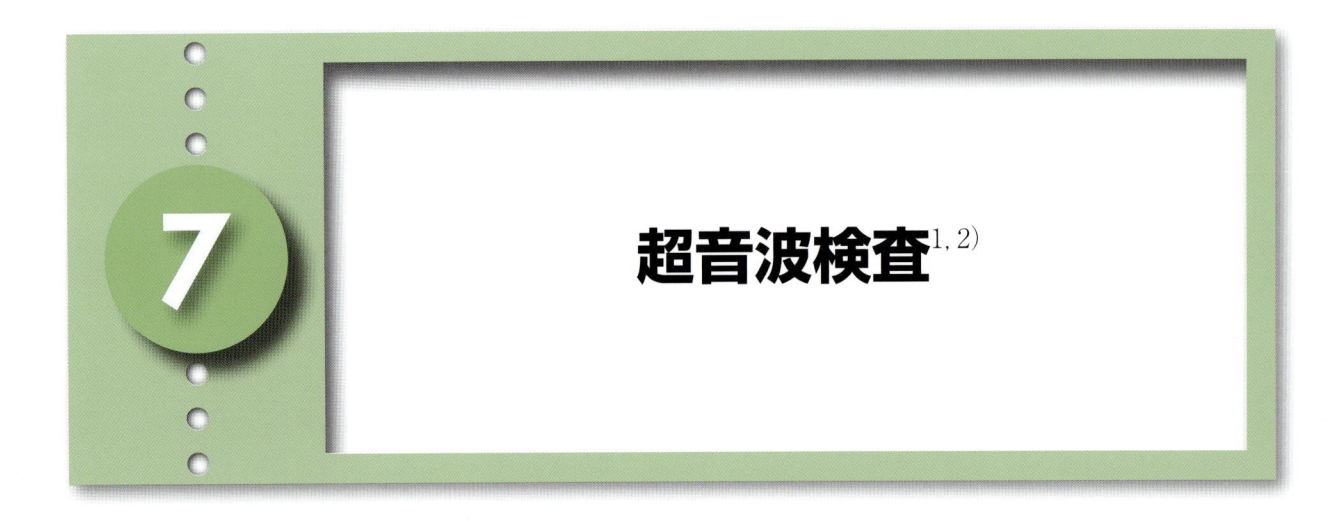

section 1　超音波検査とは

　超音波（人が聴くことのできる 20〜20,000 Hz を超える周波数の波）を用い，臓器の解剖学的構造や組織性状，動きや血行動態を評価するものである．通常は 1〜15 MHz 程度の周波数が用いられ，体表から探触子（トランスデューサ，プローブ）を当てて超音波を送受信し，超音波が反射体から戻ってくる時間から距離を計算し，画像として表示している．体腔内へ細径プローブを挿入し目的臓器を観察する体腔内超音波（超音波内視鏡，経腟，経直腸，血管内超音波など）も広く普及している．超音波が伝搬する速度は，組織によって異なるが，超音波診断装置では軟部組織の平均音速として 37℃での JIS 規格 1,530 m/秒もしくは AIUM 規格 1,540 m/秒を用いている．

section 2　超音波検査の特徴

1）被曝がなく CT 検査や MRI 検査など他の断層画像診断と比べて比較的簡便で非侵襲性に行える．
2）使用するプローブの周波数や深度などさまざまな条件により異なるが，空間分解能が高く，特に表在領域では CT，MRI を凌駕している．
3）リアルタイム性がよく，組織の動きの評価や穿刺のガイドなどに用いられる．
4）体位変換や深呼吸，圧迫などの負荷をしながら検査できる．
5）ドプラ効果を利用して，造影剤を使用することなく生理的な状態での血流情報を得ることができる．
6）組織弾性や組織性状診断にも用いられる．
7）プローブを当てる部位や角度など自由度は高いが，CT，MRI に比べて客観性や再現性に劣り，術者依存性が高い．
8）空気や骨，石灰化により超音波がその表面で反射するため，深部の情報が得られない．

section 3 超音波プローブ

　プローブは周波数と形状により分類される．周波数を高くすると空間分解能は上がるが，深部感度が下がる（図1）．逆に周波数を低くすると深部感度は上がるが空間分解能が下がるため，高周波（中心周波数：7 MHz 以上）プローブは，主に表在臓器や末梢血管の検査に用いる．低周波（中心周波数：3.5 MHz 付近）プローブは心臓や腹部の検査に用いられる．最近では広帯域の周波数に対応するプローブが一般的となり，中心周波数を変化させることで対応できる（図2）．

　プローブの形状にはリニア型，コンベックス型，セクタ型，ラジアル型がある（図3）．超音波は空気や骨の表面ですべて反射して深部の情報が得られないため，観察したい臓器に応じた形状のプローブを用いる．心臓は肋骨と肺に囲まれ，超音波を伝搬するための音響窓が狭いためセクタ型と呼ばれるプローブが用いられ，腹部では主にコンベックス型プローブを使用する．コンベックス型プローブではプローブで圧迫することで消化管ガスを排除でき目的臓器を観察するための音響窓が得られる．表在臓器や末梢血管にはリニア型が使用される．食道や血管内，胆管内など管腔内から観察する場合はラジアル型が用いられる（図4）．

a．3 MHz コンベックス型　　b．9 MHz リニア型

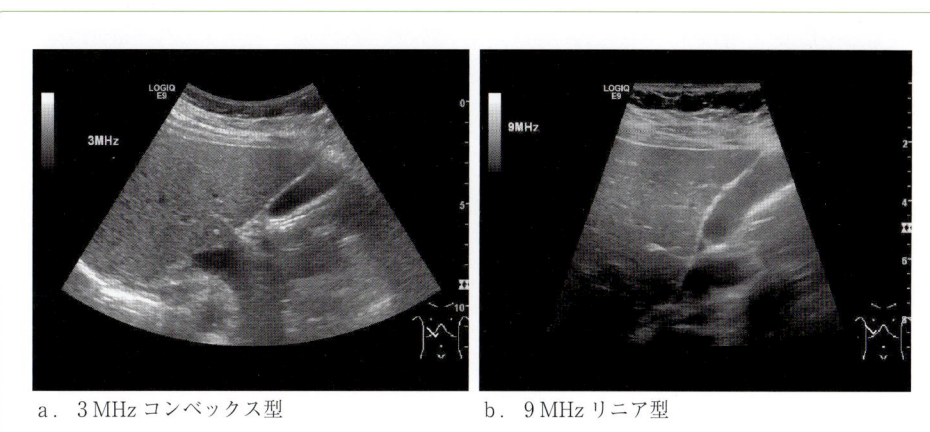

●図1　周波数の違いによる超音波像の差

a では 10 cm の深さまで良好に観察できるが，b では 5 cm より深部は観察できない．しかし，5 cm までは 3 MHz より 9 MHz のほうが空間分解能の良好な画像が得られる．

a．中心周波数 11 MHz　　b．中心周波数 9 MHz

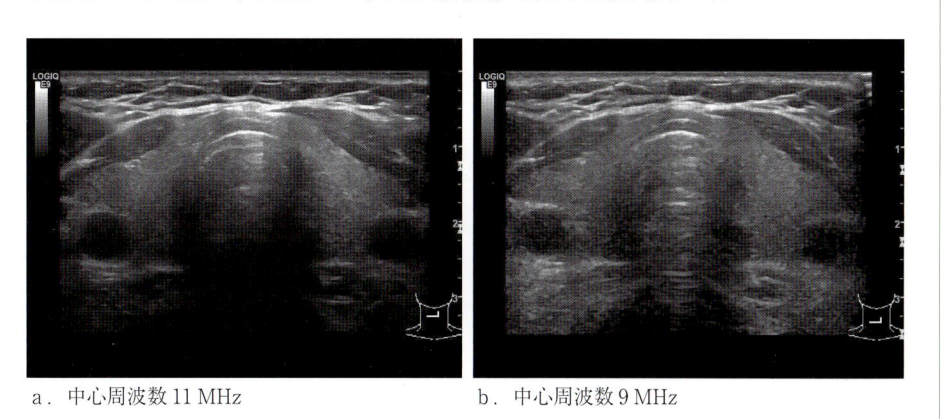

●図2　中心周波数の変化による超音波像の差

同じプローブでも中心周波数を変えることで，周波数の異なるプローブに変えるのと同じような効果が得られる．

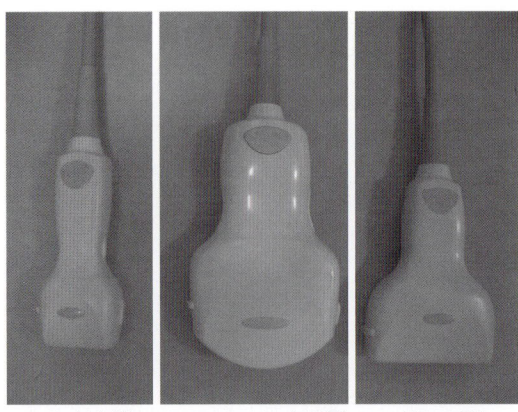

a. セクタ型　b. コンベックス型　c. リニア型

▶図3　各種プローブ

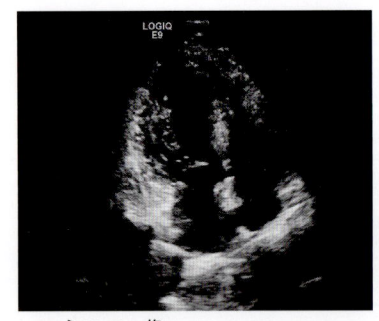

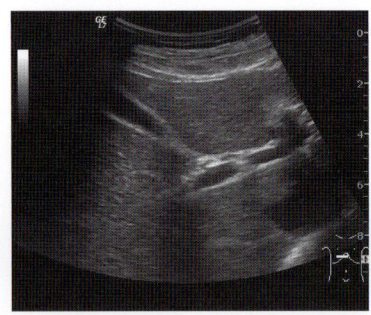

a. 心エコー像　b. 肝臓エコー像　c. 甲状腺エコー像

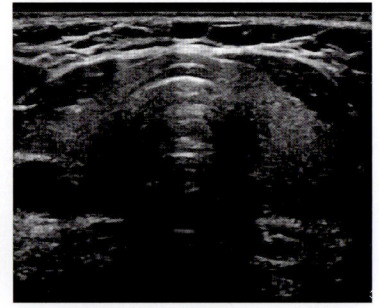

▶図4　各種プローブによる超音波像
a. 中心周波数 3.3 MHz セクタ型プローブによる心エコー像
b. 中心周波数 4 MHz コンベックス型プローブによる肝臓エコー像
c. 中心周波数 9 MHz リニア型プローブによる甲状腺エコー像

section 4　Bモード，2Dモード

　超音波検査の基本となるリアルタイムの断層表示法である．目的臓器の解剖学的構造や組織性状，病態の評価に適している．超音波は音速や密度の異なる物質の境界で反射するが，通常反射が強いほど高輝度（または高エコー）（白色，明るく）に，反射が弱いほど低輝度（または低エコー）（黒色，暗く）に表示される．生体内では囊胞や尿，胆汁など均一なものは無エコー（黒色）に表示され，骨や空気，結石，石灰化など反射が強くほぼすべて反射した場合は，高輝度でその後方（深部）は真っ黒に表示される．これを音響陰影と呼ぶ．血管はほぼ無エコーに，筋肉や神経などは低エコー，肝臓，腎臓，甲状腺などの実質臓器は中間の輝度，脂肪組織は一般的に高輝度に表示される．心臓超音波検査では2Dモードと呼ばれ，心室や弁の動きの評価に用いられる．

section 5　ドプラ法

ドプラ法とは，ドプラ効果を用いて血液の流れる方向や流速，時間変化を表す方法である．

1　カラードプラ法

ドプラ効果を用い断層上にカラーで血流情報を表示させたモードである．流れの方向を色で示し（プローブに近づく血流を赤，遠ざかる血流を青），その瞬間の平均流速により，速度が速くなるほど『黄（青緑）』に，遅くなるほど『濃い赤（濃い青）』で表示する速度表示と，血流の存在を信号の反射量としてカラー表示するパワードプラ表示がある．パワードプラ表示は血流方向や速度の情報は含まれていないが，速度表示に比べて感度がよく『低流速血流』や『ビームに対して垂直に近い血流』が描出しやすいため，血流の有無の評価に適している（図5）．

2　パルスドプラ（PW）モード

断層上に任意の関心領域（サンプルボリューム）を設定し，パルス波の送受信を繰り返すことにより血流の速度，方向，性状を検出する．縦軸に速度，横軸に時間を示し，プローブに向かう血流（カラードプラで赤く表示される）は基線より上に，プローブより遠ざかる血流（カラードプラで青く表示される）は基線より下に表示する．波形の輝度は流速成分の強さを，輝点の幅は流速のばらつきを示している（図6）．

3　連続波ドプラ（CW）モード

探触子を送信部と受信部に分け，任意のカーソル上に連続波を送信し超音波ビーム内のすべての血

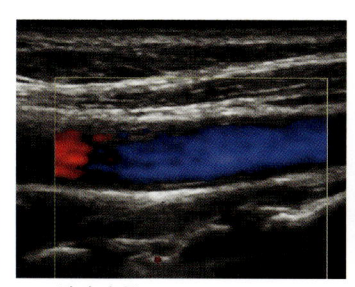

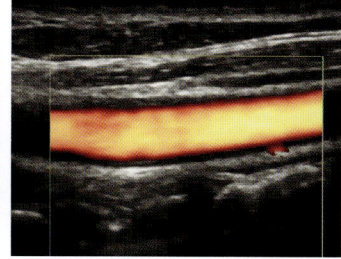

a．速度表示　　　b．パワー表示

◯図5　カラードプラ像

aの速度表示では超音波ビームと血流方向が直交する部分ではカラー表示が得られていないが，bのパワー表示では良好にカラー表示されている．

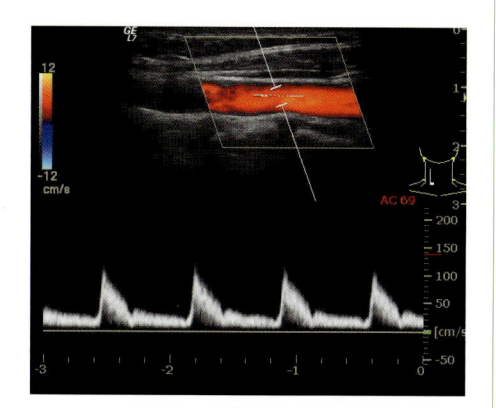

◯図6　パルスドプラ法

血管の任意の部位にサンプルボリュームを置くと，そのサンプル内の経時的な血流速度分布が血流波形として表示される．

流データを測定する．測定できる流速限界がない．主に心臓超音波検査に応用される．

section 6　3次元（3D）表示

　断層用探触子を手動または機械的に走査することにより収集したボリュームデータから，3次元表示が可能である．通常の超音波像では得られない，体表と平行する断面の表示など，任意の断面表示は，乳腺領域や胎児診断などに用いられる（図7）．輝度差がある部位ではサーフェイスレンダリングによる3次元表示が秒間7ボリューム程度で描出可能である．主に産科で利用され，胎児の表情や動きが観察できる．さらには，10秒くらいのスキャンで，胎児心臓の任意の断面での動きを観察できる手法も開発され，胎児心疾患の診断に応用されている．最近では電子走査型のマトリックスアレイプローブの開発により成人の心臓にも用いられるようになってきた．

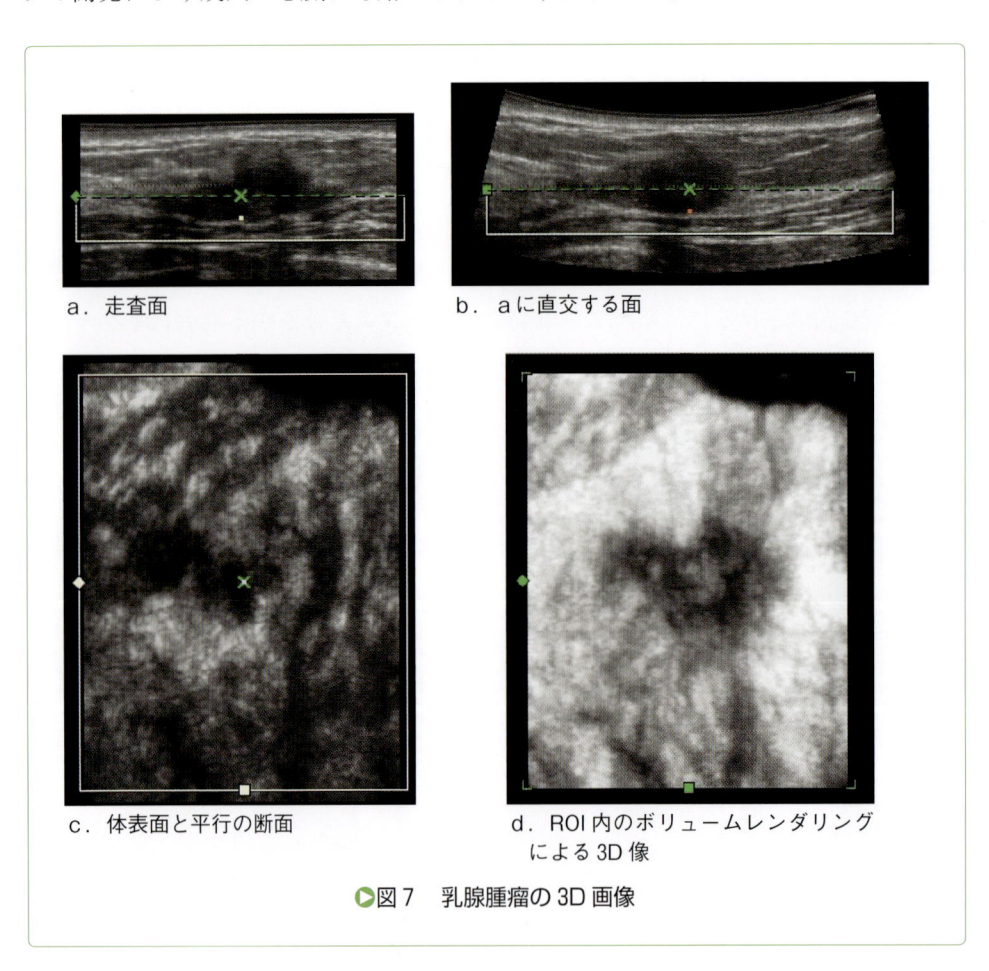

a．走査面
b．aに直交する面
c．体表面と平行の断面
d．ROI内のボリュームレンダリングによる3D像

▶図7　乳腺腫瘤の3D画像

section 7　造影超音波検査

1　超音波造影剤

　現在，日本においてLevovist®とSonazoid®の2剤が保険適用となっている．超音波造影剤につい

ては別項で述べられるため割愛する．

2 造影超音波検査の特長

❶ 造影剤の本体は赤血球より小さい微小気泡で，血管内に留まり再循環する．
❷ 微小気泡に超音波が照射されると共鳴や崩壊が起こる．その時の信号を用いて造影効果を映像化している．
❸ Levovist®，Sonazoid® ともに網内系に取り込まれる性質がある．
❹ 1回投与量は少量（Levovist® 5〜7 ml，Sonazoid® 1 ml 以下）で，呼気排泄のため腎機能に影響しない．副作用も少なく CT や MRI の造影剤と比較し安全性がきわめて高い．
❺ 1回の静注で観察できる範囲は1断面であるが，リアルタイム性，空間分解能の高い造影効果が得られる．

3 造影超音波検査の適用

❶ Levovist® は静脈投与によるドプラ効果の増強と子宮卵管造影に適用がある．Sonazoid® は肝腫瘍性病変に対する適用しか認められていないが，適用拡大のため乳腺や前立腺領域において臨床試験が行われている．
❷ 主に肝腫瘍性病変の鑑別診断や治療のガイド，超音波ガイド下治療の効果判定や再発診断に用いられている．
❸ 腎機能低下症例やヨードアレルギーなどで CT，MRI の造影検査ができない症例で，血流評価が必要な疾患に対して実施される．

section 8　その他のモード，手法

1 ハーモニック法

　体内に送信され組織や構造物から返ってきた超音波の周波数成分には発信周波数の，2倍3倍などの整数倍の高調波が含まれる．主に2倍の高調波成分を用いて画像化するものをハーモニック法と呼ぶ．通常の周波数成分を用いた場合に比べて S/N 比や方位分解能がよい．この特性を利用するモードを通常のファンダメンタルモードに対して組織ハーモニックモード（THI）と呼ぶ．
　超音波造影剤である微小気泡からは，組織に比べて強いハーモニック信号が得られるため，ハーモニックモードはコントラストエコーにも応用されている．

2 Mモード

　2Dモードの任意の走査線上の輝度変化を時間軸上にスイープしたもの．時間分解能にすぐれ，局所的な動きの評価が可能であるため主に心臓超音波検査で用いられる．

3 B-Flow[3]

　血液からの微弱な信号を coded excitation 技術により可視化し，静止している組織からの信号を抑制することにより血流イメージを得る手法である．カラードプラ法ではゲインなどの設定条件により血管をはみ出してカラー表示される場合があるが，B-Flow では，はみ出しのない空間分解能やリアルタイム性にすぐれた血流イメージが得られる（図8）．

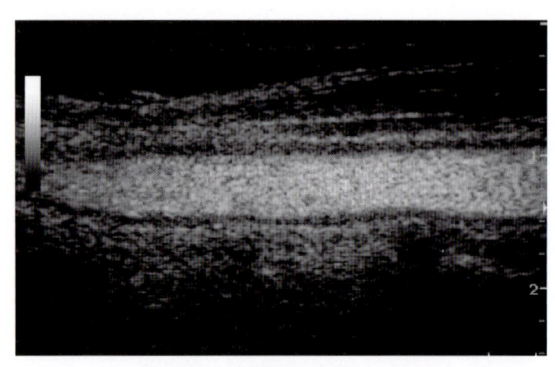

▶図8　頸動脈の B-Flow 像

カラードプラ法と違い，ビームと直交する血流も高い空間分解能で正確に表示される．

4 組織弾性イメージング[4]

　組織弾性イメージングの手法には大きく2つある．1つは組織をプローブで軽く圧迫した時，硬い部分に比べて軟らかい部分はひずみが大きいことを利用し，ある ROI の中のひずみの大きさを相対的に色の違いとして表示する方法である．もう1つは，音響放射圧で横波を発生させ，その伝搬スピードが硬いほど速いことを利用する手法である．主に乳腺領域で応用されているが，肝臓の線維化の診断への応用も研究されている．

5 他画像参照機能

　磁場発生装置とセンサを用いてプローブの位置と角度を認知し，CT や MRI などの画像と超音波画像の断面を一致させる方法である．超音波装置に CT，MRI などの参照する画像を取り込み，位置合わせをして実際の超音波像とそれに一致する CT や MRI の MPR 像を2画面に表示させる．超音波で検出困難な病変の治療時や効果判定などに用いられている．

文献

1）和賀井敏夫，甲子乃人：超音波の基礎と装置 改訂版　コンパクト超音波シリーズ Vol.6．ベクトルコア，1999．
2）三原昭二：わかりやすい 図解ハイベーシック超音波検査．メディカルサイエンス社，2001．
3）地挽隆夫：血流の可視化，小川誠二，上野照剛監修：非侵襲・可視化技術ハンドブック．エヌ・ティー・エス，pp194-201，2007．
4）椎名毅：組織弾性イメージング法．石田隆行，他：医用画像ハンドブック．オーム社，pp 1137-1144，2010．

8 骨塩定量

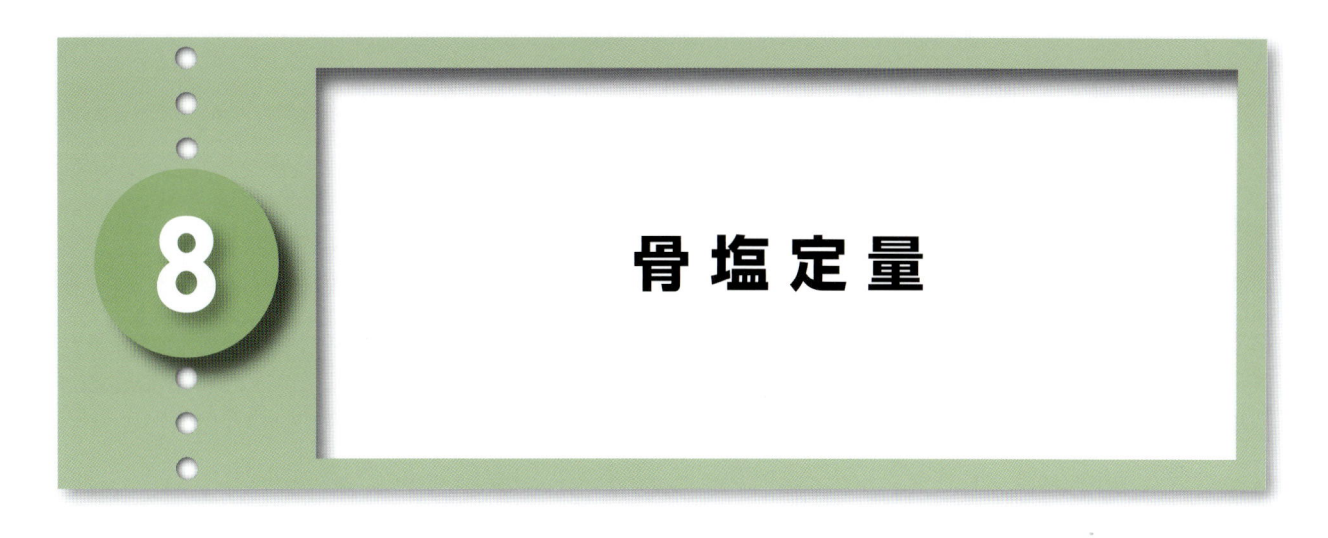

section 1 骨塩定量

骨塩定量は次に述べる骨粗鬆症の診断に用いられる．

1 骨量測定

骨塩定量のための骨量測定法は，躯幹骨二重X線吸収法（dual X-ray absorptiometry：DXA）であり，骨密度変化の検出感度は腰椎正面DXAが最も高い．高度の退行性変化や測定領域内の圧迫骨折などで，腰椎DXAによる評価が不適当と考えられる場合は，椎体と大腿骨近位部の両方を測定することが望ましい[1,2,3]（図1）．

a．腰椎正面L2-4椎体

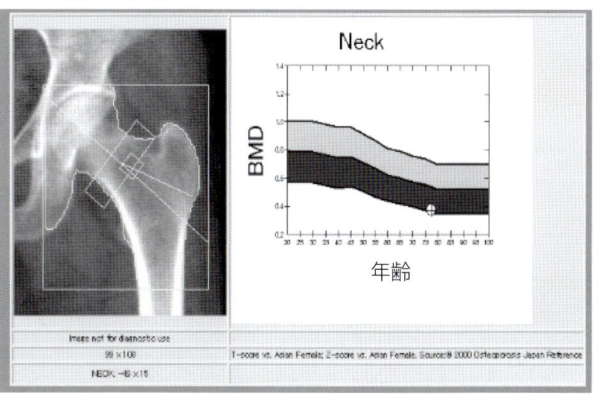

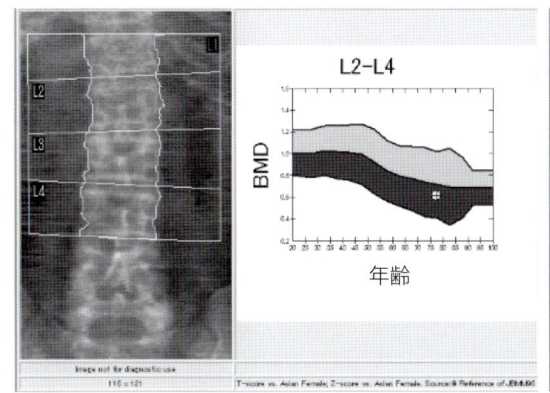

YAM 61% 同年代比 86%

b．大腿骨近位部

YAM 47% 同年代比 69%

▶図1 骨粗鬆症 躯幹骨DXA（77歳，女性）
a．腰椎正面L2-4椎体のDXA法による測定．YAM 61%，同年代比86%と低下している．
b．大腿骨近位部のDXA法による測定．同様にYAM 47%，同年代比69%と低下している．

section 2　骨粗鬆症

1　概　念

　骨粗鬆症の概念は，臨床研究の進歩により，以前の骨密度を中心とした考え方から，年齢，既存骨折の存在，骨代謝回転の増加など，骨折の発生に関わる危険因子全体を含めて考えるようになった．現在の骨粗鬆症の定義は，「骨強度の低下を特徴とし，骨折のリスクが増大しやすくなる骨格疾患」になっている[1]．

　骨強度は骨密度と骨質の2つの要因からなり，骨密度（bone mineral density：BMD）は骨強度のほぼ70％を，残りの30％は骨質で説明される．骨質には，微細構造，骨代謝回転，微小骨折，骨組織のミネラル化などが含まれる．

　骨量の減少は，主に骨改変（リモデリング）が開始される頻度の増加，骨吸収と骨形成のアンバランスによって起こる．リモデリングは，骨質の劣化などを感知して破骨細胞が誘導されることから開始され，骨吸収期が数週間続いた後に吸収部位に骨芽細胞が誘導され，数か月間骨形成が行われ，新しい骨によって欠損部が埋められる．骨吸収が亢進する原因としては，エストロゲンなどの性ホルモンの低下，カルシウムやビタミンDの欠乏，その結果としての骨に対する副甲状腺ホルモン（PTH）の作用過剰などがあげられる[1]．

2　疫　学

　骨粗鬆症の有病率は年齢とともに上昇し，女性は男性の約3倍の頻度になる．特に60歳代後半から有病率が高くなり，80歳代では女性のほぼ半数，男性の2～3割が骨粗鬆症と推定される．

　骨粗鬆症の増加に伴い，骨粗鬆症が原因となって起こる骨折の発生頻度も増えている．骨折による二次的な骨格変形は，寝たきり状態や慢性腰痛の原因となり，生活動作を障害し，介護の必要性を増加させる原因となっている[1]．

　生活習慣病が骨粗鬆症と密接な関係があることが注目されてきており，骨密度と動脈硬化の程度に負の相関があること，糖尿病では骨脆弱性の亢進が存在することが明らかになりつつある．

　このように，骨粗鬆症は国民の健康にとって大きな脅威であるが，骨粗鬆症は疾患としての定義・概念が確立されたのが最近であるため，疾患の重要性が十分認識されていない．骨粗鬆症の治療による骨折の予防は，高齢化社会にとってきわめて有益である．

3　臨床像

　骨粗鬆症の主な臨床像は，骨の脆弱化によって起こる骨折と，それに伴う機能障害や慢性疼痛である．主として海綿骨の骨量が低下して生じる骨折が脊椎の圧迫骨折，皮質骨の骨量低下も加わって生じる骨折は，大腿骨頸部，前腕骨遠位部，上腕骨近位部，肋骨などで発生する．

　最も頻度が高いのは椎体骨折であり，70歳代前半で4人に1人，80歳以上では2人に1人が骨折している．椎体骨折の特徴は，2/3が無症状であることと，骨折すると周囲の椎体に骨折の連鎖を引

き起こし，脊柱変形や姿勢の異常をきたし，消化器系疾患や心肺機能の低下などが起こることである．また，日常生活活動 ADL や生活の質 QOL の低下に最も関係するのは，大腿骨頸部骨折であり，わが国では年間約12万例の発生が推計され，寝たきりの原因の第3位になっている．

　骨粗鬆症は，合併症である骨折により身体の支持機能の低下することが問題となる．骨粗鬆症の予防と治療の目的は骨折の予防である．この目的を達成するための具体的な方法として，食事指導ではカルシウム，ビタミンD，Kの摂取，運動指導では活発な日常生活活動を，薬剤は個々の病態や病期など状況を見極めて選択する必要がある．

4 分類

　骨粗鬆症は原発性と続発性に分けられる．骨粗鬆症の診断のステップは鑑別診断のステップである．原発性骨粗鬆症の診断は，骨粗鬆症の経過中にみられる症状に類似する臨床症状を呈する疾患の鑑別，低骨量をきたす疾患の鑑別，最後に続発性骨粗鬆症の鑑別となる．

　原発性骨粗鬆症は，遺伝要因と生活習慣が発症に大きく影響する．原発性あるいは退行期骨粗鬆症は，従来閉経後（Ⅰ型）と老人性（Ⅱ型）骨粗鬆症に分類されていたが[4]，Ⅰ型とⅡ型を区別しないで一括して閉経後骨粗鬆症とし，男性の骨粗鬆症を別に扱う案が提唱されている（表1）[5]．

●表1　骨粗鬆症の臨床病型[5]

原発性骨粗鬆症（退行期骨粗鬆症）
・閉経後骨粗鬆症
・男性における骨粗鬆症
続発性骨粗鬆症

5 診断基準

　原発性骨粗鬆症の診断基準は，脆弱性骨折の有無，骨密度または脊椎X線像の2項目によって診断を行う．脆弱性骨折がない場合は，骨密度の測定値が若年成人平均値（young adult mean：YAM）の70%未満であれば骨粗鬆症，70〜80%なら骨量減少と診断する．脆弱性骨折がある場合は，骨密度値が YAM の80未満であれば骨粗鬆症と診断する（表2）[1,6]．

●表2　原発性骨粗鬆症の診断基準（2000年度改訂版）[1,6]

Ⅰ　脆弱性骨折(注1)あり		
Ⅱ　脆弱性骨折なし		
	骨密度値(注2)	脊椎X線像での骨粗鬆化(注3)
正　常	YAM の 80％以上	なし
骨量減少	YAM の 70〜80％	疑いあり
骨粗鬆症	YAM の 70％未満	あり

YAM：若年成人平均値（20〜44歳）
注1．脆弱性骨折：低骨量（骨密度が YAM の 80％未満，あるいは脊椎X線像で骨粗鬆化がある場合）が原因で，軽微な外力によって発生した非外傷性骨折．骨折部位は脊椎，大腿骨頸部，橈骨遠位端，その他．
注2．骨密度は原則として腰椎骨密度とする．ただし，高齢者において，脊椎変形などのために腰椎骨密度の測定が適当でないと判断される場合には大腿骨頸部骨密度とする．これらの測定が困難な場合は，橈骨，第二中手骨，踵骨の骨密度を用いる．
注3．脊椎X線像での骨粗鬆化の評価は，従来の骨萎縮度判定基準を参考にして行う．

表3 続発性骨粗鬆症の鑑別[1,6,7]

内分泌性	不動性
副甲状腺機能亢進症	全身性（臥床安静，麻痺）
甲状腺機能亢進症	局所性（骨折後）
性腺機能低下症	**先天性**
栄養性	骨形成不全症
壊血病	マルファン症候群
吸収不良症候群，胃切除後	クラインフェルター症候群
神経性食思不振症	**その他**
ビタミンA，D過剰症	肝・腎疾患
薬物性	関節リウマチ
ステロイド	糖尿病
メトトレキセート	慢性アルコール中毒
ヘパリン，ワーファリン	
抗けいれん薬	
GnRHとその拮抗薬	

表4 低骨量を呈するその他の疾患[1,6]

各種の骨軟化症
原発性，続発性副甲状腺機能亢進症
悪性腫瘍の骨転移
多発性骨髄腫
脊椎血管腫
脊椎カリエス
化膿性脊椎炎
その他

　続発性骨粗鬆症とは，骨脆弱化の原因が明らかな病態であり，原疾患を治療すると劇的に改善することがあるので，原発性との鑑別が非常に重要である．比較的頻度の高い続発性骨粗鬆症は，薬剤性の中のステロイド性骨粗鬆症である．男性では続発性骨粗鬆症の頻度が高く，性腺機能低下症，慢性アルコール中毒なども多い（表3）[1,6,7]．

　その他の疾患では，骨軟化症と副甲状腺機能亢進症，悪性腫瘍の骨転移，高齢者では多発性骨髄腫との鑑別が重要である（表4）[1,6]．

文献

1) 折笠肇，中村利孝，福永仁夫：骨粗鬆症の予防と治療のガイドライン2006年版．ライフサイエンス出版，2006．
2) Marshall D, Johnell O, Wedel H : Meta-analysis of how well measures of bone mineral density predict occurrence of osteoporotic fractures. BMJ 312(7041): 1254-1259, 1996.
3) Kanis JA, Johnell O, Oden A, et al : Ten year probabilities of osteoporotic fractures according to BMD and diagnostic thresholds. Osteoporos Int 12(12): 989-995, 2001.
4) Riggs BL, Khosla S, Melton LJ III : A unitary model for involutional osteoporosis : estrogen deficiency causes both type I and type II osteoporosis in postmenopausal women and contributes to bone loss in aging men. J Bone Miner Res 13(5): 763-773, 1998.
5) 吉村典子，中塚喜義，中村利孝，他：骨粗鬆症の病型分類の考え方：Back to Albright. Osteoporosis Jpn 13：5-11, 2005.
6) 折笠肇，林泰史，福永仁夫，他：原発性骨粗鬆症の診断基準（2000年度改訂版）．日骨代謝誌18：76-82, 2001.
7) Harrop JS, Prpa B, Reinhardt MK, et al : Primary and secondary osteoporosis' incidence of subsequent vertebral compression fractures after kyphoplasty. Spine 29(19): 2120-2125, 2004.

9 医療被曝の軽減とその安全管理

　放射線診療は，患者を対象として，意図的に放射線をヒトに照射する．この行為が社会的に容認される理由は，放射線照射が患者の健康向上に直接的な利益が期待できるからである．これは，その他の放射線利用分野には許されない行為であり，大きな特徴である．このため安全管理は，患者に最大の便益が期待できる照射が前提であり，利益が期待できない放射線は排除することが原則である．医療関係者は，このような医療における放射線利用の特徴を理解して，患者のために安全に放射線を用いなければならない．

section 1　被曝の区分と線量限度

　放射線防護では，被曝を，医療被曝，職業被曝，公衆被曝の3種類に区分して対応する．医療被曝には，患者本人の被曝と，患者の家族や介助者の被曝，生物医学研究の志願者の被曝が含まれる．職業被曝は，放射線従事者の被曝をいい，医療では，放射線診療に従事する医師や診療放射線技師，看護師，診療補助員などが業務上で受ける被曝を指す．公衆被曝はそれ以外の被曝で，医療機関で働く関係者や医療機関周辺の一般市民の被曝である．

　職業被曝と公衆被曝は法令により線量限度を規定しているのに対して，医療被曝は法的な線量限度で規制しない被曝である．医療被曝に線量限度を規制しない理由は放射線量の制限により，患者に必要な放射線検査や治療線量を受けることができなくなり，患者の健康向上の妨げ（不利益）となる，という国際的な合意に基づいている．したがって，線量は医師の判断に委ねられており，医師は，診断や治療に適した線量の判断者であり，かつ，患者被曝の最終責任者である．

　また，患者の家族や介助者の患者以外の被曝を医療被曝に含める根拠は，患者本人の健康が直接的に影響する相手と考えるためである．なお，患者以外の医療被曝は，ある程度の線量目安を設けている．たとえば，内照射療法後に帰宅した患者と接する家族の被曝は1医療行為あたり以下になるように対処することが，医療法に関連する通知に明記されている．しかし，このような規制値は線量限度とは異なる．患者が快適な治療環境でいることが最優先されるべきで，厳密な線量管理による面会制限などはすべきではない．なお，このような法令の線量限度とは異なる緩やかな目標値を総称して，線量拘束値と呼ぶ．

section 2　医療被曝管理の経緯

　レントゲン博士が1895年にX線を発見した翌年には，X線撮影装置の商業生産や，悪性腫瘍への放射線治療が始まった．しかし，放射線の生物学的影響が理解されていない20世紀初頭までは，医療の放射線従事者にも多くの放射線障害が生じた．この時代に放射線障害で死亡した名前を刻んだ慰霊碑が，1936年にドイツ，ハンブルグの聖ゲオルグ病院に建立され，今も残されている．その後，放射線安全に関心が高まり，1928年にはICRPの前身となる国際的な組織が設立し，1937年にはわが国で放射線安全に関する法令として「診療用X線装置取締」が制定された．

　1975年頃までには，単純X線検査や透視検査を，患者と放射線診療従事者の双方に安全な，低線量での実施が可能となった．同時期にマンモグラフィの乳腺線量が3 mGy以下となり，健康診断への利用が検討され始めた[1]．しかし，放射線防護の専門家が，低減をほぼ達成できたと考えていた医療被曝は，MDCTの普及により再び増加した．MDCTでは，息止めが困難な小児や高齢者の検査でも，10〜20秒の短時間撮影で鮮明な画像を取得できるが，この"美しい"CT画像は過去の放射線検査に例をみない多くの線量を必要とする．WHOの原子放射線の影響に関する国連科学委員が2000年に発表した世界統計では，全世界の放射線検査件数の5％に過ぎないCT検査が，患者の浴びる線量の34％を占めること，検査件数では80％を超える単純X線検査の線量は30％にとどまることが明らかとなった[2]．さらに，IVRを反復して受けた患者の，照射部に発生した難治性潰瘍といった皮膚障害事例が多数報告されるようになった[3]．また，ごく狭い範囲のみ繰り返し撮影して，脳血流の機能画像に近い情報を得ることを目的とした，perfusion CT撮影後の患者の頭髪の脱毛事例も報告された[4]．このような状況に対して，放射線防護の専門家は，最適な放射線量での利用，線量管理の重要性を繰り返し医療関係者へ勧告[5]するようになった．なお，国内では，放射線科専門医に対する被曝と医療安全の講習会参加の義務化やCT専門技師制度，IVR専門技師認定制度を確立し，適切な線量管理の普及に努めている．

section 3　患者線量管理

1　国際的な考え方

❶ 放射線防護に関与する国際機関

　放射線防護に関して取り組んでいる国際機関は，WHO，IAEA，国際放射線防護委員会（ICRP：International Commission on Radiological Protection）である．

　WHOの原子放射線の影響に関する国連科学委員会は，多くの科学的データを収集し，およそ10年ごとに報告書（sources and effects of ionizing radiation）を発行している．ICRPは，医学，生物，物理などの放射線防護各分野の研究者が個人の資格で参加する中立性の高い委員会である．世界に向けた種々の勧告を発表し，約10年ごとに全分野を総括する主勧告を発表する．勧告内容は，通常文部科学省の放射線審議会の検討を経て各省庁の法令に取り入れられていく．IAEAは，ICRPの勧告内容をより具体化して，国際基本安全基準（BSS：Basic safety standard）を加盟各国に対

して発表する．受け入れの義務までは規定していないが，世界中への浸透力は ICRP よりも高い．遵守義務の強い原則を提示し，これについて，誰がどのように守るべきか，という形式の発表を行っている．各国はその内容に沿った形で，国内法令を改訂していく．

患者線量に関する考え方は，ICRP が 2007 年に発表した新しい主勧告（publication 103）[6]に明記されている．医療被曝に関する内容が独立した章として記載されており，医療被曝管理の重要性を強調した．わが国の医療放射線防護の基本として取り入れられる事項を多く含むため，放射線診療従事者は，その概略と改正点を認識する必要がある．

❷ ICRP 勧告からみた患者線量管理に関する考え方

患者の線量管理では，患者被曝線量が医療の目的に適合するように管理することが，最大の目標である．最終責任者は医師であり，放射線診療の手技を含めたリスクと，患者への利益を熟知する必要がある．診断と IVR では，不必要な被曝を避けること，放射線治療では，治療目標に必要線量を与え，健常組織の不必要な被曝の回避が，重要である．

次に被曝線量を最適にするために，診断と透視下診療では，計測しやすい患者線量や投与放射能で表示した診断参考値を活用することを推奨している．放射線治療では，腫瘍へ必要線量を照射するだけでなく，標的外の組織の防護を計画する．なお，女性の検査では，女性患者が妊娠しているか，その可能性のあることを前もって確認する必要がある．ただし，放射線診断検査の医学的適応がある場合，通常は検査を実施しないことで妊婦の患者が受けるリスクのほうが，検査により胚や胎児が障害される可能性よりも大きい．女性への放射線治療では，治療開始前に患者の妊娠の有無の確認が重要である．骨盤から離れた部位の癌は，注意深い計画のもと治療を実施する．

❸ 妊娠中の放射線検査の胎児への影響

ICRP publ. 84 妊娠と放射線[7]に詳しく記載されているが，胚・胎児線量が 100 mGy 以下であれば，妊娠の時期に関わらず被曝が妊娠中絶の理由にはならない．放射線の影響は，他の有害物質の影響と同様に妊娠の初期に強く現れる．大量に放射線を浴びた場合には，妊娠 1 か月では流産，2

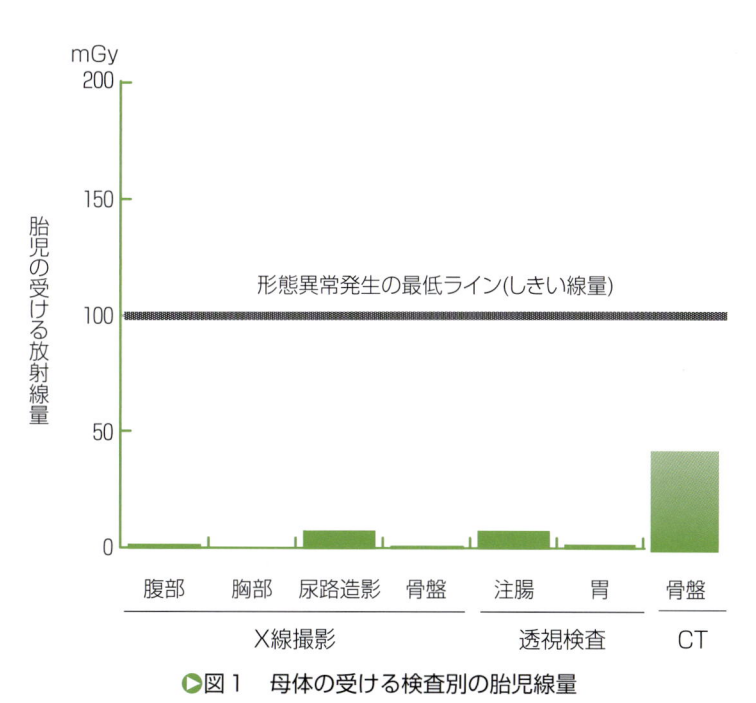

○図1　母体の受ける検査別の胎児線量

母体が受けるいずれの検査においても，胎児線量は 100 mGy を超えない．

〜3か月では形態異常，4〜6か月では精神発達遅延の原因となる．しかし，それぞれにしきい線量（対象の1〜5％に影響が現れる線量）があり，形態異常は100 mGyより大きな線量，精神発達遅延は300 mGyよりも大線量を胎児が一度に浴びた場合が相当する．また，20〜30 mGy以下の被曝では明確なIQ低下は生じない．さらに，慢性的に胎児が被曝する場合も，線量が100 mGyまででは，問題となるような影響が胎児に生じるおそれはなく，特別の防護策を講じる必要はない．通常の放射線検査の胎児線量は，図1に示すように，しきい線量を大きく下回る．また，ICRP publ. 84[7)]では，胎児期の被曝による小児癌の発生も，100 mGy以下の胎児線量では，疫学的調査結果において有意な増加を認めないことを記載している．

2 患者線量管理の基本

患者の線量管理の基本は，診療上必要不可欠な診断情報や，治療効果を得るための放射線量のみを照射したり，投与したりすることである．その放射線量は個々の患者の利益が最大になるように考慮しなければならない．

広島・長崎の原爆被爆者の追跡調査から，ヒトへの影響を考慮する必要があるとされる線量は100 mGyと考えられているが[5)]，診断領域で1回の検査に用いる放射線量がこの線量を超える可能性は低い．また経過観察などで繰り返す場合は，生体の防御能力により時間とともに放射線の影響によるリスクは減少するため，連日繰り返し検査を行うような特殊な場合を除き，線量を加算して考える必要はない．このように，患者が検査で受けた放射線量は，影響量という視点からみれば，影響を考慮するほどの線量ではない．しかし，線量の大小にかかわらず人体を不必要な放射線にさらすことのないように，医師は患者ごとに適応を吟味することが重要である．なお，各種診療ガイドラインで決められた検査を行うことと，放射線防護上の最適化とは同義ではない．診療ガイドラインなどを考慮したうえで，患者から必要不可欠な情報を得るために，個別に適応を判断して最適な検査を実施することが求められる．

また，管理が不十分な装置の利用は予想以上の線量を患者に照射している場合がある．医療法で決まっている医療安全，放射線安全のための装置の安全管理を実施していることが，放射線防護の基本の一つである．実際に米国ではCT装置の安全管理ミスによる医療事故が発生している（http://www.jira-net.or.jp/anzenkanri）．IVRや放射線治療の不十分な線量管理は，患者に皮膚傷害や（注：不十分な管理は副作用としての放射線障害ではなく，傷害とみなされる），場合によっては死に至る損傷を引き起こす．また，放射線治療分野では，正確な照射だけでなく，最近は治療目的部位周辺の健常組織の被曝線量への配慮が，患者被曝防護の観点から，より一層求められている．

section 4　適切な医療被曝を担保するための安全管理

1 装置管理と従事者教育

過剰照射や過小照射が起きないように，装置の品質管理を実施し，適切に操作することが，医療における放射線防護の基本である．特に大線量の放射線を用いる治療領域では，慎重な操作が求められ

るが，2001〜2004年の間に，国内で480名への過剰照射事故が報告された．事故調査の結果，これらの多くが単純な入力ミスであることが判明している[8]．

　このような事態を受けて，平成16年4月9日付，医政局指導課長通知（医政指発第0409001号）により厚生労働省は「診療用放射線の過剰照射の防止等の徹底について」を発表し，院内の安全管理体制の拡充を促している．また，平成19年施行の，第五次医療法改正では，医療安全対策の強化が，重要ポイントの一つとされた．医療機関の管理者に医療安全の確保が義務づけられ，具体的事項として，医療機関における安全管理体制の充実・強化，院内感染制御体制の充実と医薬品・医療機器の安全管理体制の確保が明記された．医療機器には放射線診療装置を含み，装置の品質保証義務がより強化されたと考えなければならない．特に過去の放射線治療の過剰照射では，医師・技師間のコミュニケーション不足，作業時の確認不足や経験の不足，品質管理にかかわるマンパワーの不足が問題となった．このため，年2回の開催が義務づけられている医療安全の院内教育の一環として，全病院スタッフを対象に放射線診療に関する教育を行う病院も見受けるようになった．

　このような医療関係者への教育は，放射線診療装置の高度化に伴って，国際的にも重要性が増している．ICRP Publ 113 "Education and Training in Radiological Protection for Diagnostic and Interventional Procedures"[9]は，診療にかかわるスタッフ全員を対象とした具体的かつ詳細な教育プログラムを提示している．福島原発事故後の日本の医療スタッフの放射線に関する知識不足からくる混乱に対応するために，ICRPはこの勧告はインターネットから無料でダウンロードできるように配慮している．

2 患者個人への被曝線量管理

　患者が個々の検査で受ける放射線を，個別に測定器を用いて計測することは，患者体内への線量計の埋め込みを意味し，不可能に近い．このため，模擬人体を用いた線量計測や，放射線が入射する皮膚表面の線量を計測して評価している．一般に，単純X線撮影やIVRを含む透視では，最も線量が高くなる部位の入射皮膚表面における放射線量を用いて評価している．透視の場合は，装置の面積線量計の値を用いたり，透視1分間あたりの線量を事前に計測し，活用するとよい．これらのデータを元にして，IVRでは患者の皮膚線量が一定以上に達した場合には，診療放射線技師から術者の医師へ伝えるなどの取り決めをして，障害発生を回避するような方策を関連学会などが推奨している．詳細は，IVRに伴う放射線皮膚障害の防止に関するガイドライン[3]に記載されている．核医学検査では投与量を指標とすることが多いが，体格に合わせた投与量の調節が基本である．小児は年齢と体格を考慮した調整が望ましい．また，排泄経路が尿路系の放射性医薬品を用いる場合には，排尿を促すだけで，患者被曝線量の低減と，膀胱など不要な集積部位からの放射線の減少による画質の向上につながる．CTでは，装置の品質管理に用いるCTDIvolを用いることが多い．この数値は，直径16 cmと32 cmのアクリル製の円柱形容器に細長い線量計を挿入して撮影し，得られた線量計測値をもとに計算で求める[10]．なお，臓器の吸収線量の推計ができる比較的精度の高い，ImPACTなどの計算ソフトも最近はかなり普及している．

　CT検査で日常簡単にできる線量管理の方法としては，適切な画質管理の下でAEC（automatic exposure control）などの，装置の自動線量制御システムを利用し[11]，患者の撮影条件を入力した時点でコンソール上に表示される，CTDIvolの推計値を参考に，条件を適宜変更することである．小児の

検査では成人の条件を用いずに小児用の条件を必ず利用する．また，検査目的や部位別におおよその撮影プロトコールを決めている施設では，診療放射線技師の協力を得て，既存の検査の再構成条件を変更した画像を基に読影実験を行い，診断精度が低下しない範囲で撮影条件を決定するとよい．

> **column**
>
> ### 生物医学研究における志願者の被曝管理
>
> 生物医学研究における志願者の被曝も医療被曝に含まれる．しかし，他の医療被曝と異なり，ボランティアである志願者に直接的な利益がなく，将来の患者に対する利益のために生じる被曝である．臨床研究において，放射性物質，放射線の利用は必要不可欠であるが，研究の安全な運用のためには，志願者の被曝に関する，放射線防護体制が整備されていなければならない．日本核医学会と日本アイソトープ協会は，2011年に提言を発表をした．骨子は以下の3項目である．1）適切な助言が可能な，医療放射線防護の知識を有する者を倫理委員会に参加させているか，助言可能な組織との連携を取っていること．2）通常の審査項目のほかに，被曝低減への考慮，被曝のリスクに関する志願者への告知，放射線を使わない代替え方法の検討および研究の品質保証計画が十分検討されている必要がある．3）研究を実施する担当者の被曝管理と放射線防護に関する教育を望む．

文 献

1) 浅田恭生，石川晃則，鈴木昇一，他：2003年全国調査によるX線診断時の患者被ばく線量．医科器械学雑誌 75(2)：55-62, 2005.
2) 社）日本アイソトープ協会編：CTにおける患者線量の管理．ICRP Publication 87：東京，2006.
3) 医療放射線防護連絡協議会：ブックレットシリーズ3．IVRにともなう放射線皮膚障害の防止に関するガイドライン―Q&Aと解説―．医療放射線防護連絡協議会，東京，2006.
4) Imanishi Y, Fukui A, Niimi H et al：European Radiol 15(1), 2005, 41-46.
5) 社）日本アイソトープ協会編：医学における放射線防護．ICRP Publication 105：東京，2011. in press
6) 社）日本アイソトープ協会編：国際放射線防護委員会の2007年勧告．ICRP Publication 103：東京，2009.
7) 社）日本アイソトープ協会編：妊娠と医療放射線．ICRP Publication 84：東京，2002.
8) 熊谷孝三：医療安全学―医療事故防止と最適な放射線診療業務のために―．医療科学社，2005.
9) E. Vañó, M. Rosenstein, J. Liniecki, et. al：Education and Training in Radiological Protection for Diagnostic and Interventional Procedures, JCRP Publication 113：ELSEVIER, 2011.
10) 大野和子，粟井一夫：改訂版放射線の常識・非常識．インナービジョン，2011.
11) Managing Patient Dose in Multi-Detector Computed Tomography (MDCT). ICRP Publication 102：New York, Elsever, 2007.

10 CT 被曝

　CT（computed tomography）は放射線検査の中で最も形態的な評価にすぐれた手法であり，最近の主流である MDCT（multi detector computed tomography）は，身体内部臓器の立体的な描出，詳細な血管構造の表示を可能とした．さらに脳の perfusion CT は脳血流機能画像も取得可能である．ただしこれらの検査は，過去の検査には例をみない放射線量を必要とする．前章で記載したように，MDCT の普及により患者全体の線量が増加したことを忘れてはならない．患者の健康保持に最も貢献している MDCT を，今後も継続して利用するためには，医療関係者が線量管理の重要性を認識し，かつ，最適な線量で検査を行うための具体的な方策を理解していなければならない．

section 1　患者線量配慮の意味

　CT は比較的高い患者被曝線量を伴う．MDCT は，利用開始当初の予測とは異なり，一般的には患者線量を減少させていない．検査の頻度は世界中で増加し続けており，CT 検査の種類もさらに豊富になっている．MDCT の医療への貢献度の高さを反映しているともいえるが，薄いスライス厚で撮影した精緻な画像情報を得るためには，多くの放射線量を必要とする．したがって，個々の検査目的に応じた適切な画像を得るための撮影条件の選択が重要である．たとえば，ヘビースモーカーへの肺癌検診であれば，低線量の CT で十分に目的を果たすが，びまん性肺疾患の評価には，ある程度の線量を用いて詳細な肺野構造を描出しなければ，患者のために必要な診断はできない．CT 画像の"美しさ"ではなく，検査目的に重点を置くことが，患者線量配慮の基本である．

section 2　患者線量配慮のために医療関係者がなすべきこと

　患者線量配慮のために，医療関係者は線量管理の重要性を認識し，日常的に協力しなければならない．依頼する医師は，個々の検査結果が患者への臨床行為に影響を及ぼすかを推測し評価する．放射線科医は，依頼を受けた検査が適切で，患者が受ける放射線量に関して"正当性"のある検査と同意して，検査を実施すべきである．放射線科医と CT 担当技師は，患者ごと，検査ごとに，患者の利益

となる画像情報が得られない放射線は可能なかぎり低減することを念頭において，撮影条件を決定する．診療放射線技師は，品質管理を徹底し，AEC（自動線量調節機能）を利用したり，画像再構成法を配慮したりする．

1 依頼医師，放射線科医，診療放射線技師の協力

　MDCT を以前の SDCT 撮影時とまったく同じ条件で撮影してしまうと，患者線量は増加する可能性がある．しかし SDCT に比べて，患者被曝線量を増減できる多くの特徴を備えているため，装置の特性に合わせた適切な条件を決定することで，以前よりも臨床に即した画像で，診断上必要のない線量を低減できる．このためには，まず，依頼医，放射線科医，CT 担当診療放射線技師が，患者被曝線量と画質は多くの場合比例関係にあることを認識する．最も高画質な画像がすべての診断のために必要ではない．過去の画像を見返して，正確な診断が可能で，かつ画像診断医がストレスなく多くの画像を読影可能な範囲で，画質に関する協議を行い，施設ごとの撮影条件の目安を決定する．また，繰り返し CT 検査が必要な疾患に対しては，臨床上有用な検査ごとの間隔の目安，単純 CT 撮影，造影検査の必要性を検討する．さらに，最近は病診連携が一般的である．地域の医療機関で十分な画像検査を済ませている場合も多い．紹介患者の場合は，必要に応じて迅速に，前医での検査内容や診断報告書を入手できるように，看護師や事務スタッフを含めた体制を尽くすことも，患者線量管理には欠かせない配慮である．

　以上のような検討は，少数のスタッフのみでは実行困難であり，各診療科と放射線科のカンファレンスなどで検討を重ね，診療科全体としての意志決定を行うことで，実効性が生まれる．

2 線量管理の具体的手法

❶ 患者線量の推計

　患者線量は，患者ごとに直接計測することが困難なため，通常は品質管理に利用する専用のアクリルファントムを用いて計測する．頭部用に用いる直径 16 cm と腹部用に用いる直径 32 cm の 2 種類があり，内部に細長い線量計を挿入して照射し，CTDI と呼ぶ計測値を求める（図1）．その後，ファントム内の平均的な CTDI 値である CTDIw，ヘリカルピッチを考慮した CTDIvol を計算する[1]．また，CTDIvol に撮影長をかけた DLP は 1 回の撮影全体の総線量を表している．他の装置と

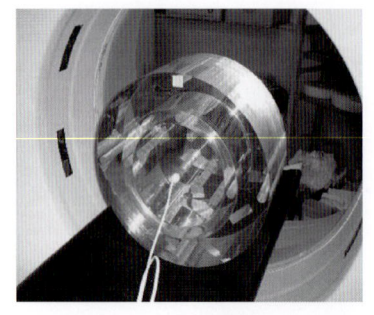

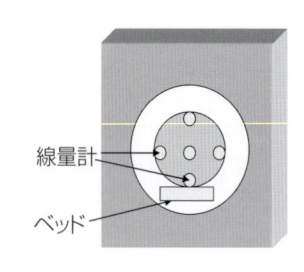

▶図1　CT 用ファントム

CT 用ファントムに専用の線量計を挿入して測定する．
品質管理が主目的だが，患者線量評価の指標としても，利用している．
（写真提供：藤田保健衛生大学　鈴木昇一先生より）

の比較や，個別条件に合致した患者線量を求める場合には，実測から求めたCTDIvolを用いるが，CT装置のコンソール上にも，CTDIw, CTDIvol, DLPが撮影のつど表示される．これらの数値を，簡易な目安値として利用すれば，撮影条件の変化に伴う，おおよその線量の変動を把握できる．

また，自施設の装置と同じ装置のデータが揃っていれば，X線量計算ソフト（ImPACT：ImPACT CT Patient Dosimetry Calculator）とSR250モンテカルロシュミレーションデータ（有償）を用いれば，患者線量推計可能である．

さらに，特別に詳細なデータが必要な際には，内部構造も人体を模したファントム（ランドファントム）に線量計を装着して撮影し，具体的な線量を計測する．しかし，これは方法も煩雑で，実際には研究目的の利用にかぎられている．

なお，これらは患者線量の推計であり，患者の線量の実測値と混同してはならない．

❷ CT装置に装着された線量低減用システム

AECは，極端な肥満症の患者と乳幼児を除くほとんどの患者の線量低減に役立つ．位置決めのスキャンの際に求めたX線透過度から，X，Y，Z軸方向のスライスごとの線量を自動的に増減させる．ただし，検査内容によっては，線量不足に陥る場合もあるため，検査目的ごとに事前に使用の有無を検討する必要がある．

また，最近は逐次近似再構成が可能なCT装置も販売されている．これまでにない低線量での画像描出が可能だが，現時点では計算に時間が掛かりすぎるなどの欠点もあり，今後の改良が待たれる．その他，partial CTや軟X線除去フィルタを装着したCTも販売されているが，これらの目的は，CTガイド下生検などCT検査室内に医療スタッフが入って処置を行う時の術者線量を低減する目的で考えられている．このため，患者線量の低減には結びつかない場合も多い．

❸ 小児撮影時の線量管理

小児は体格が小さいために，成人と同等の撮影条件では，臓器当たりの被曝線量は2倍〜5倍になる．また小児は放射線の感受性が成人より高いことを認識していなければならない．CT検査にあたってはより厳格な線量管理が必要であり，適応を綿密に検討し，小児のための撮影プロトコールを適用しなくてはならない．CT装置には通常小児用の条件設定が組み込まれているので，これを基本にして施設ごとに診断目的に即した条件を決定するとよい．また，医師は検査の必要性を患児の家族に十分説明し理解を得てから実施する．具体的には，日本医学放射線学会，日本放射線技術学会，日本小児放射線学会が共同で発表した小児CTガイドライン（http://www.radiology.jp/）を参考にする．

section 3　スタッフ教育と放射線被曝に不安をもつ患者への説明

❶ スタッフ教育

依頼医とCTスタッフの訓練は，撮影適応やプロトコール，患者被曝線量の管理の助けとなる．スタッフ全体に，低線量の放射線影響，妊婦への影響を教育する必要があるが（☞前章），医師に対しては画質と患者線量の関係，3D画像処理の概略を伝える．またその他の医療スタッフには，CT画像情報の意義や活用方法などの臨床上の有用性を伝える．絶食の必要性など前処置については，画像への影響を具体的に示して理解を促す．

❷ 患者説明

　CT検査の後で患者から放射線量などについての質問を受ける場合がある．線量を具体的に質問する場合が多いが，患者から問われるままに，CTDIvolなどの線量を提示することは，患者の不安解消にはならない．検査目的が曖昧で納得・承知できなかったことが不安の引き金となることを認識して対応しなければならない[2]．事例ごとに患者の真の訴えを十分に聞き出してから説明をする．

column

放射線診療における実効線量の利用制限

　人体の臓器により，放射線の影響に対する感受性は異なる．放射線防護で用いる実効線量は，なんらかの放射線源からの被曝が生じる場合，各臓器の吸収線量を求め臓器ごとに受けた放射線量を推測する．次に放射線の線質による影響の差に配慮して，線質係数を掛け，等価線量を求める．X線であっても，中性子線であっても，等価線量が同じであれば，その臓器の放射線影響は等価といえる．等価当量に組織加重係数を掛け，その結果を身体全体で足し合わせて求める数値が実効線量である．

　具体的な算出方法を，図2に示す．男女別の標準人を仮定する．この標準人は基本とした集団の年齢構成をもとに作り出した架空のヒトである．最終的に，このデータを合わせて，男女両性の性別をもつ標準人が受ける放射線影響として，実効線量を計算で求める．この数値を提唱したICRPは，基本的な放射線防護線量として，実効線量を推奨[3]している．特定の個人の被曝に対し後ろ向きに確率的影響のリスクを見積もるためには用いるべきではないし，人体被曝の疫学的評価にも用いるべきではない．最大の理由は，組織加重係数を決定する基となった，発癌の確率的影響に対するリスクは，年齢や性別に大きく依存するからである．実効線量を導くための労働者や一般の人々の性別や年齢構成は，患者の性別や年齢構成とは異なる．ICRPでは，医療被曝に対する放射線のリスク評価は，照射される個々の臓器・組織線量をGyで評価することや，手技を受ける個人の年齢や性別構成に対する適切なリスク値を用いて評価することを提唱している[4]．

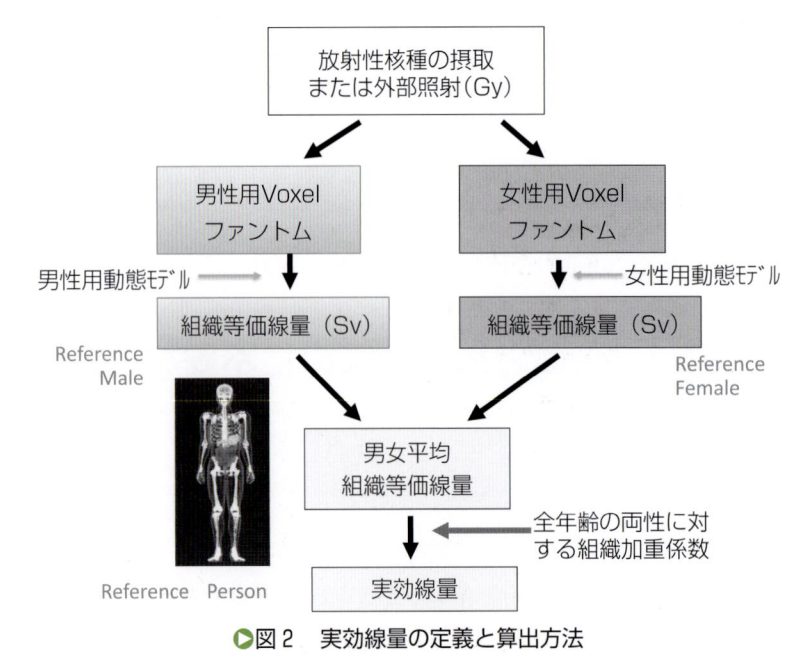

▶図2　実効線量の定義と算出方法

架空の標準人に照射された放射線量の影響を事前に推計するために，実効線量を算出する．

ただし，標準人に対応できるような代表的な患者を準備したり，実効線量を求めた集団と年齢や性別に関して似かよった患者集団を準備したりできれば，①異なる診断検査やIVR手技の比較，②類似の技術や手技を異なる病院や国で用いる場合，③同一の医学的検査に対する異なる技術の利用の評価の3つの場合には価値があると考えられている．一方で，代表的な患者，比較する患者集団の年齢や性別構成（たとえば，子供，女性，老齢の患者など）が，ICRPの標準的な構成と，性別や全年齢で明らかな不一致がある時には，確率的影響のリスクの大きさは，性別や年齢に依存するという明確な事実があるので，実効線量を用いることは推奨できない．

実効線量は簡便に求められることもあり，多くの医学論文に記載されているが，放射線防護の専門家は利用を控えるように広報を続けており，今後は厳格な利用が求められる．放射線防護関係者の論文では実効線量のSvを用いないで，Gyを用いて多国間の線量比較を行っている[5]．

トピックス　　診断参考レベル

放射線防護の専門家は，患者への放射線量を管理する目的で，IVR，放射線治療を除く，X線診断と核医学診断には診断参考レベルという数値を推奨している．この数値は通常の診断的手法に適用するため，放射線診療の専門家集団と行政当局が協力して選択する．これは線量限度値ではなく，臨床的判断上，より高線量が必要であれば柔軟性をもって対応する．医療レベルは各国による差が大きいため，基本的には国や地域ごとに策定する．日本でも，2011年に文部科学省の放射線審議会が，診断参考レベルの算定を提言[6]している．

具体的には，患者への線量あるいは投与された放射能量が異常に高いかまたは低い状況を識別するための簡単なテストを意図したものであり，空気中または単純な標準ファントム，あるいは代表的患者の体表面における吸収線量といった，簡易に計測できる値を用いる．核医学検査では，通常は投与放射能量を用いる．線量のレベルは手技ごとに実測された患者線量分布のパーセンタイルから，放射線診療の専門家と厚生労働省などの放射線防護の担当部局と，放射線防護の専門家が協力して選択する手法が推奨される．また，装置の改良に合わせ定期的に評価する．

なお，ICRPが提案する以下の新しい考え方[7]は，多くの施設にまだ浸透していない．診断参考レベルは一定の医療画像手法や手順に用いるもので，個別の患者に適応するものではない．使用目的は，①施設内，地域的，国家的に，正当化できない高線量や低線量の頻度の検査を減らし，改善するため．②特定の医療画像手技を，良好な手技というために，狭い線量範囲内で推進するため．③特殊な医療画像プロトコールに対する最適な線量範囲を推奨するため，の3点である．

数値が上限値や下限値から常に外れるようであれば，施設内の審査と対策を取ることで，患者が通常受けている不要な組織線量の回避，すなわち不要な放射線の確率的な健康影響のリスク回避に役立つ．なお，線量が下限値よりも少ない場合は，患者に利益となる画像情報が十分でないと懸念され，無駄な線量と評価される．

診断参考レベルは，透視下IVR手技の確定的影響（放射線皮膚障害のような組織反応）の管理には適応できない．IVRでは長時間で複雑な手技を受ける個別の患者への確定的影響（組織反応）を回避することが目的である．実際に特定の患者に行っている手技の，確定的影響（組織反応）の閾値が迫っていたり超えたりしていないかを，モニタリングしリアルタイムに表示することが重要である．

▶▶▶ Side Memo　　●外部被曝と内部被曝

　外部被曝は，身体の外側から照射された放射線による被曝の総称である．身体内の各臓器はさまざまな放射線透過性をもつため，放射線がこれら臓器に吸収されることによる影響を考慮する．内部被曝は，呼吸，経口摂取，皮膚などから放射性物質を体内に摂取することにより，身体の内側から放射線を浴びることを意味する．

　外部被曝線量評価は放射線が照射されている時間に大きく依存するが，内部被曝線量評価は体内に取り込まれた放射性物質の物理学的な半減期と，生体内での代謝と排泄による生物学的半減期によって行う．具体的には，「1/生物学的半減期＋1/物理学的半減期＝1/実効半減期」の計算式を用いて，実効半減期で評価する．内部被曝線量評価の際には，評価をする最初の段階で，経時的に減衰する体内の放射線量を積分して求めることにより評価している（図3）．稀に，内部被曝を継続する被曝として心配する患者がいるが，事前に代謝を含めた70年間の預託線量評価を行っているから，外部被曝でも内部被曝でも患者線量が同じ場合は受けた放射線量は同一である[3]．

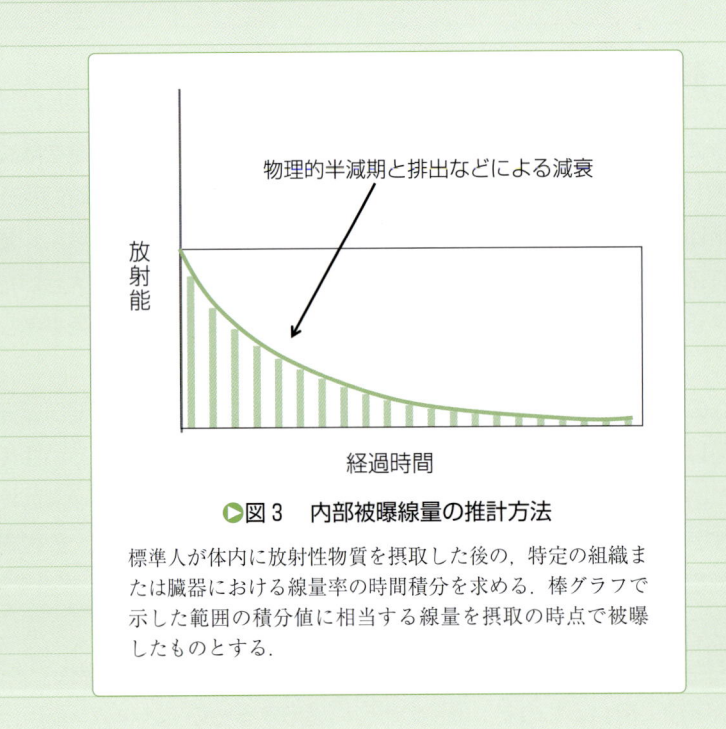

▶図3　内部被曝線量の推計方法
標準人が体内に放射性物質を摂取した後の，特定の組織または臓器における線量率の時間積分を求める．棒グラフで示した範囲の積分値に相当する線量を摂取の時点で被曝したものとする．

文　献

1) 大野和子, 粟井一夫：改訂版放射線の常識・非常識. インナービジョン, 2011.
2) 大野和子：患者さんの不安に答えた経験から言えること. 日放技学誌 64, 601-604, 2008.
3) 社) 日本アイソトープ協会編：国際放射線防護委員会の2007年勧告. ICRP Publication 103：東京, 2009.
4) 社) 日本アイソトープ協会編：医学における放射線防護. ICRP Publication 105：東京, 2011. in press
5) Bernardi G, Bor D, Ohno K et al：Patient Dose Optimization in Fluoroscopically Guided Interventional Procedures. IAEA-TECDOC-1641, 2010.
6) 「国際放射線防護委員会 (ICRP) 2007年勧告 (Pub. 103) の国内制度等への取入れに係る審議状況について―中間報告―」平成22年1月 放射線審議会 基本部会, 2011.
7) ICRP Supporting Guidance2：Radiation and Your Patient：A Guide for Medical Practitioners, 2002.

11 放射線障害

　放射線障害を理解するには放射線障害の機構を理解する必要がある．放射線は「真空中も伝播可能なエネルギーの流れ」と一般に定義できる．放射線は電磁波と粒子線からなる．人体が放射線に曝露されることによりそのエネルギーの一部が人体に吸収され，残りは，透過放射線として体外に放出される．いったん体内に取り込まれた放射性物質から放出されるβ線やα線は体外に放射される部分がほとんどなく，体内に吸収される．体内に吸収されたエネルギーがデオキシリボ核酸（DNA）損傷を引き起こす結果，放射線障害に至る．

　放射線は非電離放射線と電離放射線に2大別されるが，放射線障害の原因となるのは後者のみである．前者にはラジオ放送・テレビ放送・携帯電話電波，可視光線などが含まれる．現在のところ，非電離放射線による人体への悪影響は証明されていない．放射線医学ではMRI検査時の電磁波の人体吸収による体温の上昇が問題となる場合がある程度である．一方，電離放射線には種々の人体影響が知られている．

section 1　放射線障害の歴史

　1895年のレントゲン（W. Roentgen）によるX線の発見後，早期に放射線障害の歴史が始まった．X線発見後の10年は，重症皮膚障害の時代といえよう．当時のX線管球は現在の医療用X線管球に比べ管電圧が低いため，体内に吸収されるエネルギーが現在よりも多く，重症皮膚障害が発生した．皮膚の萎縮，脱毛，落屑，潰瘍，などの症状が発生した．X線研究者，研究助手はもちろん，見せ物師が自分の骨格が透けてみえるのを興行としたような，現在では考えられない風潮があったこともあり，見せ物師にも発生した．1905年にはX線取り扱い者の資格制限がドイツで始まり，今では全世界で行われている．

　1900～1910年はX線皮膚癌の時代といえる．前記の重傷皮膚障害者から皮膚癌が発生し，放射線の発癌性が明らかとなった．1910～1930年にかけて，X線被曝と白血病の関連が気づかれるようになった．1928年には国際X線およびラジウム防護委員会（IXRPC, 1950年にICRPと改称）が創立され，以後，現在に至るまで，全世界に向けて放射線防護のための規制などを勧告している．

　1920～1940年は放射性物質の産業・医学への利用による放射線障害の時代である．夜光塗料を時

計文字盤に塗る工場労働者（ダイアルペインター）の下顎骨壊死や骨腫瘍の発生，ウラン鉱山労働者の肺癌，^{224}Raの結核や強直性脊椎炎への反復投与による骨腫瘍の発生，造影剤トロトラストによる肝臓腫瘍の発生があった．これらはα線の体内被曝によるものである．

1940年以降は戦争と冷戦による放射線障害の時代である．広島・長崎の原爆，マーシャル群島住民の被曝，第一福竜丸事件はすべて原子爆弾の使用，あるいは核実験による人体の障害である．

1980年以降は原子力発電所事故の時代といえる．スリーマイル島原発事故，チェルノブイリ原発事故，福島第1原発事故と続いている．これらの歴史は今日の放射線の人体影響や放射線防護の基礎となっている．

section 2　電離放射線による障害の分類

ヒトの放射線障害には数種類の分類が存在する．それぞれの分類には別々の分類基準があるが，障害を扱う目的に沿って，適宜使用すればよい．以下に障害の分類を記す．

1 障害が発生する世代に基づく分類

❶身体影響，❷遺伝的影響

放射線に曝露された個人に起こる事象を身体影響，その子孫に起こる影響を遺伝的影響に分類する．遺伝的影響を取り扱う時に便利な分類である．

2 障害の発症時期による分類

❶急性障害（急性影響）：被曝後，数週以内に明らかになる障害（影響）
❷晩発障害（晩発影響）：上記の期間後に明らかになる障害（影響）

この分類は，単回被曝の影響を記述するのに好都合である．晩発障害としては発癌が代表的である．白内障，胎児への影響（流産），子への影響（奇形，小頭症，精神発達遅滞），もあげられる．

3 放射線障害予防の観点からの分類

❶確定的影響（組織反応）：障害の発生に閾値がある．
❷確率的影響：障害の発生に閾値がない（あるいは不明）．

この分類は放射線防護に便利な分類である．確率的影響では発癌が最も関心を引いている．防護の観点からは被曝の形態（外部被曝と内部被曝）も重要であるが，放射線障害の分類には該当しない．

▶表1 急性の1回全身被曝による放射線障害

障害分類	線量（Sv）	悪心，嘔吐発現までの潜伏期	障害
急性障害	0.5	—	リンパ球の一時的減少
	1〜2	3時間	白血球の軽度減少
	2〜6	2時間	骨髄幹細胞の死滅
	4	2時間	ヒト30日半数致死量
	5〜7	1時間	消化管幹細胞の死滅
	20	30分	中枢神経障害
晩期障害	（閾値なし仮説）5		発癌 白内障*

＊確率的影響を示唆するデータあり[1].

section 3　急性全身1回被曝による障害

　全身被曝の際には，線量に応じて表1に示すような影響が出現することが知られている．全身被曝あるいは広範囲の被曝のあと，放射線宿酔といわれる症状が発現することがある．悪心，嘔吐，頭痛，全身倦怠，などが一過性に生じる．放射線宿酔はいったん軽快するが，これを放射線障害からの回復と誤ってはならない．被曝から放射線宿酔発現までの時間は，一般に線量が多いほど短くなる傾向があり，1 Gy（グレイ）以上の被曝で生じるとされている．

　ヒトの30日半数致死量は3〜4 Gy程度と見積もられている．この程度の線量を受けた場合，主要な病態は骨髄幹細胞の死滅による汎血球減少，これによる感染，出血などである．このような病態による死亡を骨髄死（造血臓器死亡）という．7 Gy程度の被曝では小腸幹細胞（陰窩細胞）の死滅により小腸粘膜が広範に失われ，体液漏出・出血・感染を生じて，死亡するため腸管死といわれる．腸管死の線量を被曝した個人は全身被曝であれば，当然，骨髄幹細胞も死滅するが，細胞寿命が小腸上皮で血球よりも短いため，骨髄死でなく腸管死の経過を取る．20 Gy程度以上の被曝を受けると，正確な機序は不明ではあるが，中枢神経症状（痙攣，昏睡）が急速に出現し2日程度以内に死亡する．東海村JCO臨界事故では，きわめて濃厚な治療が行われたにも関わらず，表1が示す運命から免れなかった．この事故は中性子線の体外被曝であるので線質係数を乗じた実効線量（単位シーベルト；Sv）に換算して考慮する．16〜20 Sv，6〜10 Svの被曝と見積もられた2名は死亡し，1〜4.5 Svの被曝と見積もられた1名は骨髄移植により回復した．

section 4　急性1回被曝による皮膚・水晶体障害

　皮膚の障害について知っておくことは重要である．体表にあって外部被曝では最大の線量を受けること，皮膚には幹細胞があって常時細胞が更新されているので放射線感受性が高いこと，肉眼視できるので診断が容易であること，IVRでの代表的な障害であること，のためである．表2に皮膚，水晶体障害とその閾値を示す．白内障は確定的影響とされているが，確率的影響を示唆する広島・長崎被爆者を対象としたデータ[1]（図1）があり，水晶体線量の低減には一層の注意が必要である．

表2 急性1回被曝の皮膚，水晶体の放射線障害

影響	しきい線量（Gy）	発現までの時間
皮膚		
一過性初期紅斑	2	2〜24時間
皮膚紅斑	6	〜1.5週
一時的脱毛	3	〜3週
永久脱毛	7	〜3週
乾性落屑	14	〜4週
湿性落屑	18	〜4週
遅発性紅斑	15	8〜10週
虚血性皮膚壊死	18	10週以上
皮膚萎縮	10	52週以上
毛細血管拡張	12	52週以上
晩発性壊死	12	52週以上（既往歴に依存）
皮膚癌	不明	
水晶体		
白濁	1>	5年以上
白内障（弱度）	5>	5年以上

ICRP Pub 85 より抜粋．

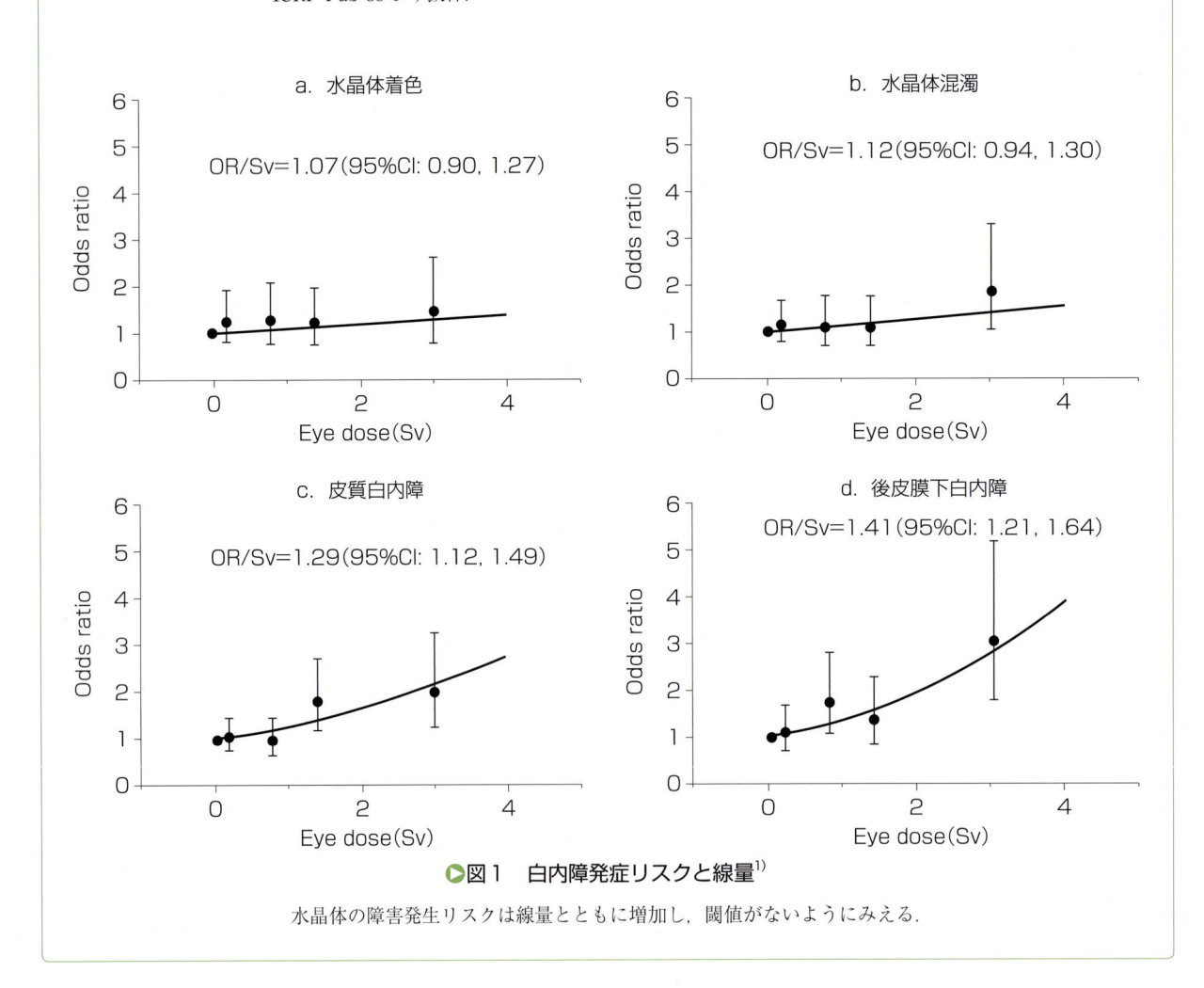

a. 水晶体着色
OR/Sv=1.07(95%CI: 0.90, 1.27)

b. 水晶体混濁
OR/Sv=1.12(95%CI: 0.94, 1.30)

c. 皮質白内障
OR/Sv=1.29(95%CI: 1.12, 1.49)

d. 後皮膜下白内障
OR/Sv=1.41(95%CI: 1.21, 1.64)

図1　白内障発症リスクと線量[1]

水晶体の障害発生リスクは線量とともに増加し，閾値がないようにみえる．

section 5 　発　癌（悪性腫瘍発病リスクの増加）

　放射線の人体影響で最も危惧されるのは発癌である．すでに放射線障害の歴史の項で述べたように，時計文字盤への夜光塗料塗布や ^{224}Ra の医学利用による骨腫瘍の発生，ウラン鉱山での肺癌，造影剤トロトラストによる肝腫瘍が知られている．

　広島・長崎の被爆者での観察研究により，ヒトの悪性腫瘍発生リスクの増加が確認されている．

　急性骨髄性白血病の発症は被曝10年後で最大となり以後漸減すること，慢性骨髄性白血病，急性リンパ性白血病は線量に比例して増加するが被曝後経過年数とは関連がないこと，成人T細胞白血病は被曝線量とは関連しないこと，が最近報告されている[2]．白血病発症リスクは被爆者において，10年後に最大となるが，小さな発症増加の山が被曝後45年ころにもあり[2]（図2），被曝の影響が相当長期間続くことが確かめられた．固形癌についても，癌死亡の増加が確認されている．30歳時被曝し70歳になった場合，癌は男性で1 Gy 被曝あたり35％，女性で58％増加し，被曝時年齢が10歳増加するごとに癌の過剰発生率は17％減じる[3]（図3）．被曝線量の増加に伴う過剰発生の増加は膵臓癌，前立腺癌，腎癌を除き認められ，この三癌では過剰発生はするが被曝線量とは関連しないことも見い出されている[3]．

section 6 　胚および胎児に対する影響

　胚・胎児に対する放射線の影響は妊娠週数により，大きく3分類される．着床前期（受精後9日まで），器官形成期（妊娠8週まで），胎児期（25週まで），である．

　着床前期の被曝は胚の死亡を招く．臨床的には母体は無症状，あるいは，月経周期が1回抜ける程

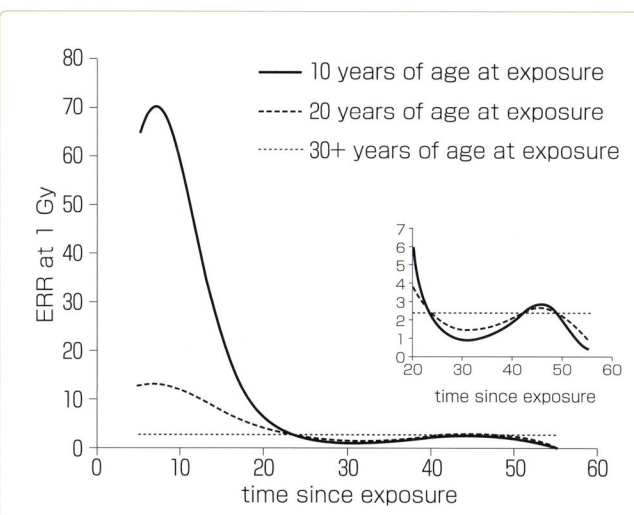

●図2　原爆による1 Gy 被曝経過年数と白血病死亡過剰相対リスク（ERR）[2]

若年で被曝した場合に白血病が多く発生し，10年後に最大になる．40年以上経過後にもう1つの小さな山がある．この山には被爆時年齢の影響はほとんどない．

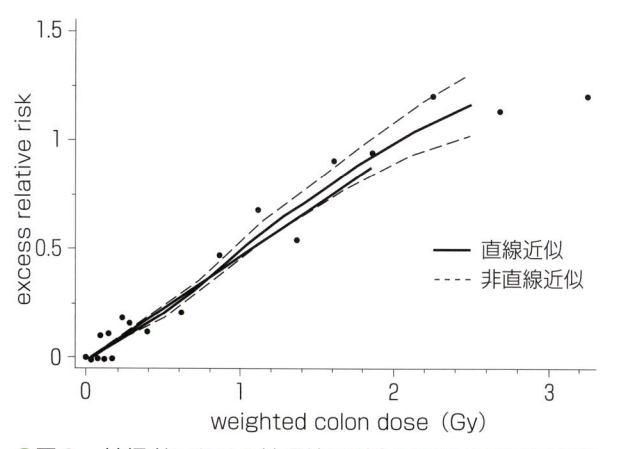

●図3　被爆者における被曝線量別全固形癌の相対過剰発症リスク[3]

30歳時に被曝し70歳になった場合である．50 mSv 以下の被爆者の癌発生を1としている．2 Gy 以下では両者の近似にほとんど差がない．

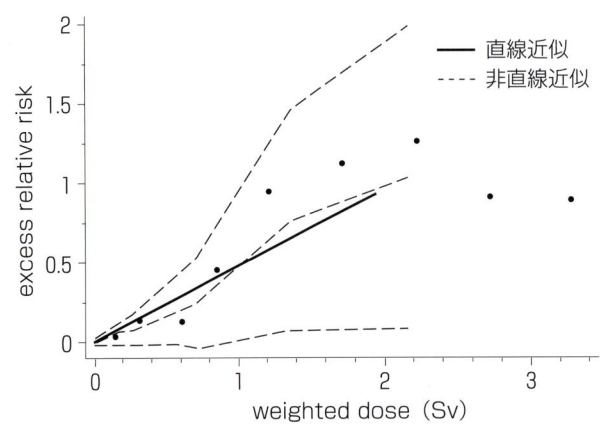

▶図4　子宮内被爆者50歳時の被曝線量別固形腫瘍発生過剰リスク[5]

度である．器官形成期の障害は奇形を生じ，中でも中枢神経や骨の奇形が多くみられる．胎児期の被曝は奇形でなく，成長障害や出生後の癌発生増加を生じる．

　広島・長崎の被爆者を対象とした縦断的観察研究では，妊娠1～25週で被曝した児には，頭囲の減少，精神発達遅滞，知能指数低下，学業成績不振，が認められ，精神発達遅滞には，妊娠8～15週の被曝では0.12～0.23 Gy, 16～25週では0.21 Gy, の閾値があると報告されている[4]．

　子宮内被爆者および被爆時年齢6歳以下の児では被曝線量の増加に伴い固形腫瘍の発生が増加するが，増加率（相対過剰リスク）は被曝後経過年数が長じるとともに減少することが認められている[5]．たとえば1 Gyの子宮内被爆者20歳時の相対過剰リスクは約7であるが50歳時には約0.5である（図4）[5]．

　国際放射線防護委員会（ICRP）は胚死亡，奇形，知能指数低下の閾値は100 mGyとしている[6]．ICRP2007年勧告では，妊娠女性の電離放射線を用いる検査では妊娠の有無をあらかじめ確認すること，放射線検査が医学的に適応がある場合はほとんどの例で検査をしないことによる不利益が胎児の受ける被曝の不利益を凌駕すること，患者は被曝の潜在的不利益を知る権利があること，100 mGy以下の被曝を妊娠中絶の理由とすべきでないこと，としている[6]．これにより「10日ルール」はすでに無意味なものとなったが，医師の責任は決して軽くなった訳ではない．検査をしないことによる不利益が胎児の受ける被曝の不利益を凌駕するか否か常に医師は考慮しなければならないことに加え，検査に伴う被曝が100 mGyを超えないことを保証する義務があるといえよう．

section 7　少量慢性被曝の効果

　同じ線量の被曝であっても，被曝の分割回数により生物学的効果は異なる．たとえば，1回で1 Gy被曝する場合に比べ，100 mGyずつ10回の被曝を受けたほうが影響は少なくなる．これを線量率効果という．低線量率被曝の影響は通常，線量・線量率効果係数（dose and dose rate effectiveness factor：DDREF）を用いて予測することが多い．少量慢性被曝に関するヒトのデータは少なく，また実験が可能でないのでよく解明されていない．

まとめ

1）人体に影響をもたらすのは放射線のうち，電離放射線である．α線，β線，γ線，X線，その他の粒子線が含まれる．
2）電離放射線の人体影響は，DNAの損傷に基づく．
3）全身の急性1回被曝は線量に応じた臨床像と死因をもつ．
4）電離放射線による悪性腫瘍の増加が認められている．
5）電離放射線の子宮内被曝により，頭囲減少，精神発達遅滞，IQ低下，学業成績不振，悪性腫瘍の増加が認められる．
6）妊娠している女性に対する電離放射線を用いる検査は，医学上の適応があるほとんどの場合胎児被曝の不利益を上回る（ので適応があれば行ってよい）が，患者に被曝の不利益を説明する．
7）100 mGy以下の被曝では，被曝を理由に人工妊娠中絶は行うべきでない．

文献

1）Minamoto A, Taniguchi N, Yoshitani N, Mukai S, Mukai S, et al : Cataract in atomic bomb survivors. Int J Radiat Biol 80 : 339-345, 2004.
2）Richardson D, Sugiyama H, Nishi N, Sakata R, Shimizu Y, et al : Ionizing Radiation and Leukemia Mortality among Japanese Atomic BombSurvivors, 1950～2000. Radiat Res 172 : 368-382, 2009.
3）Preston DL, Ron E, Tokuoka S, Funamoto S, Nishi N, et al : Solid Cancer Incidence in Atomic Bomb Survivors : 1958～1998. Radiat Res 168 : 1-64, 2007.
4）Schull WJ and Otake M : A Review of Forty-Five Years Study of Hiroshima and Nagasaki Atomic Bomb Survivors III. Future perspective. Future studies of the prenatally exposed survivors. Radiat Res 32 Suppl : 385-393, 1991.
5）Preston DL, Cullings H, Suyama A, Funamoto S, Nishi N, et al : Solid cancer incidence in atomic bomb survivors exposed in utero or as young children. J Natl Cancer Inst 100 : 428-436, 2008.
6）Valentin J : ICRP Pub 105. 医療における放射線防護．http://www.icrp.org/docs/P105_Japanese.pdf

12 放射線治療の基礎知識

　現在，わが国では1年間の癌の新規罹患者は，約70万人となっている．そのうち，放射線治療を受ける患者は約30%であり，約20万人となる．これを欧米の先進国と比較すると，現在，米国では約70%，英国，フランス，ドイツでは約60%となっており，比率でいえば，わが国の約2倍であり，日本ではまだまだ放射線治療が普及していない，いきわたっていないということになる．

　その原因としては，以下のことが考えられる．

　まず，1つには，わが国は，世界で唯一の原爆の被曝国であり，放射線は怖いものだという先入観というか，放射線に対する心配のしすぎがあったためと思われる．さらに，昔から日本では，「癌は切れば治る，切らなければだめだ」というように，手術に重きが置かれ過ぎてきた傾向がある．これには，わが国では胃癌患者が多かったことや，実際，早期胃癌の患者は，確かに手術で治ってきたという歴史がある．

　また，放射線治療を行う側の問題点，すなわち医療体制の問題点としては，放射線治療の専門家（radiation oncologist）である認定医（専門医）が少ないということが大きな問題であり，これまでわが国では放射線治療の専門家として日本放射線腫瘍学会（JASTRO）から認定を受けているドクターは，全部で約600人という状況にあった．癌放射線治療の充実という国民的要請に応えて，これを急速に強化するために，最近，日本放射線腫瘍学会と日本医学放射線学会の共同認定による放射線治療専門医制度が開始された．ちなみに，米国では，放射線治療の専門医は約5,000人いるといわれている．抗癌剤治療，すなわち癌化学療法の専門家（medical oncologist）もわが国ではとても少なく，これも約数百人で，米国の約10分の1以下とされている．したがって，欧米と比べて，わが国では，癌患者に対する医療・診療体制は立ち遅れてきたという現実があるが，最近では，癌対策基本法の成立・施行に伴って，地域癌拠点病院の整備など，国のほうでも積極的にこれを推進している．

　それでは，放射線治療の対象となる癌にはどのようなものがあるか，また，放射線治療の副作用はどうか，さらに，現在の放射線治療が効かない癌には，今後どうすればよいかについて，以下に記す．

section 1　放射線治療の方法

　約30年前までは，放射線治療というとコバルト照射ということで，これを受けると，もう長くは

ないと思い込んでしまう患者も多かった．現在の放射線治療の機器は，外部照射（体外照射）では，主にリニアック（ライナック）（図1）というもので，これはリニアーアクセラレータの略である．リニアックは，現在わが国では，約800台以上が使用されている．リニアーは直線状という意味であり，アクセラレータは加速器で，要するに電子を電位差をかけて直線状に加速して，そのまま使えば電子線治療，また，電子を対陰極にぶつけて制動放射線を利用すればX線治療ができる．電子線治療の対象は，体の浅部の病巣であり，深さが4～5cmまでで，皮膚癌や表在性のリンパ節転移などがその対象となる．X線治療は，それより深いところの病巣に対して放射線治療を行うものであり，乳癌や肺癌，食道癌，子宮癌，前立腺癌の外部照射のほとんどにはX線を用いる．

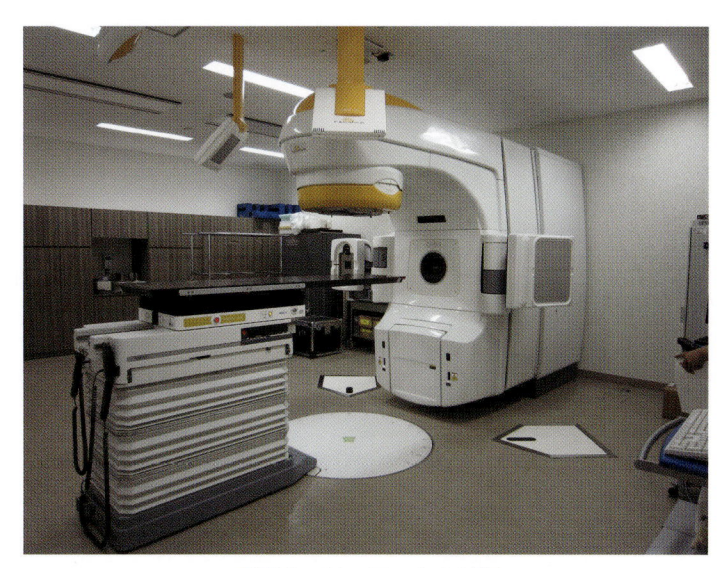

◉図1　リニアックの外観

　放射線治療の手順（図2）としては，まずCTシミュレータ（図3）といって，通常のCTすなわちコンピュータ断層撮影装置に少し細工をしたものを用いて位置関係をはっきりさせ，さらに，専用の固定器具，これは主にのどや頸の癌には各患者専用の樹脂性マスク（お面のようなもの）を作った

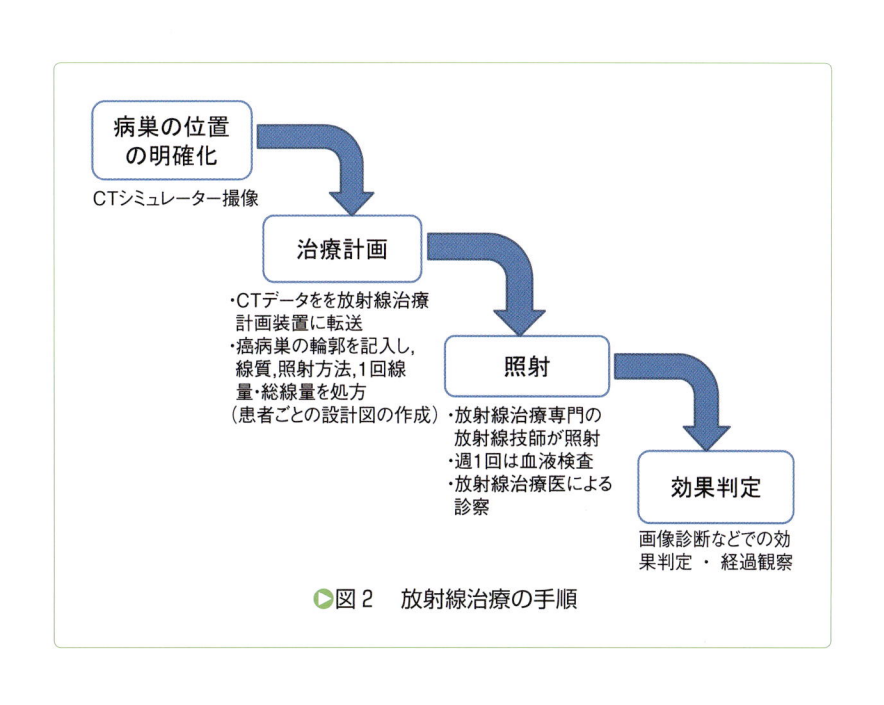

◉図2　放射線治療の手順

▶図3　CTシミュレータの外観

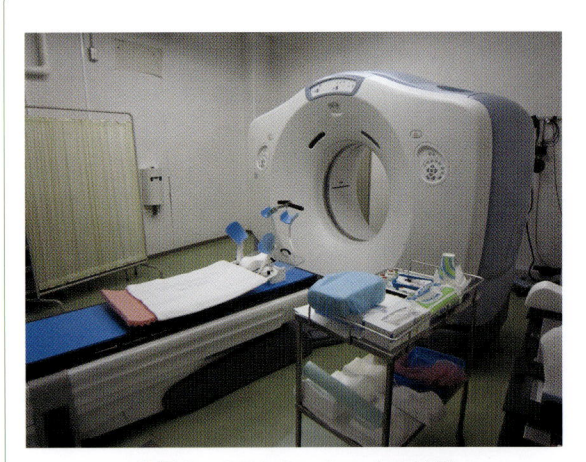

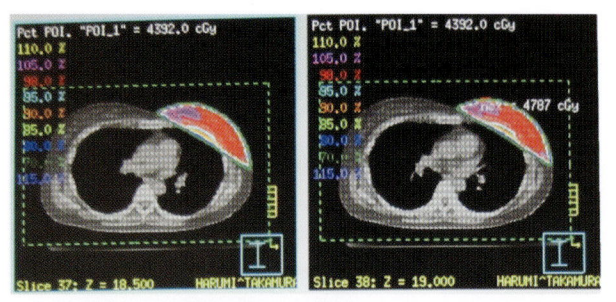

▶図4　放射線治療計画用コンピュータの画面

り，また，乳癌患者に対する乳房温存療法では，仰臥位で，両腕を上げた位置で支える器具を使用してCTを撮像する．そして，そのCTイメージを放射線治療計画用コンピュータ（図4）に転送して，その1枚1枚のイメージに，放射線治療医が病巣の部分を精密にトレース（輪郭を描く）して，その情報をもとに，各患者に最も適切な種類の放射線を選び，重要臓器にはできるだけ放射線があたらないように方向を工夫し，さらに，放射線があたる範囲に一定のゆとりをもたせて放射線治療計画を行う．すなわち，それぞれの患者ごとに，オーダーメイドの設計図を作るということである．最近では，さらに正確かつ詳細な設計図を作るとともに，放射線治療を安全・確実に施行するために，医学物理士や放射線治療品質管理士などとの共同作業を行うことが普及しつつある．この設計情報は，リニアック本体にオンラインで送られ，これをその都度チェックして，専任の放射線治療技師が毎日の，通常は週5回の放射線照射を行う．さらに，放射線治療医による診察とともに，毎週1回は，赤血球や白血球などをチェックして，安全に放射線治療を進める．

　なお，体外からの放射線治療を，通常は週5回で，通常は1日あたり約2 Gyのスケジュールで行っていく理由は，主に正常組織の修復（repair）ならびに腫瘍組織の再酸素化（reoxygenation）というメカニズム（図5）に基づいている．すなわち，正常細胞のほうが腫瘍細胞よりもDNAの修復酵

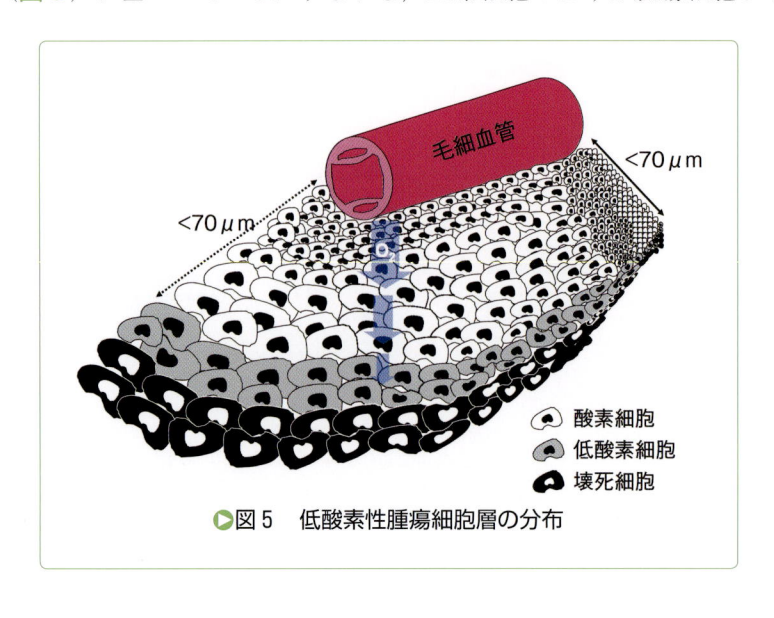

▶図5　低酸素性腫瘍細胞層の分布

素系が維持されていることと，腫瘍組織では栄養血管に近い酸素化腫瘍細胞層がまず放射線で壊されると，それより外層の低酸素性腫瘍細胞が酸素を供給されるようになり（再酸素化），リニアックのX線・電子線に対する感受性が高まる（回復する）という理論的根拠である．

また，Gy（グレイ）は，放射線治療の臨床で用いられる単位であり，病巣線量（腫瘍線量，吸収線量）を表す．1 Gyとは，1 kgの質量の物質に1 Jのエネルギーを与える単位であり（1 Gy＝1 J/kg），従来はradという単位も用いられていた（1 Gy＝100 rad）．

section 2 放射線治療の対象となる癌

次に，放射線治療の対象となる癌について，主なものから紹介すると，まず，最近とても増えているのは，乳癌患者に対する乳房温存手術後の放射線治療である．乳房温存療法というのは，乳房温存手術（乳腺部分切除術）のあとに放射線治療を行うということで，従来は手術で切り取っていた範囲を放射線治療でカバーすることとなる．前立腺癌患者に対する放射線治療も急激に増えており，これには，外部からリニアックのX線を照射する方法（外部照射）や，前立腺癌に直接器具を刺して照射する方法（マイクロセレクトロンによる^{192}Ir照射），また最近では，小さい放射線源をそのまま前立腺に埋め込んでしまう方法（^{125}Iの永久刺入）などがあり，各患者の病気の状況や年齢，体力などに応じて，その適応を決定する．また，喉頭癌などののどや頸の癌，舌や口腔の癌については比較的早期の場合には，臓器の機能・形態の温存が重要であり，従来から手術よりも放射線治療が優先されることが多い．さらに，肺癌や子宮癌でも，早い時期であれば，放射線治療で治すことが可能である．また，食道癌に対しても，近年，化学放射線療法（chemoradiotherapy）が普及しつつある．放射線治療の特徴としては，癌に罹った臓器の機能や形態を可能なかぎり温存できるということにある．しかし，癌があまり進行し過ぎて外科手術も無理な場合には，やはり完全に治すことは難しいことが多いのが現状である．また，各種の癌の骨転移に対する疼痛緩和や，脳転移に対する神経症状などの緩和を主な目的とした緩和的（姑息的）放射線治療も，日常臨床においては数多く行われており，これが放射線治療全体の約20％を占めているとされる．

section 3 放射線治療の副作用

次に，放射線治療の副作用については，照射される範囲すなわち体積（照射容積）がかなり大きい場合には，体がだるいとか気分が悪いといった二日酔いのような症状が出ることがあり，これを放射線宿酔という．また，昔から，放射線治療をすると髪の毛が抜けると思い込んでいる患者もいるが，放射線を直接，頭に照射するのでなければ，当然，髪の毛が抜けることはない．照射した部分には，場所によって，軽い皮膚炎や粘膜炎が起こる．たとえば，乳房温存療法での放射線治療では，照射した範囲の皮膚は，軽い皮膚炎を起こし，色素沈着も少し起こることが多いが，半年から1年後にはほぼ改善する．また，放射線による皮膚炎などの副作用の出現・程度には，個人差があり，主に個々の患者の抗酸化能の違いを反映しているものと考えられる．これは，X線・電子線の効果は，ラジカル作用に大きく依存していることによるものと思われる．したがって，抗酸化作用の強いサプリメント

を放射線治療期間中に摂取することは放射線効果を減少させることとなり，これを避けるように患者に指導する必要がある．

なお，放射線治療の臨床においては，リニアックのX線・電子線による，各臓器・組織の耐容線量に関する知識も重要である．たとえば，1日2Gyで週5回の放射線治療による総線量として，脳（全体）や脊髄（10cm）の耐容線量（5年以内に5％以下の症例に障害が発生する線量）は50Gyとされており，小児の場合には，当然，これよりも低い値となる．頭頸部の悪性腫瘍や食道癌，肺癌の放射線治療にあたっては，照射範囲（照射容積）内の脊髄が耐容線量を超えない（一般的には40Gy未満）ように，放射線治療計画を行うことは必須である．また，水晶体の耐容線量は5Gy，骨髄（全域）では2Gyというように，耐容線量の低い臓器・組織に関する知識は特に重要である．

section 4　リニアックによる放射線治療が効きにくい癌に対して

なお，現在のリニアックによる放射線治療では，感受性の低い癌があることも事実であり，それには，悪性黒色腫や，骨肉腫をはじめとする種々の肉腫，また，悪性の脳腫瘍である多型性膠芽腫などがある．そのほかにも，数cm以上の癌の多くはリニアックによる放射線治療の感受性は低い．

それでは，これらリニアックによる放射線治療の効きにくい癌に対して，今後どのような対策が必要であろうか？

最近では，ガンマナイフやサイバーナイフ，TomoTherapyやNovarisTXを用いた定位放射線治療や強度変調放射線治療（IMRT：intensity modulated radiation therapy）が普及しつつある．定位放射線治療やIMRTなどの高精度放射線治療による線量分布の改善および高線量投与により，限局性前立腺癌の局所制御率が改善することなどは，すでに報告されている．さらに，少数の脳転移や高齢者の早期肺癌などに対する定位放射線治療の需要は多いため，この確かな普及，精度管理，方法の検証，人材の育成などが急務である．さらに，腫瘍内ないしその近傍に埋め込んだ金マーカーを目印として照射する動体追跡照射法や，病巣の動きをイメージで認識して照射するIGRT（image-guided radiation therapy）など，主に物理学的進歩に支えられて，未来の放射線治療が模索されている．

1　粒子線治療

現在わが国では，重粒子線治療として，大きな加速器であるサイクロトロンにより主に炭素原子を加速して用いる方法が行われつつある．現在，この重粒子線治療を行っているのは，東日本では千葉県の放射線医学総合研究所，また，西日本では兵庫県の播磨に兵庫県立粒子線医療センターがあり，最近，群馬大学でも重粒子線治療が開始された．健康保険がフルに効かないところが難点であり，通常の保険診療の料金のほかに，約300万円を支払う必要がある．さらに，粒子線の一種である陽子線（プロトン）治療のできる病院も増加しつつある．陽子線は，炭素線と同様にある一定の深さにだけ放射線があたる（ブラッグピーク）という特徴を有してはいるが，炭素線と違って高LET（linear energy transfer）ではなく，そのため，低酸素性の腫瘍細胞の多い悪性腫瘍（癌）に対する効果は，比較的低いとされる．陽子線治療については，筑波大学や南東北がん陽子線治療センター，福井県立病院，国立がん研究センター東病院，静岡県立がんセンター，兵庫県立粒子線医療センター，がん粒

子線治療研究センター（指宿）などですでに稼働ないし，その計画が進んでいる．

2　新しい放射線増感剤の開発

　一方では，リニアックの効果を高める方法として放射線増感剤（radiosensitizer）の開発が，従来から行われてきた．約30年前には，イミダゾール環を有する化合物が，電子親和性が高いということで，その一種であるミソニダゾール（misonidazole）を放射線増感剤として毎日の放射線治療開始前に患者さんに内服させるという臨床比較試験が世界的に行われた．その結果，放射線増感効果よりも末梢神経障害の副作用のため，臨床使用には至らなかった．約十数年前には，これに類似した薬剤であるドラニダゾールを用いて，膵臓癌に対する術中照射（intraoperative radiotherapy：IOR）前に点滴静注での臨床比較試験がわが国で行われたが，生存率のわずかな改善を認めたものの，認可には至らなかった．現在，放射線増感剤として認められている薬剤は，世界でも未だ存在しない．例外的には，ミソニダゾールと類似した化合物であるニモラゾールが，デンマークでのみ薬剤として認可されているようである．

　このような現状の中で，最近，我々が完成したのが「新しい酵素標的・増感放射線療法」であるKORTUCであり[1-4]，これはKochi Oxydol-Radiation Therapy for Unresectable Carcinomasの略である．現在のリニアックによる放射線治療が効きにくいと思われる局所進行癌に対しては，過酸化水素とヒアルロン酸を混ぜた薬剤を放射線治療の直前に超音波やCTを用いた画像ガイドのもと（image-guided）に腫瘍内に局注する．これによって，リニアックのX線や電子線の効果を下げている大きな原因である抗酸化酵素ペルオキシダーゼやカタラーゼを不活性化（酵素標的；enzyme-targeting）し，その時に発生する酸素によって低酸素性の腫瘍細胞を酸素化し，低LET放射線抵抗性を一気に改善するというものである．これは，我々の約30年にわたる放射線感受性の研究成果から生まれた，まったく新しいオリジナルな手法である．多くの学会で発表しているが，その都度，これは「コロンブスの卵だ」と驚かれており，最近，全国各地から放射線治療専門医が高知大学に見学に訪れている．現在，KORTUCは，乳癌に対する手術なしでの乳房温存療法（KORTUC-BCT）をはじめとして，局所進行膵臓癌（IVa期）に対する術中増感放射線療法（KORTUC-IOR），局所進行肝臓癌に対する超音波ガイド増感剤注入・化学塞栓療法（KORTUC-TACE）など，さまざまな形での臨床応用が進行中であり，全国的〜世界的な規模での臨床比較試験の開始が期待されている．KORTUCを用いた増感放射線療法はすでに，大学病院としては，高知大学をはじめとして大阪医科大学，札幌医科大学，順天堂大学，京都府立医科大学，神戸大学などで開始されており，東京放射線クリニックや亀田メディカルセンター，長崎市立病院，住友別子病院，大船中央病院，相模原協同病院などでも行われている．また，日本動物高度医療センターでは，ペットの犬や猫の悪性腫瘍に対する放射線治療にKORTUCを用いている．

文　献

1) がん・放射線療法2010．篠原出版新社，東京，2010．
2) Ogawa Y, et al：Int J Oncol 34：609-618, 2009.
3) Kariya S, et al：Int J Radiat Oncol Biol Phys 75：449-454, 2009.
4) Ogawa Y, et al：Int J Oncol 39：553-560, 2011.

13 各種造影剤の種類と用法（X線検査，CT，MRI，US）

section 1 造影剤とは

　造影剤とは画像診断の際に病変や組織のコントラストを上げるために投与される医薬品である．造影の原理で造影剤を分類すると，大きくX線造影剤，magnetic resonance imaging（MRI）用造影剤，超音波造影剤の3つに分けることができる．X線造影剤はまず陰性造影剤と陽性造影剤に分類できるが，陰性造影剤である空気や二酸化炭素は製剤ではなく，一般に造影剤といえば陽性造影剤のことを指す．陽性造影剤には硫酸バリウム（Ba）とヨード（I）造影剤があり，これらは原子番号が高く，ヨード造影剤はさらに油性造影剤と水溶性造影剤に分けられる．油性造影剤は製剤名としてはリピオドールウルトラフルイド®のみで，水溶性造影剤の場合はさらに構造がモノマー型であるかダイマー型であるか，イオン性か非イオン性かによって分類される（図1a）．ヨード造影剤の基本骨格はベンゼン環で，その2，4，6位にヨードを3個つけている（トリヨードベンゼン環という）．また残りの1，3，5位には造影剤により（製品により）異なった側鎖をつけている．このベンゼン環の基本構造が1つのものがモノマー型，2つ連結したものがダイマー型という（図1b）．X線造影剤を使った検査にはさまざまなものがあるが（表1），現在X線ヨード造影剤の多くはcomputed tomography（CT）における造影検査で用いられている．それ以外には血管造影，尿路造影，消化管造影が多い．

●表1　X線造影剤を使った検査

・CT造影	・経皮経肝胆道造影	・子宮卵管造影
・血管造影	・経静脈性尿路造影	・脊髄造影
・消化管造影	・逆行性尿管膀胱造影	・関節造影
・経静脈性胆道造影	・排泄性尿道造影	・リンパ管造影　など
・内視鏡的逆行性胆管膵管造影	・唾液腺造影	

図1a

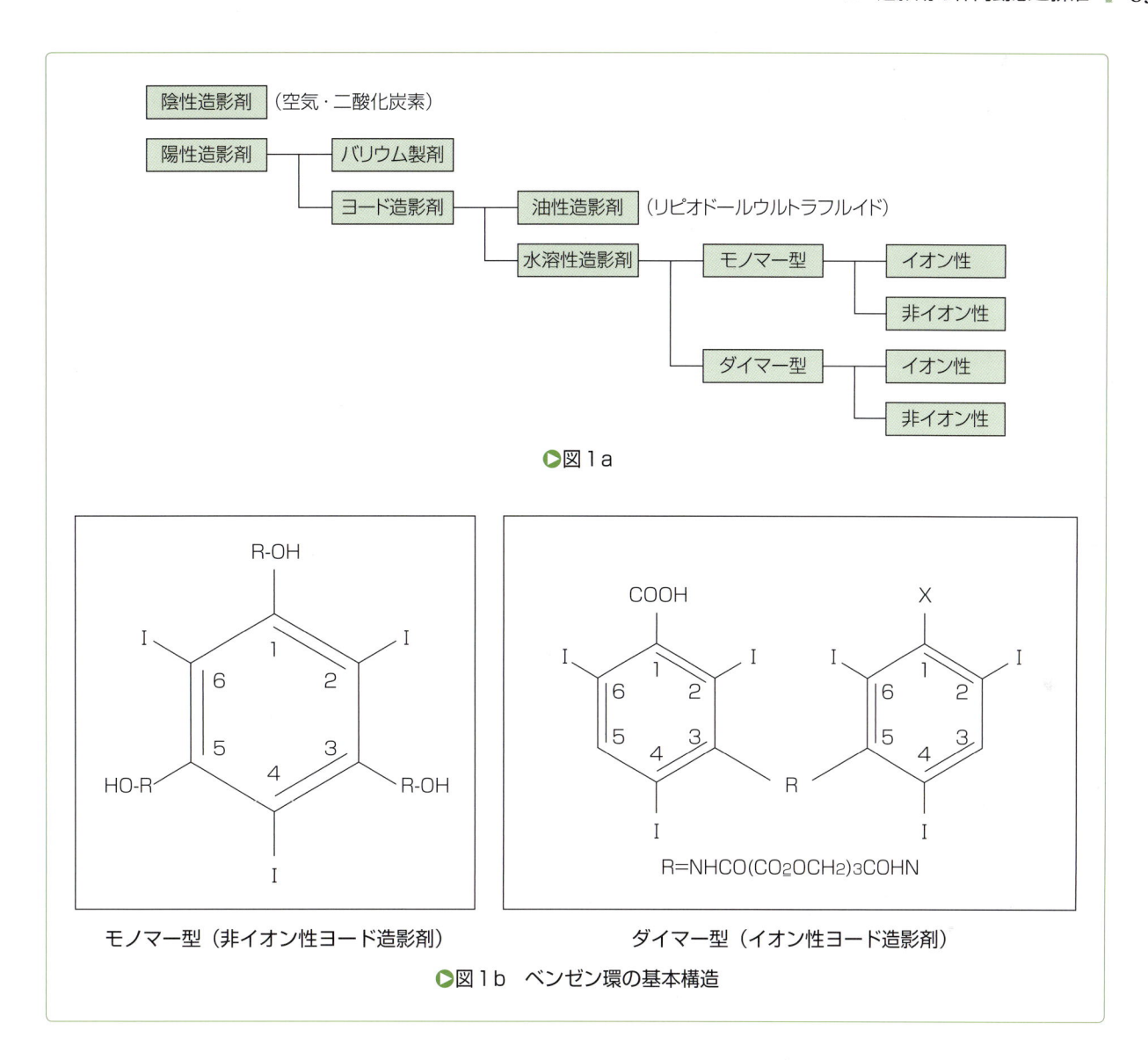

モノマー型（非イオン性ヨード造影剤）

ダイマー型（イオン性ヨード造影剤）

R=NHCO(CO₂OCH₂)₃COHN

図1b　ベンゼン環の基本構造

section 2　造影剤の体内動態と排泄

　造影剤には多くの種類があり（表2），それぞれ特有の検査法のために用いられる．造影剤の投与方法は大きく経口と静脈内投与（静注）・動脈内投与（動注）に分かれる．消化管造影では硫酸バリウムやガストログラフィン®が経口，注腸法により投与され，そのまま糞便中に排泄される．造影CT，尿路撮影，胆道系撮影では水溶性ヨード造影剤が静注され，心血管系，腹部血管系の血管造影では水溶性ヨード造影剤が動注される．静注された造影剤は，心臓に到達後，肺動脈，肺静脈，心臓，大動脈と継時的に流れて行き，臓器や細胞外液の分布する部位を還流し，静脈系から心臓に還ってくる全身循環を繰り返し，最終的に腎臓から尿中に排泄される．排泄に要する時間は投与経路や腎機能などの患者の個体差により異なる．動注された造影剤は動脈支配領域を還流後，静脈系から心臓に還ってきて，前述の全身循環を繰り返す．非特異的MRI用造影剤（細胞外液性Gd造影剤）はヨード造影剤と同様に血管内から細胞外液に分布し，最終的には尿中に排泄される．注意すべき点として，ヨード造影剤は濃度が高いほうが造影効果が高くなるが，MRI造影剤には至適濃度があり，濃度が高すぎて

も低すぎても造影効果が減弱する．

1 消化管造影

　消化管造影として，硫酸バリウムを経口投与して食道，胃，十二指腸，小腸を診断する場合と注腸投与により大腸を診断する場合があり，消化管の形態診断や粘膜病変の診断，ほかの臓器や腫瘍などによる圧迫や通過障害などの診断を目的として行われる．なお，術後や消化管壁に損傷がある場合などではバリウムが腹腔内に漏れたり，癒着を起こしたりする場合があるため，水溶性造影剤であるガストログラフィン®が使用される．

▶表2　造影検査の種類と適応

消化管造影
・硫酸バリウム，ガストログラフィン®
胆道造影（DIC）
・ビリスコピン®
血管造影
尿路造影
CT検査の造影
・水溶性ヨード造影剤
MRI検査の造影
・細胞外液性Gd造影剤
・肝特異性MRI造影剤（Gd-EOB-DTPA/SPIO）
US検査の造影…造影超音波（CEUS）
・ガラクトースパルミチン酸CEUS（Levovist®）
・ペルフルブタンCEUS（Sonazoid®）

2 胆道造影

　胆道系の造影に用いられるビリスコピン®は血中でアルブミンと結合し分子量が大きくなり肝細胞内に取り込まれ，その後胆汁中に排泄される．Drip infusion cholangiography（DIC）検査は胆道系の精査として用いられる[1]．DIC検査は以前，X線断層撮影で施行されていたが，最近ではコントラスト分解能の高いCT検査で撮像したDIC-CT検査として，術前精査として活用されている．

3 血管造影

　血管造影とは鼠径部や肘の血管からカテーテルを通して造影剤を注入し，血管走行や腫瘍濃染を詳細に把握できる検査で，最近では主として動脈塞栓術，血管形成，動注化学療法などの治療目的として施行されることが多い．造影CTやMRIなどと比較すると，患者への侵襲性が高く，入院を要する．また近年，CTやMRIで良好な血管走行の画像を得ることが可能であり，診断目的の血管造影は少なくなってきている．

　血管造影において用いられる造影剤の濃度は，撮影する血管によって異なるが，一般的に太い血管では高濃度（350～370 mgI/ml）の造影剤が選択され，そうでない血管では中濃度（300～320 mgI/ml）の造影剤が選択されるが，撮影する部位に応じて，術者が造影剤の投与速度（単位時間あたりのヨード投与量）を変えるため，一概に論じることはできない．

4 尿路造影検査

　ヨード造影剤は尿中に排泄されるため，尿の通り道である腎盂，尿管，膀胱などの形態診断をすることができる．尿路造影には経静脈性尿路造影と逆行性尿路造影があるが，経静脈性尿路造影では急速静注法（intravenous pyelography：IVP）と点滴静注法（drip infusion pyelography：DIP）があり，逆行性尿路造影では，腎盂造影（retrograde pyelography：RP）と膀胱造影，尿道造影などがある．

検査の目的は尿路結石の診断があり，そのほかにも腎盂・膀胱腫瘍の診断，水腎症の診断などがある．

経静脈性尿路造影ではIVPとDIPでは検査にかかる時間は多少違い，IVPでは15分程度，DIPでは30〜40分程度が一般的である．造影剤はIVPでは300あるいは370 mgI/ml濃度の造影剤40〜50 mlを急速静注し，DIPでは300 mgI/ml濃度の造影剤を10分以内に点滴で投与する方法が一般的である．逆行性尿管膀胱造影では造影剤注入直後に撮影し，RPでは腎部に緊張感を覚えた時に撮影する．

5 造影CT

CTは扇状のX線を被写体に回転照射することによって，照射面内の各組織のX線の吸収率から身体の横断断層像を得ることができる検査法である．造影剤は投与されるとまず血管内に分布し，その後細胞外液に分布する．身体の各臓器や組織はそれぞれ特有の造影効果を有するが，病変がそれらと異なる造影効果をもつ場合，コントラストが生じ，病変を検出することができる．

造影CT検査により，非造影CTでは検出できない小さな病変を検出することが可能となる場合があり，また腫瘍性病変や血管性病変の精査，病変の良・悪性の鑑別にも有効である．

検査の実際としては，まず造影剤を使用する前の非造影CTを撮影する．これを撮影しないと，その後に造影剤を投与した場合の組織，病変の増強効果がどの程度か知ることができない．造影剤の濃度は一般的に300〜370 mgI/mlのものが使われることが多い．前述の体内動態で記述したように，造影剤投与後，動脈系を流れているタイミング，臓器に流れこんでいるタイミング，静脈系も流れているタイミングなど，疾患によって撮像するタイミングが異なる．肝臓の腫瘍の精査であれば造影剤を急速静注して肝腫瘍や肝実質が動脈性（動脈相），門脈性（門脈相）に造影されるタイミングで経時的に撮像するダイナミックCT検査は肝腫瘍の鑑別診断，検出に必須である（図2）．肝細胞癌などの多血性の肝腫瘍は動脈相で濃染され，門脈栄養の多い肝実質は門脈相で濃染される[2]．一部の転移性腫瘍のような乏血性の腫瘍は，動脈，門脈相であまり造影されない．経時的に撮像することによって，腫瘍と肝実質のコントラストを高い相で腫瘍の検出能を高め，経時的な造影形態から腫瘍の鑑別につながる．そのほかの部位においても，目的とする病変に応じた造影プロトコールが施行される．造影効果を決定する因子として表3にあげる項目があり，これらの因子を考慮した最適な造影プロトコールが病変を高感度に検出するために必要となる．

表3　造影CTにおける造影効果を決定する因子

造影剤側の因子	投与量（総投与ヨード量），濃度
造影剤投与方法からみた因子	造影剤の注入速度（単位時間当たりの投与ヨード量），注入時間，撮影開始時間
患者側因子	体重，心拍出量，腎機能，肝硬変（あるいは門脈圧亢進症）の有無　性別，年齢，食事の影響　など

6 造影MRI

MRIは磁場と電磁波を用いた画像検査であり，体内の水素プロトンを利用し，T1・T2緩和時間，血流などの動き，MRI装置の種々のパラメータを調整して画像を作成している．わが国で使用されているMRI造影剤は大きく分けると非特異的に細胞外液に分布するGadopentetate dimeglumine，肝特

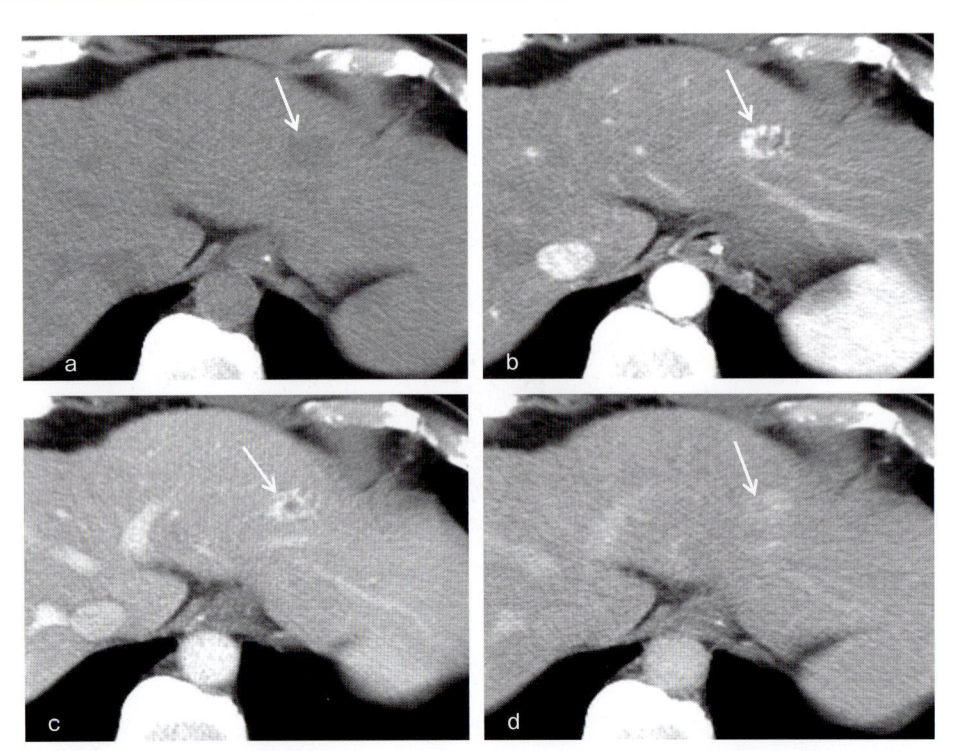

○図2　肝血管腫の肝ダイナミックCT（CTを用いた急速静注造影下の肝多相性撮影）

56歳，男性．肝S3に1.3 cm大の結節（矢印）を指摘されたため肝ダイナミックCTを施行された．肝S3の結節は非造影CT（a）で周囲肝と比べ淡い低吸収を示す結節として認められ，動脈相（b）では結節内部の辺縁に強い増強効果を認める．門脈相（c）では周辺肝が造影剤で強く染まっているため，bの結節内部の辺縁の染まりが相対的に弱まっているようにみえる．平衡相（d）では結節は周辺肝よりもやや強く染まりが持続し，肝静脈と等吸収にみえる．このCTの増強パターンから，肝S3結節は肝血管腫と診断可能である．このようにヨード造影剤は肝腫瘍の質的診断に大きく貢献できる．

異的に分布するSuperparamagnetic iron oxideやGadolinium ethoxybenzyl diethylenetriamine pentaacetic acidがあり，目的に応じて使い分けがなされている．

❶ Gadopentetate dimeglumine（Gd-DTPA；ガドペンテト酸ジメグルミン）造影MRI

　MRIの非特異的造影剤として用いられるのはガドリニウム製剤で，T1強調画像で造影されるものを白くする効果（T1緩和時間短縮効果）がある（図3）．Gadopentetate dimeglumine（Gd-DTPA；ガドペンテト酸ジメグルミン）はマグネビストという商品名でガドリニウム系造影剤として初めて市販された．ほかガドリニウム系造影剤として，Gadoteridol（Gd-HP-DO3A），Gadodiamide（Gd-DTPA-BMA），Gadoterate meglumine（Gd-DOTA）などがある（表4）．ガドリニウムは希土類の元素であり，強い常磁性をもち，T1緩和時間に及ぼす影響がほかの金属イオンよりも大きい．ガドリニウムイオンの状態では体内からの消失が遅く毒性が高いため，ガドリニウムのDTPA錯体として投与される．これにより蛋白と結合することなく糸球体で濾過されて完全に排泄される．造影剤の急速静注も可能で，腫瘍の精査に用いられることが多い．ヨード系の造影剤と同様に，静注後経時的に撮像すること（ダイナミックMRI）で肝腫瘍などの描出や鑑別診断能が向上する．また，血管系を造影して血管描出を向上させた造影MR angiographyにも用いられる．

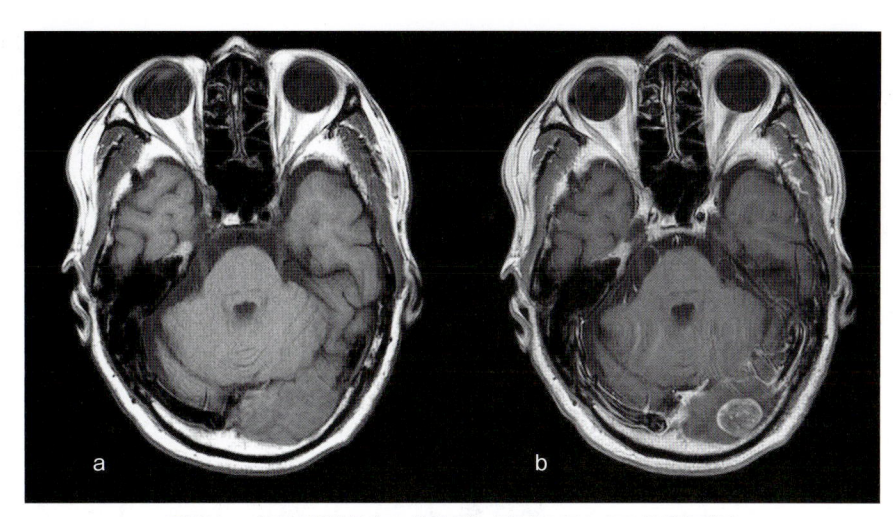

▶図3　転移性脳腫瘍の非造影・造影 MRI（T1 強調画像）

63歳，男性．肺癌の脳転移症例で，左後頭葉に非造影 MRI（a）では明らかな腫瘍を指摘できないが，造影 MRI（b）ではリング状の増強効果を示す腫瘍が描出され，転移性脳腫瘍と診断できる．

▶表4　肝の造影 MRI 診断に用いる造影剤

細胞外液性造影剤（Gd 製剤）	Gd-DTPA，Gd-HP-DO3A，Gd-DTPA-BMA，Gd-DOTA
組織特異性造影剤	超常磁性酸化鉄コロイド製剤（SPIO 製剤） • Ferucarbotran
	常磁性肝細胞特異性造影剤 • Gd-EOB-DTPA

❷ Superparamagnetic iron oxide（SPIO；超常磁性酸化鉄）造影 MRI

　SPIO 造影剤は肝臓の網内系をターゲットとした超常磁性酸化鉄剤である．SPIO 製剤として静注が可能な Ferucarbotran を用いる．これはカルボキシデキストランで被覆された超常磁性酸化鉄の親水性コロイド溶液である．肝の Kupffer 細胞等の網内系に取り込まれると，同部の磁場が乱れて MRI の信号が主として T2 強調系の画像で低下し，同部の信号が低下する（T2/T2*緩和時間短縮効果）．一方，正常の Kupffer 細胞が少なくなっているか，消失している病変は信号の低下がないために相対的に白くなる（T2/T2*緩和時間短縮効果をもたない）．肝の Kupffer 細胞が SPIO を取り込むため，取り込みが低下ないし欠損している肝腫瘍とのコントラストが向上し，腫瘍検出能を上げる．SPIO-MRI は転移性肝癌の検出に特に有用であり，このほか中低分化肝細胞癌の診断にも有用であるが[3]，一部の高分化肝細胞癌や dysplastic nodule などの肝細胞性病変は Kupffer 細胞を有しており，SPIO を肝実質と同程度に取り込む場合があり，描出が困難な場合がある[4]．

　慢性肝障害にみられる動脈門脈短絡（A-P shunt）は SPIO 造影剤の取り込み低下を示すことは少ない[5]．一方，HCC は低〜中分化であれば SPIO 取り込み低下（T2 強調画像や T2*強調画像では周囲の肝実質のような信号低下はみられず，相対的に高信号となる）を示すため鑑別に有用とされる．

❸ Gadolinium ethoxybenzyl diethylenetriamine pentaacetic acid（Gd-EOB-DTPA；ガドキセト酸ナトリウム）造影 MRI

　2008 年 1 月よりわが国で使用可能となった肝細胞特異性 MRI 造影剤，Gd-EOB-DTPA（EOB・

プリモビスト®）は，肝・胆道系に分布するGd造影剤であり投与量の約40％は肝細胞に取り込まれた後に胆汁中に排泄され，残りは腎臓から排泄される[6]．高度な肝腫瘍検出能を有し，早期の肝癌を検出するという観点で非常に注目度の高い造影剤である[7,8]．また欧米では転移性肝癌の検出目的としても使用されている[9]．

この造影剤はSPIO造影剤と異なり静注直後は細胞外液性の造影剤と同様の体内動態を示すためにdynamic studyが可能であり，動脈性血流の評価が可能なため，多血性HCCの診断に有用である．Gd-EOB-DTPAは血漿中のr1（T1緩和度）や投与量の関係上，Gd-DTPAよりもdynamic studyの増強効果は小さいとされる．したがって多血性HCCの早期濃染をとらえるためには，動脈相のタイミングを的確に合わせる必要がある．またGd-EOB-DTPAは血中から速やかに消失するため，平衡相での血液プール効果による質的診断（血管腫などの鑑別）に注意を要する．Gd-EOB-DTPA投与後20～45分で肝細胞機能を有さないために造影されない腫瘍と造影される肝実質のコントラストが強くなる肝細胞相の腫瘍検出能は非常にすぐれている．

7 造影US

造影超音波とは超音波を反射する微小気泡（マイクロバブル）を投与することによって，臓器・腫瘍の詳細な血流動態やKupffer細胞への取り込みを画像化するものである．超音波装置から送信された超音波が血中の微小気泡にあたると，気泡は共振，崩壊するため，これにより発生する超音波（二次高調波；セカンドハーモニック）を受信し断層画像をつくる．わが国ではLevovist®（ガラクトースパルミチン酸）とSonazoid®（ペルフルブタン）を使用することができるが，現状としてはSonazoid®の使用頻度が高く，肝細胞癌や転移性肝癌の診断などに用いられている（図4）．

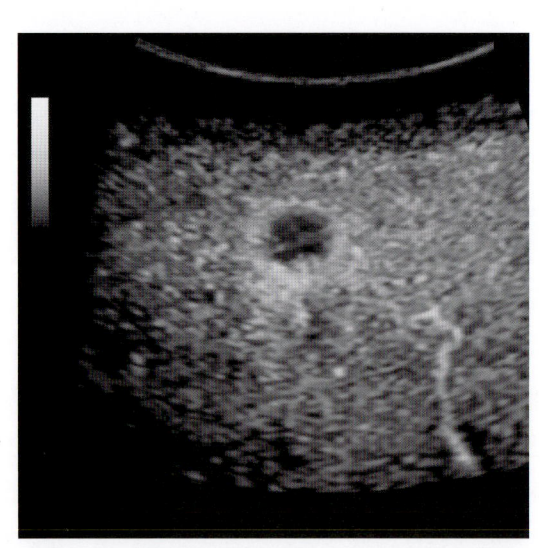

▶図4 転移性肝癌の造影超音波像（超音波造影剤としてSonazoid®使用）

55歳，男性．肝S8に1cm大のリング状濃染を示す結節が認められる．造影エコーの血管相（vascular phase）で撮像された転移性肝癌の造影超音波画像である．Sonazoid®はまず血管に分布したのち，肝特異性造影剤としてKupffer細胞に取り込まれる．超音波検査は造影剤を用いない検査としても有効であるが，造影剤を使用することで病変の質的診断も可能となる．

❶ Levovist（ガラクトースパルミチン酸）造影エコー

　Levovistの有効本体は，ガラクトースの溶解により発生し，パルミチン酸により安定化された空気の微小気泡（安定化微小気泡）である．検査前に懸濁液の調製を行う必要があり，注射用水を加えると微粒子の隙間に保持されていた空気が溶液中に放出され，微小気泡が発生する．この気泡は短時間で壊れてしまうが，パルミチン酸は気泡の周りに膜を作ることで，容易に気泡が壊れないようにしている．微小気泡がLevovist®の有効本体であり，超音波を反射する元となる．一般にこの造影剤は高音圧下で観察するため，1回の造影剤投与に対して短時間しか検査を行うことができず繰り返しの検査ができない．

❷ Sonazoid（ペルフルブタン）造影エコー

　ペルフルブタンガスを水素添加卵黄ホスファチジルセリンナトリウムで安定化した微小気泡を有効成分としており，検査前に懸濁液の調製を行う必要があるのはLevovist®と同様である．Levovist®と異なる点として，この造影剤は低音圧下で観察するため，1回の造影剤投与に対して長時間の観察が可能で繰り返しの検査を施行できる．

section 3　造影剤の副作用

　造影剤の副作用は，まず用量依存性であるか非依存性であるかに大別できる．用量依存性の副作用とは，主に造影剤の化学毒性に起因し，まず腎毒性があげられる．多くの造影剤は腎臓を経由して尿中へ排泄されるため，より多くの造影剤を使う検査では腎に与える負担が増える．このほかに熱感や循環器系への影響があげられる．

　用量非依存性の副作用とは，造影剤の投与量に関係なく発現する副作用で，抗原抗体反応，ヒスタミン遊離作用，補体系，凝固系，キニン系，線溶系などの急性活性化反応，精神心理学的要因の関与などが考えられている．用量非依存性副作用の例として，アナフィラキシー様反応があるが，その発現メカニズムについては明確でないことが多い．

1　即時型副作用

　即時型副作用は造影剤注入開始から約1時間以内に発生するものを指すが，造影剤注入中や直後が最も多い．症状として多いのは，発疹，発赤，搔痒感，蕁麻疹，嘔気，嘔吐，くしゃみなどであるが，稀に重篤なものとして気管支痙攣，顔面/喉頭浮腫，低血圧性ショック，痙攣，心停止などがある．アナフィラキシー様反応には急速な血圧低下から心停止に至る場合，喉頭や気道の浮腫による呼吸不全に至る場合がある．重篤な副作用には前駆症状がしばしばみられるため，被検者の訴えを重要視することが大切であると同時に，これらの症状への対策（救急医との連携方法も含め）は各施設で検討されなければならない．

2　遅発型副作用

　造影剤による多くの副作用は即時型の反応であるが，即時型に対して遅い時間帯に発現する副作用

を遅発型副作用といい，造影剤注入後1時間以降で発現するものを指すが，数日後に発現する場合もある．一般に治療を要するものは少なく，頭痛，悪心等の主観的ないしは不定愁訴，発疹，かゆみ，蕁麻疹などの皮膚症状，倦怠感，食欲低下などの症状がある．稀に遅発性ショックのような重篤な副作用の報告もある．遅発性副作用として発疹・発赤，皮膚のかゆみといった皮膚系の症状が多い．遅発性副作用の発現率は約8％とされている．

3 MRI造影剤の副作用

❶ ガドリニウム系MRI造影剤の副作用

ガドリニウム系MRI造影剤は投与量が少なく，ヨード系造影剤に比して副作用の頻度は少ないが，ヨード系と同じような副作用を起こすことはある．副作用危険因子として表5に示すようなものがある．長年のガドリニウム系MRI造影剤使用経験の副作用報告より，喘息既往歴，MRI造影剤の副作用歴，ヨード造影剤の副作用歴，アレルギー歴が危険因子として認識されている[10]．

▶表5　ガドリニウム系MRI造影剤の副作用危険因子

- 喘息既往歴
- MRI造影剤の副作用歴
- ヨード造影剤の副作用歴
- アレルギー歴

Gd-DTPAなどの細胞外液性造影剤（Gd製剤）は，その成分または他のガドリニウム系造影剤に対し過敏症の既往歴がある患者には投与できない．また，気管支喘息の患者，一般状態が極度に悪い患者のほか，高度な腎機能低下患者にも原則禁忌である．特に糖尿病や腎疾患の既往がある場合は腎機能に与える影響が大きく，腎性全身性線維症（nephrogenic systemic fibrosis：NSF）の発生に注意を要する．NSFとは，1997年に提唱された疾患で，皮膚が線維化する異常が腎不全患者のみに発症したことから，以前は腎性線維化性皮膚症（nephrogenic fibrosing dermopathy：NFD）と呼ばれていた．発症機序は不明ながら，2006年に重症腎障害患者のMRI検査におけるガドリニウム含有造影剤使用と関連づけられた[11]．NSFの臨床的特徴は，初発症状が疼痛，搔痒感，腫脹，紅斑などで，通常は下肢から発症する．皮膚と皮下組織は肥厚し，筋肉，横隔膜，心臓，肝臓，肺などの臓器の線維化をきたし，ある一定の確率で死亡症例もある．糸球体濾過量（glomerular filtration rate：GFR）が30 ml/分/1.73 m^{2}以下の患者や透析患者，肝移植を行った患者などは高リスク群とされ，GFRが30〜59 ml/分/1.73 m^{2}の患者や1歳以下の小児もリスク群とされている．

❷ SPIO造影MRIの副作用

SPIO造影剤は超常磁性酸化鉄剤であるため，鉄注射剤に対して過敏症の既往歴がある患者，ヘマクロマトーシスなどの鉄過剰症の患者，出血している患者には禁忌となる．

❸ Gd-EOB-DTPA造影MRI

細胞外液性造影剤（Gd製剤）と同様，ガドリニウム系造影剤に対して過敏症の既往歴のある患者には禁忌となる．また一般状態が極度に悪い患者や気管支喘息の患者も原則禁忌である．ただし，細胞外液性造影剤（Gd製剤）に比して体重当たりに投与されるガドリニウムの濃度が4分の1であること，腎臓と肝臓の2系統での排泄系があることより，腎臓への負荷は少ないと考えられている．

おわりに

造影剤の重要性はX線発見と時を同じくして認識され，その有効性を享受するために，長年にわたり造影能の向上（濃度の最適化）や製剤の安全性の向上（低浸透圧・非イオン性の造影剤などによる副作用の軽減）が図られてきた．また，臨床の場でも投与法（トータルもしくは単位時間の投与ヨード量など）や撮像タイミングの最適化が検討されてきた．

今後も多くの新しいコンセプトの造影剤が診断領域に登場し，診断能が向上すると思われる．

文 献

1) Okada M, et al: The value of drip infusion cholangiography using multidetector-row helical CT in patients with choledocholithiasis. Eur Radiol 15: 2140-2145, 2005.
2) Araki T, et al: Dynamic CT densitometry of hepatic tumors. AJR Am J Roentgenol 135: 1037-1043, 1980.
3) Tanimoto A, et al: Superparamagnetic iron oxide-enhanced MR imaging for focal hepatic lesions: a comparison with CT during arterioportography plus CT during hepatic arteriography. J Gastroenterol 40: 371-380, 2005.
4) Imai Y, et al: Superparamagnetic iron oxide-enhanced magnetic resonance images of hepatocellular carcinoma: correlation with histological grading. Hepatology 32: 205-212, 2000.
5) Mori K, et al: Arterioportal shunts in cirrhotic patients: evaluation of the difference between tumorous and nontumorous arterioportal shunts on MR imaging with superparamagnetic iron oxide. AJR Am J Roentgenol 175: 1659-1664, 2000.
6) Hamm B, et al: Phase I clinical evaluation of Gd-EOB-DTPA as a hepatobiliary MR contrast agent: safety, pharmacokinetics, and MR imaging. Radiology 195: 785-792, 1995.
7) Kogita S, et al: Gd-EOB-DTPA-enhanced magnetic resonance images of hepatocellular carcinoma: correlation with histological grading and portal blood flow. Eur Radiol 20: 2405-2413, 2010.
8) Okada M, et al: Comparison of enhancement patterns of histologically confirmed hepatocellular carcinoma between gadoxetate-and ferucarbotran-enhanced magnetic resonance imaging. J Magn Reson Imaging 32: 903-913, 2010.
9) Zech CJ, Herrmann KA, Reiser MF, Schoenberg SO: MR imaging in patients with suspected liver metastases: value of liver-specific contrast agent Gd-EOB-DTPA. Magn Reson Med Sci 6: 43-52, 2007.
10) Nelson KL, et al: Clinical safety of gadopentetate dimeglumine. Radiology 196: 439-443, 1995.
11) Kuo PH, et al: Gadolinium-based MR contrast agents and nephrogenic systemic fibrosis. Radiology 242: 647-649, 2007.

14 放射線物理学

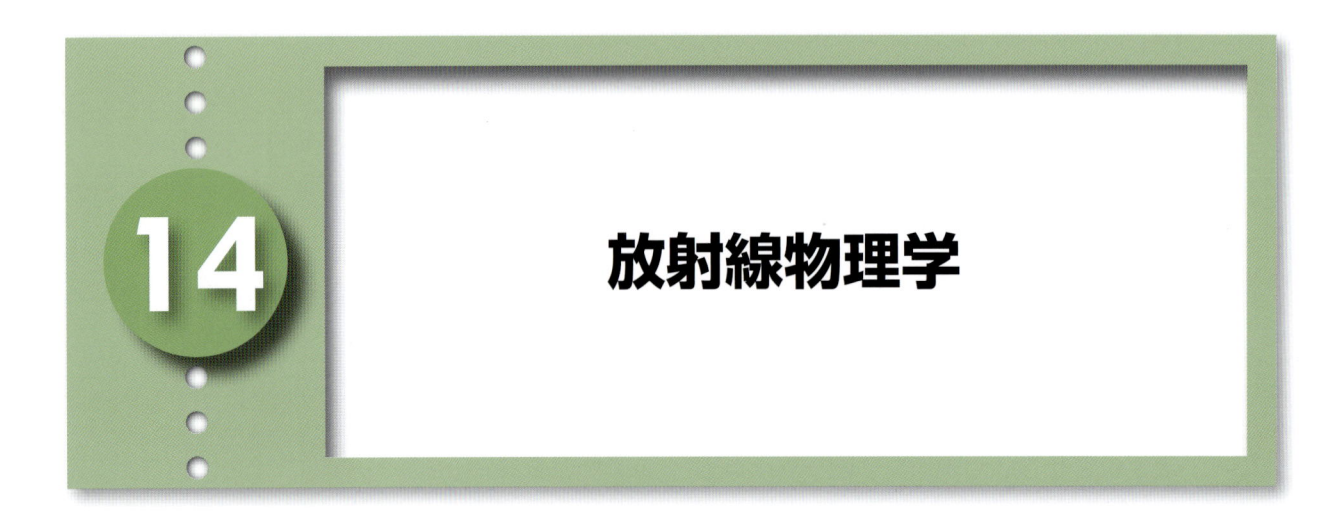

本章では放射線診断および治療を行うにあたり必要な放射線物理学の基礎を述べる．

section 1 放射線の種類と性質

　放射線（radiation）とは，空間および物質を通じて，エネルギーを伝える能力をもつ電磁波および粒子線として定義される．放射線医学で利用される放射線は，一般に電離放射線（ionizing radiation）と呼ばれ，物質を電離する能力を有する光子または粒子の集まりのことを指す．電離（ionization）とは，物質内の原子核の周りを回っている軌道電子をその束縛エネルギーから解放し，軌道の外側に放出させることである．それに対して，軌道電子を電離できず外側の軌道に上げるだけのことを励起（excitation）という．電離する能力をもたない放射線を非電離放射線（non-ionizing radiation）という．表1に主な放射線の種類を示す．

　光子線（photon）とは電磁波のことであり，X線およびγ線は電離能力を有するエネルギーをもった電磁波であるため，電磁放射線（electromagnetic radiation）という．電磁波にはほかに赤外線，可視光線，紫外線などが含まれるが，これらはX線やγ線と比べてエネルギーが低く，電離する能力をもたない．電磁波の主な物理的性質として，質量（mass）および電荷（charge）をもたない，真空中での速度はどんな電磁波であっても光速度 c_0（$=3.0\times10^8$ m/s）である，があげられる．電磁波のエネルギー E は振動数（周波数）ν に比例しており，以下の式で与えられる．

　　$E=h\nu$

ここで h はプランク定数（Planck's constant）と呼ばれる定数であり，$h=6.626\times10^{-43}$ J·s である．

▶表1　放射線の種類と分類

放射線	電離放射線	光子線	X線，γ線
		粒子線 荷電粒子	電子線，陽子線，α線，β線，重イオン（Heより重い原子核），π中間子（$\pi^\pm$）など
		非荷電粒子	中性子，π中間子（π^0）など
	非電離放射線	可視光，紫外線，マイクロ波など	

電磁波の速度は光速度 c であるため，電磁波の波長 λ との間に以下の式が成り立つ．

$\nu\lambda = c$

上の2式より波長が短い電磁波ほどエネルギーが高いことがわかる．エネルギーが高いほど物質の深部まで到達できる．なお，X線とγ線の違いはその発生過程のみであり，物理的性質は同じである．X線は原子核外で，γ線は原子核内で発生する光子線のことを指す．

粒子線（particle）は運動エネルギーをもった粒子の集まりであり，電子線（electron），陽子線（proton），中性子線（neutron），α線（α ray），β線（β ray），重粒子線（heavy particle）などがある．光子とは違い，粒子は質量をもっている．電子や陽子など電荷をもっている粒子を荷電粒子（charged particle），中性子などの電荷をもっていない粒子を非荷電粒子（uncharged particle）という．

section 2　X線の発生機構

放射線診断および放射線治療で最も利用される放射線はX線である．

X線はエネルギーをもった電子を物質と衝突させることにより発生する．衝突させる電子のエネルギーが高いほど，発生するX線の平均エネルギーも高くなる．発生するX線には特性X線と制動X線の2種類がある．特性X線は電子が衝突する物質固有のエネルギーをもっている．それに対して制動X線は連続的なエネルギー分布をもつ．これらについては後述する．発生するX線の85%以上が制動X線である．

診断用X線はX線管（X-ray tube）から得る．X線管内には陰極（cathode）と陽極（anode）がある．陰極にあるフィラメントを加熱するとX線を発生するのに必要な電子が発生する．金属を加熱して電子が放出されることを熱電子放出（thermionic emmission）といい，発生する電子を熱電子（thermoelectron）という．発生した熱電子は電圧をかけられ加速する．高い電圧をかければ，その分電子の速度は大きくなり，その結果大きな運動エネルギーをもつ．エネルギーをもった熱電子は陽極にある金属ターゲットに衝突し，X線を発生させる．ターゲットには主にタングステンが用いられる．陰極・陽極間の電圧を管電圧（tube voltage）といい，これが高いほどよりエネルギーの高いX線を発生することができる．エネルギーの単位はeV（エレクトロンボルト）で，1 eVは1個の電子を1 Vの電圧で加速したときに得られるエネルギーである．一般に診断用X線の管電圧は50〜125 kVである．また，陰極のフィラメントから陽極のターゲットまで流れる電子の数を管電流（tube current）という．

治療用X線は，診断用X線に比べてエネルギーが大きいため，電子をより加速させる必要がある．しかし単に電圧をかけることにより加速して得られるエネルギーには限界がある．そのため高周波で発生する電場を利用して加速する．治療用X線の電子の加速電圧は4〜20 MVである．線形加速器（linear accelerator；リニアック；Linac）とは，現在の放射線治療で最も使われている電子の加速器で，高周波の電場により電子を直線上で加速させる装置である．なお，加速器とは電子や陽子などの荷電粒子を真空中で加速する装置であり，加速の原理や構造によってさまざまな種類がある．

section 3　放射線と物質の相互作用

　放射線が物質中に入射すると，物質中でさまざまな相互作用（interaction）を多数回繰り返してそのエネルギーを失い，方向を変えながら減衰していく．エネルギーの失い方や減衰は放射線の種類や入射エネルギーによって異なる．このような性質を理解するには，1個の光子や粒子が物質中の原子とどのような相互作用を起こすかを理解することが重要である．

1　光子と物質との相互作用

　光子と原子との相互作用には，干渉性散乱，光電吸収，コンプトン散乱，電子対生成，および光核反応がある．どの反応が支配的に起こるかは主に入射光子のエネルギーによって決まる．放射線診断および治療領域のエネルギーで重要となるのは光電吸収，コンプトン散乱，電子対生成である．図1にそれらの模式図を示す．

❶ 干渉性散乱

　入射光子のエネルギーが数～10 keV程度と低い時，光子が原子にあたると，原子の軌道電子が入射光子と同じ振動数で振動を始める．振動を始めた電子はその振動エネルギーと同じ振動数をもつ散乱光子を放出する．すなわち光子だけでみると，入射光子は原子を電離や励起させることなく，入射エネルギーを保ったまま進行方向のみを微小に変化させるだけの散乱を起こしたことになる．これを干渉性散乱（coherent scattering）と呼ぶ．原子に束縛されている軌道電子に対する干渉性散乱をレイリー散乱（Rayleigh scattering），自由電子に対する干渉性散乱をトムソン散乱（Thomas scattering）という．このような低エネルギーの光子は原子とエネルギーの授与を行わな

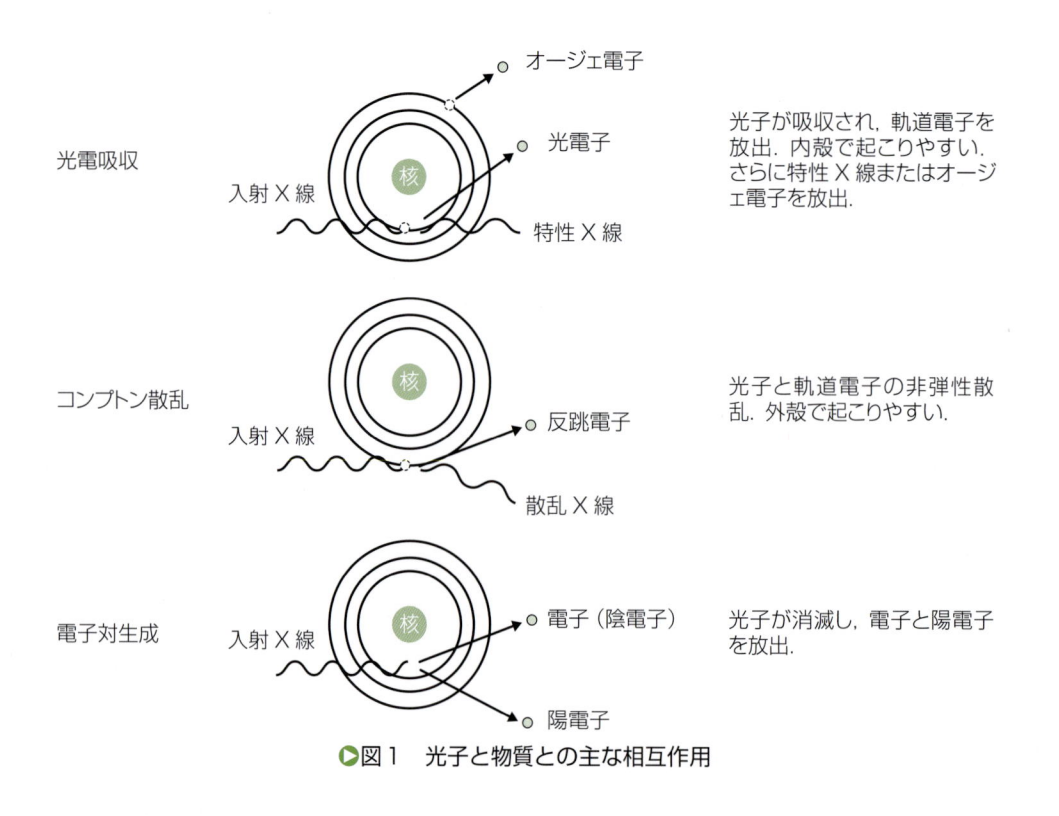

▶図1　光子と物質との主な相互作用

いため，干渉性散乱自体が生体へ影響を与えることはない．

❷ 光電吸収

放射線診断領域で用いられるエネルギーが100 keV以下の光子の主な相互作用は光電吸収である．keV領域のエネルギーをもつ光子が物質に入射すると，光子のエネルギーはすべて原子に吸収され，そのエネルギーによって軌道電子が放出される．エネルギーを失った入射光子は消滅する．これを光電吸収（photoelectric absorption），または光電効果（photoelectric effect）という．

軌道電子が放出されることにより，その軌道内に空位ができ，外側の軌道電子が落ち込む．外側の軌道から内側の軌道に電子が落ち込むと，軌道の結合エネルギーの差だけエネルギーが余る．その余分なエネルギーは，後述する特性X線またはオージェ電子として原子の外部へ放出される．ただし，これらはエネルギーが低く物質中で吸収される．

光電吸収が起こる確率は，物質の原子番号に非常に強く依存する．すなわち，keV領域のX線は原子番号が大きい物質ほどよく吸収される．したがって，たとえば100 keV程度のX線を遮蔽する場合であれば，鉛などの高原子番号の物質が適しているといえる．一方，光子のエネルギーが高くなると，その発生確率は急激に減少する．これはエネルギーが高くなると光子が消滅しにくくなるためである．その場合，光電吸収に代わってコンプトン散乱が起こる．

❸ コンプトン散乱

放射線治療で用いられるMeV領域の高いエネルギーをもつ光子ではコンプトン散乱が主な相互作用になる．入射光子のエネルギーが高くなると，原子の結合エネルギーが相対的に無視できるようになり，軌道電子は自由電子とみなせる．入射した光子は自由電子と衝突し，進行方向を変化させる．一方，自由電子は衝突によりエネルギーを与えられ跳ね飛ばされる．この散乱をコンプトン散乱（Compton scattering）という．

コンプトン散乱の起こる確率は，原子番号にほとんど依存せず，入射光子のエネルギーの増大とともに減少する．どの物質でも光子のエネルギーが100 keV～10 MeVではコンプトン効果が顕著な相互作用となる．

❹ 電子対生成

光子のエネルギーが10 MeVより高くなると，電子対生成が主な相互作用になる．入射した光子が原子核などのクーロン場で消滅し，電子と陽電子が生成される現象を電子対生成（pair production）という．光子は電子と陽電子の2個の電子を作り出さなければならないため，電子の静止質量の2倍のエネルギーである1.022 MeV以上のエネルギーをもっていなければならない．1.022 MeV以上の余ったエネルギーは生成された電子に分配される．電子対生成の起こる確率は，物質の原子番号の2乗に比例する．

❺ 光核反応

光子のエネルギーが原子核内の結合エネルギーより大きい時，原子核が光子のエネルギーをすべて吸収し，励起された原子核から中性子，陽子，中間子などを放出する．これを光核反応（photonuclear reaction）という．エネルギーを失った入射光子は消滅する．なお，1核子あたりの結合エネルギーは，質量数が12（^{12}C）以上からほぼ8 MeVである．

2　電子と物質との相互作用

数 eV～数十 MeV のエネルギーをもった電子と物質との相互作用には，弾性散乱，非弾性散乱，放射損失がある．

❶ 弾性散乱

弾性散乱（elastic collision）とは，入射した電子が物質内の原子にエネルギーを与えることなく，進行方向のみ変える散乱過程である．これは電子の質量が原子と比べて小さいためであり，原子の電場との相互作用の結果として電子は原子にエネルギーを授与する前に跳ね飛ばされる．

❷ 非弾性散乱

非弾性散乱（inelastic collision）とは，入射した電子が物質内の原子を励起あるいは電離させることにより，エネルギーを失う散乱過程である．このエネルギーの減少を衝突損失（collision loss）という．励起された原子は，与えられたエネルギーを可視光あるいは熱の形で放出する．一方，電離された原子は陽イオンとなり，放出された電子は周囲の原子と衝突してエネルギーを失っていく．この放出された電子を二次電子（secondary electron），またはδ線（δ ray）という．

❸ 放射損失

入射した電子が原子の内殻の軌道電子を電離した場合，その空いた軌道に外側の軌道電子が落ち込む．内側の軌道は外側の軌道よりエネルギー準位が低いため，電子の遷移により余ったエネルギーはX線として原子外に放出する．このX線を特性X線（characteristic X ray）という．一方，入射した電子が原子核の近傍を通過した場合，原子核の電場によりエネルギーを失い，その進行方向が曲げられる．失われたエネルギーはX線として放出される．放出されたX線を制動放射線（bremsstrahlung），あるいは阻止X線という．特性X線および制動放射線による電子のエネルギーの減少を放射損失（radiation loss）という．特性X線は軌道のエネルギー準位の差による一定のエネルギーをもっている．それに対して，制動放射線は連続的なエネルギー分布を示す．

特性X線を放出するかわりに，外殻の軌道電子がエネルギーを受け取って放出されることがある．これをオージェ効果（Auger effect）といい，放出される電子をオージェ電子（Auger electron）という．一般に物質の原子番号が大きいほど，オージェ電子より特性X線の放出の割合のほうが大きくなる．

物質に入射した電子は，弾性散乱および非弾性散乱によってその進行方向が変えられ，衝突を繰り返した結果，ジグザグに運動する．また，衝突損失および放射損失によりエネルギーを失い，すべてのエネルギーを失って最終的に静止する．物質中に入射してから静止するまでの距離を飛程（range）という．また，何回も散乱を繰り返すことを多重散乱（multiple scattering）という．散乱を繰り返すことにより，入射方向に対して90°向きを変えることがある．これを後方散乱（back-scattering）という．

3　重荷電粒子と物質との相互作用

陽子やα線，炭素イオンなど，電子より質量の大きい荷電粒子を重荷電粒子（heavy charged particles）という．電子も含め荷電粒子が物質に入射すると，原子の軌道電子との衝突による電離あるいは励起，原子核との衝突による反跳によりそのエネルギーを失う．これら荷電粒子のエネルギー損失

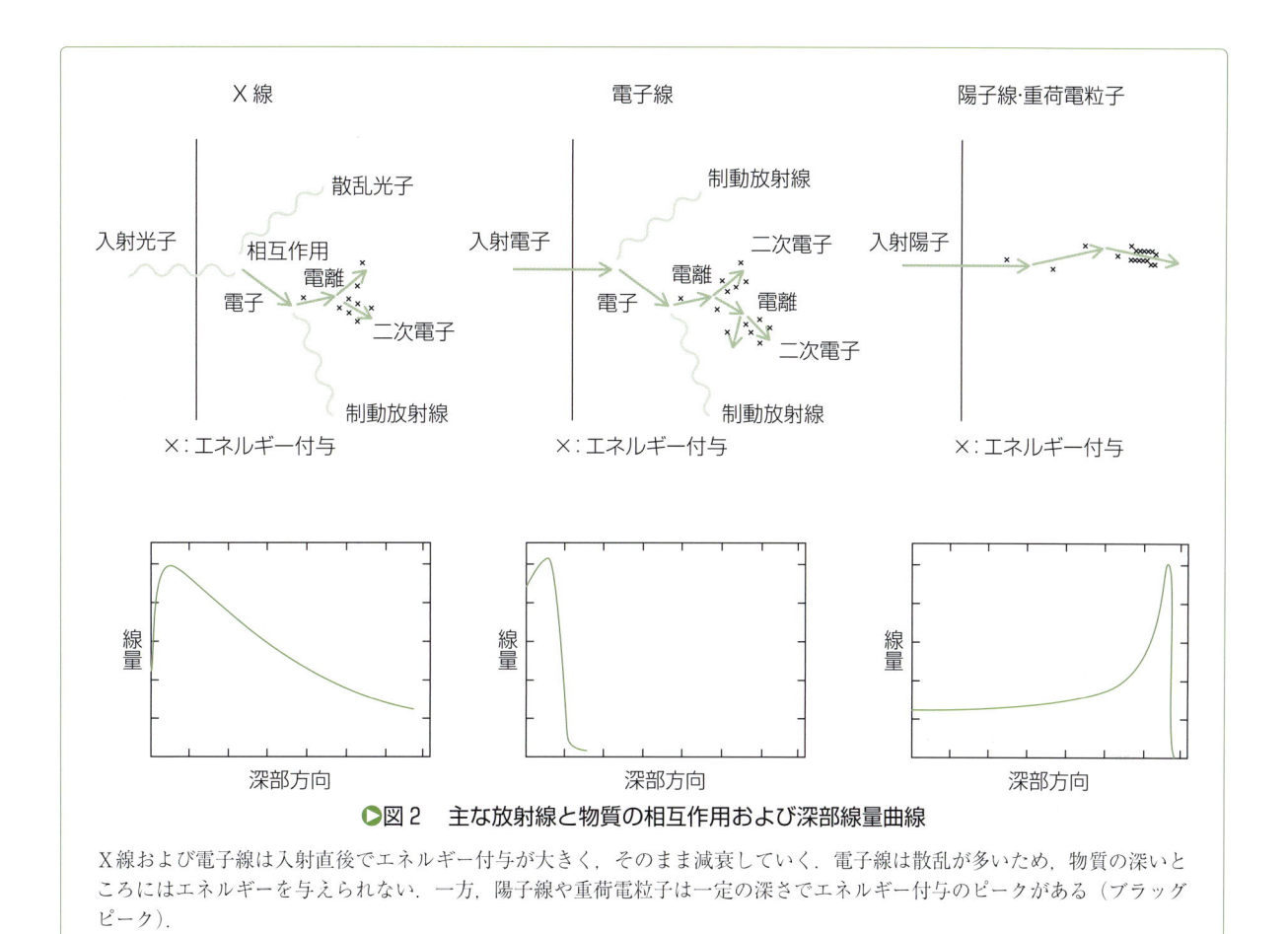

図2　主な放射線と物質の相互作用および深部線量曲線

X線および電子線は入射直後でエネルギー付与が大きく，そのまま減衰していく．電子線は散乱が多いため，物質の深いところにはエネルギーを与えられない．一方，陽子線や重荷電粒子は一定の深さでエネルギー付与のピークがある（ブラッグピーク）．

を阻止能（stopping power）という．

　重荷電粒子の質量は，原子内の軌道電子の質量に比べて大きいため，1回の衝突により失うエネルギーは小さく，偏向も受けない．その結果ある距離まではほぼ直線的に物質中を進む．しかし，エネルギーが減弱し，速度が遅くなると急激に電離を起こしてエネルギーを一気に失う．エネルギーがなくなるとその場で止まる．止まる直前の電離のピークをブラッグピーク（Bragg peak）という．重粒子を用いた放射線治療では，少しずつ飛程の異なるビームを重ね合わせることによりブラッグピークを広げ，病巣の位置と大きさに合わせた一様な照射を行う．この拡大したブラッグピークを拡大ブラッグピーク（spread-out Bragg peak：SOBP）という．図2にX線および電子線と重荷電粒子の物質へのエネルギー付与の違いを示す．

4　中性子と物質との相互作用

　中性子は電荷をもたないため，原子核や軌道電子の電場に影響されず，直接に弾性散乱および非弾性散乱を起こしながらエネルギーを失っていく．エネルギーが小さくなり速度が遅くなると，周りの原子核に捕獲される．中性子を捕獲した原子核は核反応，核分裂を起こす．

　ホウ素（^{10}Ba）と熱中性子（エネルギーが常温で約0.025 eVの中性子）の反応を利用した放射線治療がホウ素中性子捕捉療法（boron-neutron capture therapy：BNCT）である．^{10}Baと熱中性子との核反応でα粒子（^{4}He）が生じる．このα粒子の組織内での飛程は10〜14 μmで癌細胞1個の直径に

相当する．癌細胞に特異的に集積するホウ素化合物を体内に取り込み，熱中性子線を照射すると癌細胞のみが選択的に殺傷されるという原理である．

section 4　原子核と放射能

放射線源には，前述したX線管や加速器のほかに放射性同位元素がある．ここでは，放射性同位元素の崩壊によって放出される放射線について簡単に述べる．

1　原子核の構造

原子核は陽子（proton）と中性子（neutron）から構成されている．陽子と中性子を合わせて核子（nucleon）と呼ぶ．陽子の数を原子番号（atomic number），陽子と中性子の数の合計を質量数（mass number）という．一般的に原子番号をZ，質量数をA，中性子の数をNで表し，これらの関係は$A=Z+N$である．物質を構成する元素は原子番号，つまり陽子の数によって分類される．また，原子番号と質量数で分類される原子を核種（nuclide）という．

原子核は$^A_Z X$のように表記される．元素記号Xの左上に質量数A，左下に原子番号Zを書く．たとえば原子番号27，質量数60のコバルト（Co）であれば$^{60}_{27}$Coと表記される．原子番号は元素記号で決まるので省略されることも多い．

原子番号が等しく，質量数が異なる元素同士を同位元素（同位体，isotope）と呼ぶ．同位元素のうち，放射線を放出するものを放射性同位元素（radioisotope：RI）という．

2　原子核の崩壊

原子核には安定なものと不安定なものがある．安定な原子核は陽子と中性子に働く核力（nuclear force）によって，陽子間に働くクーロン斥力とバランスをとって安定構造を保っている．しかしこの安定が崩れた不安定な原子核は，放射線としてエネルギーを放出して別の原子核に変わってしまう．これを原子核崩壊（radioactive decay）または原子核壊変（radioactive disintegration）という．このような現象を起こす元素が放射性同位元素である．

1秒間に崩壊する核の数を放射能（activity）という．放射能の単位はベクレル［Bq］である．古い単位としてキュリー［Ci］も用いられることがある．1 Ci=3.7×10^{10} Bqである．

ある時間tに不安定な核がN個あるとき，時間Δtの間に崩壊して減少する核の数$-\Delta N$は，

$$-\Delta N = \lambda N \Delta t$$

となる．λは核種固有の定数で崩壊定数（decay constant）という．この式は1つ1つの核の崩壊が確率的であることを表している．崩壊前（時間$t=0$）の核の数をN_0として，上式を積分すると，

$$N = N_0 e^{-\lambda t}$$

を得る．この式は崩壊により核の数は指数的に減少することを表している．崩壊前の核の数が崩壊によりちょうど半分の数になるまでの時間を半減期（half life）という．上式で$N_0=1$，$N=1/2$として解くと半減期Tは，

$$T=\frac{\log 2}{\lambda}=\frac{0.693}{\lambda}$$

である．$1/\lambda$を平均寿命（average life）という．

原子核の主な崩壊形式には，α粒子を放出するα崩壊，β粒子を放出するβ崩壊，γ線を放出するγ崩壊（γ線放射）がある．図3にそれぞれの模式図を示す．

❶ α崩壊

α崩壊（α decay）は原子核からα粒子，つまりヘリウムの原子核（$^4_2$He）を放出する反応である．崩壊により原子核は，質量数が4，原子番号が2だけ小さくなった核になる．崩壊前の核種を親核種，崩壊後の核種を娘核種と呼ぶ．親核種をX，娘核種をYとすると，α崩壊は以下のように表される．

$$^A_Z X \longrightarrow {}^{A-4}_{Z-2}Y + {}^4_2\text{He}$$

❷ β崩壊

β崩壊（β decay）には，β^-崩壊とβ^+崩壊の2種類の崩壊形式がある．

β^-崩壊は核内の中性子が陽子に変化し，電子（β^-粒子）を放出する反応である．中性子が陽子に変わるため，核の原子番号が1上がり，質量数は変わらない．つまりβ^-崩壊は以下のように表せる．

$$^A_Z X \longrightarrow {}^{A}_{Z+1}Y + {}^{0}_{-1}e$$

ここで$^{0}_{-1}e$は電子を表す．

β^+崩壊は，その逆で核内の陽子が中性子に変化し，陽電子（positron）（β^+粒子）を放出する反応である．陽電子は正の電荷をもった電子の反粒子であり，電荷の正負を除けば，質量や電荷量は電子に等しい．陽子が中性子に変わるため，核の原子番号は1下がり，質量数は変わらない．β^+崩壊は以下のように表せる．

$$^A_Z X \longrightarrow {}^{A}_{Z-1}Y + {}^{0}_{1}e$$

ここで$^{0}_{1}e$は陽電子を表す．

β^+崩壊の一種として，陽電子を放出するかわりに原子の軌道電子を核内に取り込み，陽子が中性子に変わる反応がある．これを電子捕獲（electron capture：EC）という．β^+崩壊と同様に陽子が中性子に変わるため核の原子番号は1下がる．電子捕獲は以下のように表せる．

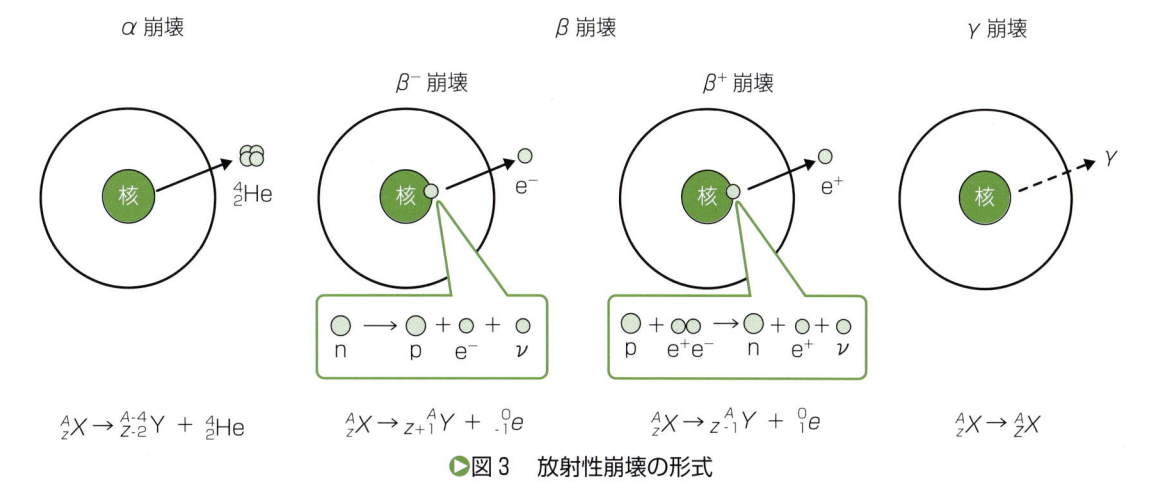

○図3　放射性崩壊の形式

β^-崩壊では核の中性子が陽子，電子，ニュートリノになり，そのうち電子とニュートリノが放出される．β^+崩壊では核内で電子と陽電子が生成され，そのうちの電子が核内の陽子と反応し中性子に変わる．余った陽電子はニュートリノとともに放出される．

$$^A_Z X + ^{\ 0}_{-1} e \longrightarrow ^{\ A}_{Z-1} Y$$

　β^+崩壊の陽電子放出には，最低でも核内で電子と陽電子を作るだけのエネルギー（1.022 MeV）が必要であるため，崩壊によるエネルギーがそれより小さい場合では電子捕獲しか起こらない．

　β崩壊では，電子または陽電子だけでなく，電気的に中性な微粒子も放出される．この微粒子をニュートリノまたは中性微子（neutrino）という．ニュートリノはβ崩壊によりさまざまなエネルギーを受け取るため，β崩壊により生じるβ粒子は単一ではなく連続的なエネルギー分布を示す．

❸ γ崩壊（γ線放射）

　γ崩壊（γ decay）は不安定な原子核が核外にγ線を放出してエネルギー的に安定になる崩壊である．α崩壊やβ崩壊により生じた娘核種が不安定の場合，γ線を放出する．γ崩壊はα崩壊やβ崩壊と違い，原子番号も質量数も変わらない．

　一方，γ線を放出するかわりに原子の軌道電子を放出することにより安定になろうとする場合がある．これを内部転換（internal conversion：IC）といい，このとき放出される電子を内部転換電子という．原子番号が大きいほど，内部転換が起こる．

　放射性核種からα崩壊やβ崩壊に伴って放出されるγ線は，放射線治療や核医学検査で利用されている．たとえば，放射線治療の腔内照射や組織内照射で利用されるイリジウム192（^{192}Ir）は半減期73.83日でβ^-崩壊を起こし，平均エネルギー0.397 MeVのγ線を放出して安定になる．脳腫瘍の定位放射線照射装置ガンマナイフの線源であるコバルト60（^{60}Co）は，半減期5.26年でβ^-崩壊を起こし，エネルギー1.17 MeVおよび1.33 MeVのγ線を放出して安定になる．核医学検査ではエネルギーの低いγ線を放出する核種を用い，放出されるγ線を撮像する．また，PET（positron emission tomography）検査ではβ^+崩壊で放出される陽電子が陰電子と結合することにより発生する光子を検出している．この過程は電子対生成の逆過程であり，陽電子消滅という．

文　献

1）西臺武弘：放射線医学物理学．文光堂，2005．
2）新津守：はじめての放射線物理学．メディカルサイエンスインターナショナル，2008．
3）大塚徳勝，他：Q&A放射線物理　改訂新版．共立出版，2007．
4）福士政広：第1種放射線取扱主任者　マスター・ノート．メジカルビュー，2008．
5）大西洋，他：がん・放射線療法．篠原出版新社，2010．

15 放射線生物学

　近年は，医学のあらゆる分野で分子生物学的手法を用いた解析が行われており，臨床的に観察される多くの現象が分子レベル・遺伝子レベルで説明可能になってきている．放射線生物学もその例外ではなく，たとえばDNAの複製や修復に関与する遺伝子の突然変異によって，細胞の放射線感受性が高まるものが多く，放射線感受性の変化の程度は変異する遺伝子によっても異なることなども知られてきている．培養細胞や実験動物に対する放射線照射実験データに基づいた，いわゆる「古典的な」放射線生物学では，観察される現象を単純化して描写するのみで，そのメカニズムを十分に説明できていなかったことは否めない．

　しかし，臨床放射線医学の立場からみると，観察される放射線に対する細胞や生体の反応を説明する根拠としての古典的放射線生物学の意義はまだまだ大きい．その主な理由は2点ある．1つは，細胞の放射線感受性は多様な因子の複合的結果として観察される複雑な現象であり，単一の遺伝子や蛋白質だけによって引き起こされる現象としては説明がつけられないことである．また，もう1つは，生体内の組織や腫瘍塊を構成する細胞はモノクローナルに増殖したものではなく，組織ごとに放射線感受性が違うことに加え，同じ組織内でも細胞ごとに多彩な性質をもっているという点である．分子生物学的知見から推測される現象がそのまま *in vivo* でも観察できるとはかぎらず，臨床的判断の根拠の多くは，細胞・組織レベルでの観察に基づく放射線生物学に求めざるを得ないのである．したがって，本章では，いわゆる古典的な放射線生物学を中心に概説する．

section 1　放射線に対する細胞の反応

　放射線とは，空間中を伝搬するエネルギーのことであり，放射線のエネルギーが細胞内物質に付与されることで細胞は反応を起こす．細胞に対してエネルギーを付与する際の方法や量，時期により，細胞は多彩な反応を示す．診療で用いる放射線は特に電離放射線と呼ばれ，主に電離という現象を通して飛程上の分子にエネルギーを付与してゆく．

1 LET, RBE, OER

単位飛程あたりに放射線が損失する（＝周囲組織に投与される）エネルギーを線エネルギー付与（linear energy transfer：LET）といい，生物学的効果を評価するための客観的指標となる．一般にkeV/μm の単位で示す．重荷電粒子線および中性子線は高 LET 放射線であり，光子（X 線およびγ線），電子線，陽子線は低 LET 放射線に分類される．

同じ LET の放射線でも，生物学的反応が異なる場合があり，線質による生物学的な影響を示す指標を生物学的効果比（relative biological effectiveness：RBE）という．

$$RBE = \frac{ある生物学的効果を生じさせるのに必要な基準放射線の吸収線量}{同じ生物学的効果を生じさせるのに必要な着目放射線の吸収線量}$$

で示され，通常は基準放射線として 250 keV の X 線が用いられる．また，着目する生物学的効果によっても RBE は異なってくる．一般に RBE は LET に依存して上昇するが，LET が 100 keV/μm 程度でピークとなり，それ以上 LET が高い放射線では RBE はむしろ低下する[1]．RBE は X 線およびγ線，電子線では 1 であり，陽子線は約 1.1，重粒子線は 2～3，中性子線ではエネルギーに依存して大きく変化し，2～10 程度である（図1）．

細胞は，酸素の存在下で放射線照射を受けると，無酸素状態で照射された場合よりも生物学的効果が高くなる．これを酸素効果といい，酸素増感比（oxygen enhancement ratio：OER）を

$$OER = \frac{無酸素状態である生物学的効果を生じさせるのに必要な吸収線量}{酸素条件下で同じ生物学的効果を生じさせるのに必要な吸収線量}$$

で示す．X 線およびγ線の OER は約 2.5～3 である（図2）．LET が高くなるほど OER は減少し，LET が約 200 keV/μm 以上で OER は 1 となる[1]（図1）．

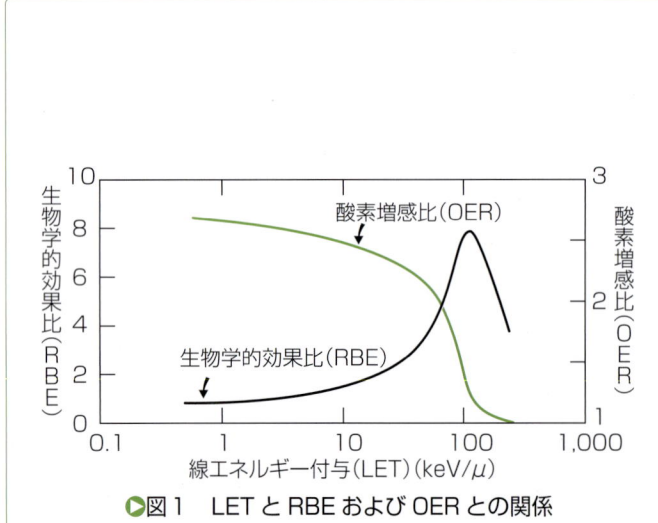

●図1 LET と RBE および OER との関係

基準とする生物学的指標によっても異なるが，LET が 100 keV/μm の近くで RBE は最大となり，それ以上 LET が大きくなると RBE は逆に減少する．LET が高くなるほど OER は減少し，LET が 200 keV/μm 付近で OER は 1 となる．

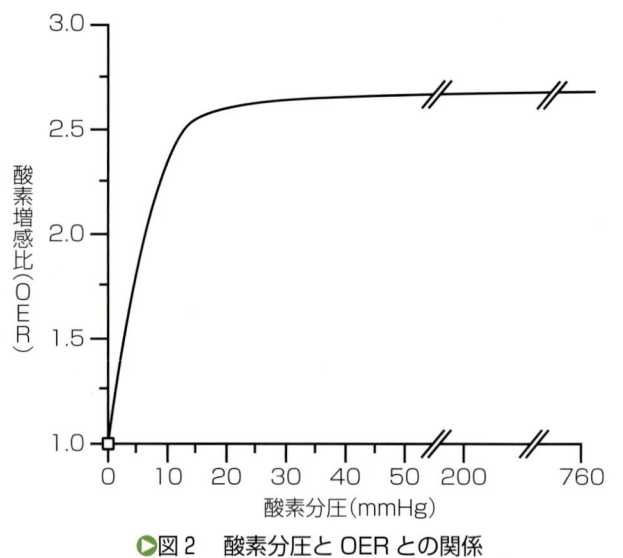

●図2 酸素分圧と OER との関係

酸素分圧 30～40 mmHg で OER はプラトーに達するので，空気条件下でも純酸素下とほぼ同じ放射線の生物学的効果が得られる．

2 直接作用と間接作用

　細胞外から照射された放射線の作用は，細胞の生存に重要な役割を果たしている細胞内物質を直接電離させる場合（直接作用；direct action）と，細胞内の標的以外の分子を放射線が電離し，それによって生じたラジカルなどが細胞内物質に影響を与える場合（間接作用；indirect action）との2つに大別される．直接作用にしても間接作用にしても，放射線が損傷する最終的な標的となる細胞内物質は基本的にはDNAである．ただし，放射線が細胞膜を損傷することによってもアポトーシスシグナル伝達系が活性化されることが知られており，標的がDNAのみではないことも現在では示されている．

　直接作用と間接作用との比率は放射線の線質によって異なり，中性子線や重粒子線といった高LET放射線では直接作用が中心となり，一般の診療で用いられる放射線の大半を占めるX線・γ線・電子線では，間接作用が中心となる．これらの放射線によって電離されるのは水分子である場合が多く，それによって生成されたヒドロキシラジカル（・OH）が，近傍に存在するDNAを傷害することによってDNA損傷を起こす．

3 細胞死の分類（分裂死と間期死）

　放射線照射後の細胞死は，分裂死（増殖死）と間期死に分けられる．分裂死は，放射線照射して1〜数回分裂した後に増殖を停止する細胞死である．これに対して，1回も細胞分裂を行わずに死に至ることを間期死という．正常細胞および癌細胞の細胞死の多くは分裂死であり，間期死はリンパ球などの放射線高感受性組織で照射直後に起きるアポトーシスがその代表である．最近は，プログラム細胞死と非プログラム細胞死とに分けることが多くなっており，前者の代表はアポトーシス，後者はネクローシスである．

　ただし，これらの分類法同士の対比もしくは分子生物学的なシグナル伝達との対応関係について，必ずしも統一した見解ができているわけではない．培養細胞でも生体内でも，上記分類のどれか1つだけが起きるわけではなく，多様な形態の細胞死が観察されることが知られている．

4 亜致死損傷回復 sublethal damage repair（SLDR）と潜在致死損傷回復 potentially lethal damage repair（PLDR）

　細胞には，放射線による障害から回復する能力がある．SLDRとは，ある放射線量を時間間隔をおいて2回に分けて培養細胞に照射した時に，1回で照射するよりも細胞の生存率が高くなる現象をいう．ElkindとSuttonが1965年に初めて報告したことから，SLDRはElkind回復とも呼ばれている．少量の放射線照射で細胞内の標的に損傷を生じても，その損傷が細胞に致死を起こすほど重篤ではなく，放射線量が高くなって複数の標的が同時に損傷されて初めて細胞は致死的になると考えられる．しかし，時間間隔をおいて分割して照射すると，標的に与えられた損傷は次の照射までの間に修復され回復してしまうために観察される現象である．

　また，放射線照射後に培養細胞をある条件下に置くことにより，通常の培養条件の場合よりも細胞の生存率が高くなる現象をPLDRという．PLDRが起きる条件とは，低温や低栄養，低酸素など，一般に細胞の増殖にとって不利な条件である．放射線により致死となるような損傷を受けた場合でも，

細胞をこのような環境に置くことで，細胞増殖が抑制されている間に損傷が修復されて致死的ではなくなったために生存率が上がるものである．

SLDRもPLDRも，放射線照射後2〜6時間程度で回復がほぼ完了する．この時間はDNA2本鎖切断の修復に要する時間に近いとされており，SLDRやPLDRが2本鎖切断の修復過程に関与している可能性が示唆される．

5 細胞周期と放射線感受性

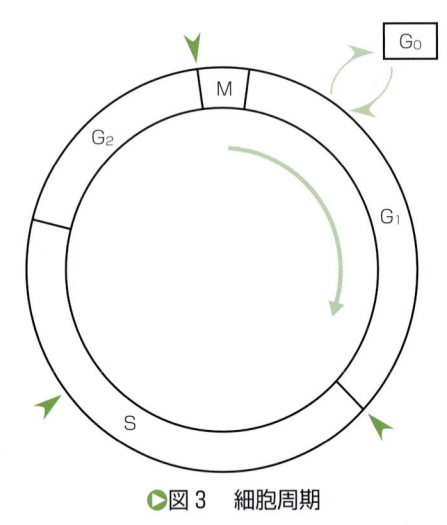

▶図3　細胞周期

細胞周期はM期，G₁期，S期，G₂期に分類され，G₁期の中で，特に細胞周期を停止していると考えられる時期をG₀期という．G₁/S期，S期，G₂/M期の3か所にチェックポイント（矢頭）があり，DNA損傷があればこれらのポイントで細胞周期を一時停止してDNAを修復する．

細胞は，1つの細胞から2つの細胞に分裂するという過程を繰り返しながら増殖している（図3）．細胞が2つに分裂する時期をM期（分裂期）と呼び，そのM期に先立ち，DNA複製によって染色体が2倍体から4倍体になる時期をS期（合成期）という．M期とS期の間の時期をG_1期といい，この時期には細胞内ではDNA合成の準備をしている．また，S期とM期の間の時期をG_2期と呼び，染色体の相同組み換えが行われている．また，G_1期の中で，細胞周期を停止していると考えられる時期が存在する場合があり，G_0期と呼ばれている．

細胞の放射線感受性は，放射線照射される時点で細胞周期のどの時期にあるかによって異なる．一般にG_2期後期〜M期が最も放射線感受性が高く，S期後期は逆に最も放射線感受性が低くなる．また，G_0期も放射線感受性は低い．

6 DNA修復と細胞周期停止

DNA損傷には多数の種類が知られているが，塩基損傷，鎖内架橋，DNA1本鎖切断，DNA2本鎖切断など，既知のどの種類のDNA損傷も放射線で生じる可能性があり，放射線に特徴的なDNA損傷はないとされている．その中で，放射線照射後の細胞生存に強く関わるDNA損傷はDNA2本鎖切断であり，これは非相同末端結合（non-homologous end joining：NHEJ）および相同組み換え（homologous recombination：HR）によって主に修復される．

NHEJは2本鎖切断端に最初に結合するDNA依存性プロテインキナーゼ（DNA-PK$_{CS}$, Ku70, Ku80の複合体）がその他の多数の蛋白質を切断端に誘導することによってDNA修復を行う[2]．修復のための鋳型を必要としないので，細胞周期に関わらずいつでも可能であるが，DNAの切断端をトリミングして修復するため，修復の正確さには欠ける．2本鎖切断の際の主要な修復経路であるばかりでなく，免疫系の多様性の根源であるVDJ組み換えにも関わる経路であるため，NHEJに関与する蛋白質の異常は，免疫不全を合併した極端な放射線高感受性遺伝病として出現するものが多い．

HRはMre11-Rad50-Nbs1複合体が2本鎖切断端に最初に結合し，BRCA1やBRCA2などの多数の蛋白質を切断端部に誘導し，姉妹染色体の相同鎖を鋳型として切断されたDNAを修復する[3]．姉妹染色体が必要であるため，S期後期〜G_2期でしか機能しないが，NHEJと異なり正確にDNAを修

復できる.

正常細胞は，DNA損傷の際にG₁/S期チェックポイント，S期チェックポイント，G₂/M期チェックポイントの3か所で細胞周期を停止することが知られている．いずれのチェックポイントでも，2本鎖切断のDNA損傷シグナル伝達の最初でATM蛋白が関与しており[4]，DNA損傷が生じた際には，上記のいずれかのチェックポイントで細胞周期を停止し，その間にDNA修復を行う（図3）.

section 2　放射線に対する組織や臓器の反応

本項では，主に分割照射をした場合の組織や臓器の変化について記載する．組織や臓器は多数の細胞の塊であり，その組織に放射線が照射された時の反応は，基本的に前項で解説した現象の集合体として理解することが可能である．ただし，組織や臓器を構成する細胞によって放射線感受性が異なるため，全体として観察される放射線に対する反応は，一見複雑に思われるかもしれない．

1　早期反応と晩期反応

放射線照射中～照射後数週以内に生じる組織の反応を早期反応（early reaction）といい，粘膜や皮膚，骨髄など，組織を構成する細胞が細胞分裂をし続けている組織でみられる．放射線照射による幹細胞の減少が原因となって組織再生能が一時的に低下することによってみられる反応であり，放射線照射後数か月以内に回復する．一方，中枢神経や心臓・腎臓などの実質臓器では，その構成細胞は細胞分裂をしていない．このような組織では，放射線照射直後には明らかな形態学的変化は観察されにくいが，数か月～数年後に不可逆的な組織障害が生じる．このような組織の反応を晩期反応（late reaction）という．

2　LQモデル（直線-二次曲線モデル；linear-quadratic model）

放射線照射後の細胞の生存率や臓器障害の生じ方は早期反応型組織と晩期反応型組織では異なるが，これらを数理的なモデルで統一的に説明しようという試みは古くから行われており，いくつかの数理モデルがこれまでに提唱されてきた．これらの中で，臨床的に用いられる分割線量レベル（1～5Gy程度）で細胞実験データとよく合致し，現在最も用いられているのが，LQモデルである[5]．LQモデルでは，放射線による細胞の標的はDNAであり，2本鎖切断が細胞死に対する決定的な損傷であるとの仮定に基づいている．2本鎖切断は，1本の放射線が通過して生じる場合（1飛跡事象）と2本の別々の放射線が通過して生じる場合（2飛跡事象）がある．1飛跡事象は吸収線量に，2飛跡事象は吸収線量の2乗に比例して起きることになり，それらの事象に起因する致死的損傷発生に対する比例定数をそれぞれα [Gy^{-1}]およびβ [Gy^{-2}]として，細胞の生存率は$e^{-\alpha D - \beta D^2}$で表される．Dは放射線量で，$\alpha$および$\beta$は細胞によって異なる．1飛跡事象による細胞死分画と2飛跡事象による細胞死分画が等しくなる線量，つまり$\alpha D = \beta D^2$となる線量Dをα/β比といい，早期反応型組織では5～20Gy程度と大きく，晩期反応型組織では1～5Gy程度の小さい値をとるとされている（図4）．癌組織も早期反応型組織と同様にα/β比は大きい．α/β比が小さい細胞では細胞生存曲線の肩は大きく

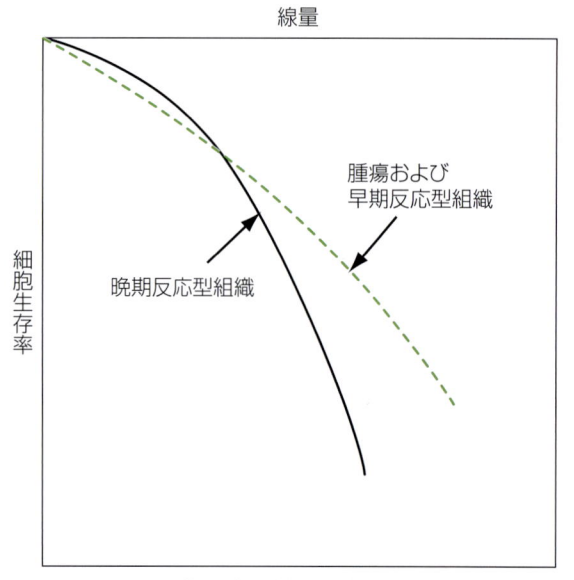

図4 早期反応型組織と晩期反応型組織

晩期反応型組織ではα/β比が小さく，細胞生存曲線の肩は早期反応型組織よりも大きくなる．晩期反応型組織では，分割照射による影響を強く受けることになり，障害は1回線量が大きいほど重篤になる．

なり，分割照射によって障害を軽減することができる（図4）．

3 腫瘍コード

　腫瘍組織の臨床像として，腫瘍塊中心部は壊死に陥り，周辺部は血流に富み生き生きした細胞がみられる．毛細血管からの酸素や栄養の拡散による供給が，中心部分では腫瘍の増殖に追いついていないことがその原因と考えられている．毛細血管から半径約70 μmの範囲内に酸素化細胞が，その外側に低酸素細胞および無酸素状態の壊死細胞が存在しており，これを腫瘍コードと呼ぶ．酸素化細胞が分裂増殖することにより，血管から離れた細胞は低酸素から無酸素状態に移行していく．また，低酸素細胞には，腫瘍コードの辺縁部分に存在する慢性低酸素細胞だけでなく，毛細血管のランダムな開閉によって一時的に低酸素状態となる急性低酸素細胞も存在する．

4 4R

　放射線治療の臨床では，分割照射が多く用いられる．分割照射を採用することの利点は放射線生物学の視点から，① Repair（修復），② Reassortment もしくは Redistribution（細胞周期の再分布），③ Repopulation（再増殖），④ Reoxygenation（再酸素化）の4つの"R"で説明される．
　ある程度の期間をかけて分割照射を行えば，亜致死損傷が修復（repair）されると同時に，再増殖（repopulation）することにより，早期反応型の正常組織では回復不能な障害は起きにくくなる（ただし，分割照射の期間を長くしすぎると，腫瘍組織でも再増殖が起きるため，治療成績が低下する）．また腫瘍組織では，放射線感受性の高い細胞周期の細胞が照射によって減少し，放射線抵抗性であるS期の細胞が多く生存する．また，S期には細胞周期チェックポイントがあるため，一時的に細胞周期

が停止した後に同時に放射線感受性の高い G_2-M期に移行する．このようにして細胞周期の再分布（reassortment, redistribution）が起きる．そして，腫瘍組織内の栄養血管から離れた部位に存在する腫瘍細胞は低酸素状態で放射線感受性が低いが，血管近くに存在する酸素化腫瘍細胞は放射線感受性が高いため，放射線照射により酸素化細胞の多くが死滅することによって次の照射までに生き残った低酸素細胞は再酸素化（reoxygenation）されて放射線感受性が高まる．

5 Bergonie-Tribondeau の法則

BergonieとTribondeauは，ラットの精巣に放射線照射をしてその影響を調べた結果，①分裂頻度の高い細胞ほど放射線感受性が高い，②将来長期にわたって分裂する細胞ほど放射線感受性が高い，③形態的および機能的に未分化な細胞ほど放射線感受性が高い，という3つの法則を見い出した．これらには例外も少なからず存在することが知られているが，正常組織だけでなく，腫瘍に対してもあてはまる法則である．このため，組織の種類や腫瘍の病理組織型による放射線感受性の違いを概要として把握するには大変役に立つ．

文 献

1) Barendsen GW, et al: The effect of oxygen on impairment of the proliferative capacity of human cells in culture by ionizing radiations of different LET. Int J Radiat Biol Relat Stud Phys Chem Med 10(4): 317-327, 1966.
2) Yano K, et al: Molecular mechanism of protein assembly on DNA double-strand breaks in the non-homologous end-joining pathway. J Radiat Res (Tokyo) 50(2): 97-108, 2009.
3) Li X, et al: Homologous recombination in DNA repair and DNA damage tolerance. Cell Res 18(1): 99-113, 2008.
4) Dai Y, et al: New insights into checkpoint kinase 1 in the DNA damage response signaling network. Clin Cancer Res 16(2): 376-383, 2010.
5) Hall EJ, et al: Cell Survival Curves. Radiobiology for the Radiologist (sixth edition). Lippincott Williams & Wilkins, Philadelphia, PA, pp 30-46, 2006.

16 画像診断の医療情報システム

　コンピュータ技術の急激な進歩に支えられて画像情報の電子化は急速に進み，フィルムや紙ベースによる情報伝達方法は電子的な情報のやり取りによって置換されようとしている．この電子的な情報のやり取りは自由に行えるのではなく，一定の条件に沿わなければならない．情報の自由で正確なやり取りを保障するには，一定の約束事をお互いに守る必要が生じる．情報の正確性を保証し，情報の時間的，空間的な安定性，個人情報との整合性と検証，不正な改ざんや情報の取り違えを起こさないための基本条件が設定されている．

　一方，使用者側からこの電子的な画像環境をみると，個々の画像を適切に瞬時に観察でき，モニタ上の画像の拡大や位置合わせが簡便にできる，いわゆる user friendly な読影環境が追求されなければならない．多数のモダリティの比較参照のための画像を一瞬で引き出す機能も重要である．また，院内では病理や内視鏡を含めた病院情報システムとの整合性を考慮し，さらに，各医療施設に属する情報としてだけでなく，個人の医療情報としての社会的な汎用性についての理解も必要である．

section 1　PACS (picture archiving and communication system)

　医用画像を電子保管して情報交換するシステムをコンピュータ技術で実現したものが PACS である．PACS という言葉が登場して 30 年以上の年月が経過した．初期には，PACS 装置は非常に高価で速度は遅く，臨床的運用からは遠く離れた研究的性格の強いものであった[1,2]．しかしながら，この 10 年の間にデジタル通信技術は飛躍的に進歩し，取り扱う情報量は mega bytes から giga bytes の世界へと大きく変化し，装置サイズは小型化し，情報の蓄積量は増加し，通信速度や計算処理時間は飛躍的に短縮された[3]．

　CT，MRI を中心としたデジタル画像が診断分野の主流を占める時代を迎え，フィルム上のアナログ画像以外では診断できないとされた胸部単純写真や乳腺の画像診断にもデジタル診断技術が導入されるにあたって，すべての画像を対象とした本格的な PACS が一挙に現実化した．デジタル加算の導入などの保険制度の改訂に後押しされ，情報安定性と経済効率などの周囲の社会的環境も随時整えられた．デジタル化によるメリットはフィルムベースのそれに明らかに勝り，PACS への道は大きく開き，この流れは決して後戻りすることはない．医療現場では，film-less radiology の道筋を十分に確保

しながら，さらに一歩進んだ，災害時や緊急時の画像情報の具体的な提供方法についての対策，日常的な画像の二重保管などのシステム障害時の対策，情報の汎用性，共同性などを見通した国民全体への対応を意識する時代になっている（図1）．

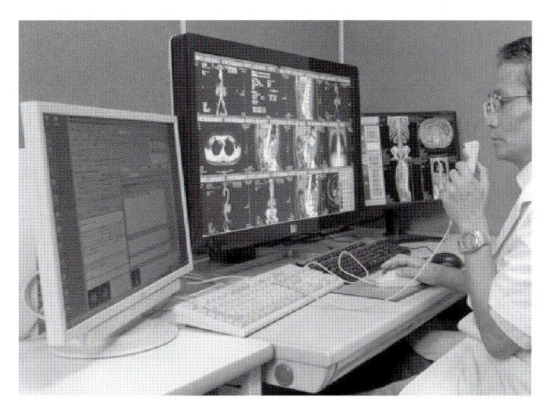

◯図1　PACSシステムとレポーティング

section 2　DICOM 規格

　PACSにおいて画像を蓄積し，転送し，診断に用いるには世界で共通な統一基準が必要で，これがDICOM規格と呼ばれるものである．PACSで扱う画像の規格は厳密に規定されており，各製品は，DICOM規格に準拠，あるいは，DICOMに適合などと表現されるように基本的な共通プロトコルに基づいた整合性が求められている．DICOMとはDigital Imaging and Communication in Medicineの略で米国放射線学会 The American College of Radiology（ACR）と北米電子機器工業会 National Electrical Manufactures Association（NEMA）によって規格標準化されたものである．医用画像フォーマットと通信プロトコルを規定した世界共通仕様であり，1993年に北米放射線学会（RSNA）において承認されたことにより始まった．画像のゆがみや表示条件の標準化などそれぞれの規格は厳密に規定され，患者情報の統一化も同時に実現されている．現在ではほとんどすべての医用画像関連装置はDICOM規格を満たしている．現在の新しい動きとしては，さらに広い範囲のヘルスケア領域全体での規格要件を標準化したものがある．HL7（Health Level Seven International）である．ヘルスケア領域の施設間，あるいはシステム間でのデータ交換の標準的な枠組みを国際的に定めたものである[4]．

section 3　レポート機能

　画像情報とレポート情報のどちらを重要視するかは，旧くから存在したテーマであった．症例ごとの状況に応じて画像とレポートの相対的な重要度は変化する．たとえば，骨折の偏位の程度を知るには画像そのものが重要で，その評価も瞬間的である．レポートの文字は大きな意味をもたない．しかしながら，レポートは画像診断における結果判断であり，骨折の有無が問われる微妙な例では，その判断結果としてのレポートの価値は高くなる．一般に，次に進むべき診断過程や治療選択に大きく影

響を与える腫瘍の良悪性の画像診断などにおいてレポートの意義は高い．

　PACSとともにレポート環境の整備はきわめて重要であり，整えるべき基本的な要素がいくつか存在する．その1つは，ダブルチェックシステムである[5,6]．研修医の教育システムとしてダブルチェックは欠かせない．さらに，画像的な判定の難しい場合や，専門外の領域である場合には，他者の意見を打診する必要が生じることがあり，この際にはダブルチェックシステムは便利な仕組みとなる．もう1つは，構造化レポートについての意識と理解も重要と考えられる．レポート自由記載では入力者が制約を受けないという大きな利点があり，音声自動認識ソフトの進歩などで自由文レポートの環境はかなりよくなっている．一方，構造化レポートは基本的に項目選択に応じて枠内に記載していく方法であり，面倒ではあるが，後利用の観点から，あるいは，記載不備をなくすにはきわめて有効なレポート入力方法である．両者を統合した新しいレポートシステムの試みがいくつかなされており，構造化レポートと自由文レポートの融合が推奨されている[7]．いずれにしろ，結果を客観的に記載し，次に適応すべき診断あるいは治療法について患者と一緒に考えながらその方向性を与えることがレポートの使命と考えられる[8]．

文　献

1) Margullis AR, Sunshine JH : Radiology at the Turn of the Millennium. Radiology 214(1): 15-23, 2000.
2) Gray JE, Karsell PR, Becker GP, Gehnng DG : Total digital radiology : is it feasible? or desirable? AJR Am J Roentgenol 143(6): 1345-1349, 1984.
3) Vanden Brink J : What radiologists say about PACS. AJR Am J Roentgenol 146(2): 419-420, 1986.
4) Blazona B, Koncar M : HL7 and DICOM based integration of radiology departments with healthcare enterprise information systems. Int J Med Inform 76 Suppl 3: 425-432, 2007.
5) Kopans DB : Double reading. Radiol Clin North Am 38(4): 719-724, 2000.
6) Husby JA, Espeland A, Kalyanpur A, Brocker C, Haldorsen IS : Double reading of radiological examinations in Norway. Acta Radiol 52(5): 516-521, 2011.
7) Reiner BI, Knight N, Siegel EL : Radiology reporting, past, present, and future : the radiologist's perspective. J Am Coll Radiol 4(5): 313-319, 2007.
8) Berlin L : Standards for radiology interpretation and reporting in the emergency setting. Pediatr Radiol 38 Suppl 4: 639-644, 2008.

17 医療情報システムの安全管理

　診療情報を電子化する利点は多いが，利点を享受するためにはいくつかの留意すべき点があるが，中でも重要なのは標準化と安全性およびプライバシー保護である．本章では医療情報システムの安全管理（Security of Health Information Systems）について述べる．

　よく安全・安心とひとくくりにいわれるが，安心と安全は異なる．安心は主観的な感覚であり，安全は客観的に評価できるものでなければならない．安全対策を施していたといくら主張しても客観的に評価できない安全対策であれば，事故があった場合に十分な安全対策をしていたとは認められない．その一方で完全な安全対策はあり得ない．旅客機は安全とされているが，事故は起こりうるし，事故の確率が0ではないことは多くの人が認識している．定められた手順に従った整備を怠ったための事故は許されないが，突然現れた鳥の大群によってエンジンが停止して墜落した事故もある．医療情報も同様で，最大限の安全対策をとっていても，大規模な自然災害に巻き込まれれば，一時的にせよ，安全性が損なわれることは起こりうる．つまり安全対策には限界があることになる．ではどこまでの対策をとればよいのであろうか．一般に資産の安全を確保するための対策にかけるべきコスト，つまり労力や費用は，安全が損なわれた場合の損失と，その確率から計算できる．しかし医療情報は正確な損失額が計算できない．わずかな量の情報であっても，その情報が漏洩することで，人の一生を左右する損害を与えることもありうる．対価が計算できないために，たとえば日本では法的に守秘義務が定められているともいえる．言い換えれば医療機関や医療従事者は情報の価値とは無関係に常に最大限の安全対策を要求されているといえる．

section 1　安全管理の基礎

　情報の安全性は可用性，機密性，真正性を確保することで達成されるとされている．本項でそれぞれの技術的な側面を詳細に述べることは紙数の関係でできないので概略を述べる．技術的には診療情報の特有なことは少なく，詳細は他分野で研究や実用化されている手法が参考になる．また放射線医学に関連するシステムを含めて医療にかかわる情報システムの安全管理に関しては厚生労働省が「医療情報システムの安全管理に関するガイドライン（第4.1版）」[1]を公表して遵守を求めている．このガイドラインは筆者が編集責任者として作成したもので，かなり詳細に安全管理策を述べているので，

必ず参照していただきたい．

　機密性，真正性も重要であるが，医療の現場では可用性が最も重要であるので，可用性について少し詳しく述べたい．可用性の確保とは必要な時に情報が確実に利用できることを保障することであり，医療情報では最も重要視される．診療情報は常に目的があって収集され，本来の目的である患者の健康の回復や維持に必要な時に利用できないことは許されない．しかし一方で，情報システムで可用性を厳密に追求すると冗長かつ高価なシステムを導入しなければならない．一概に必要といっても必要性には程度がある．紙で運用している場合，診療にカルテは必要であるが，たとえば大規模な震災で，医療機関自体が破壊されているような場合，過去のカルテが取り出せないからといって診療しないわけにはいかない．一方で，社会インフラや医療機関の設備に何も障害がないのに，前回受診時のカルテが取り出せず，そのために診療方針を誤れば医療過誤といわざるを得ない．つまり可用性とは状況に応じた診療に必要な情報が確実に利用できることと考えることができる．診療情報システムを設計・導入する場合，状況を分類し，状況に応じた可用性の目標をしっかり定める必要がある．

section 2　運用とシステム機能

　前項で述べたように，安全対策のいずれの項目も医療の現場に適用するためには単純な技術的対策だけでは困難である．では，どうすればよいであろうか．本来，診療情報は情報システム内にだけ存在すれば目的を達成されるものではない．情報システムの中に存在する情報が医療従事者に認識され，状況によっては患者や他の保健医療機関に伝えられてはじめて情報が存在する目的が達成される．診療情報がシステム内にある時も人が利用している時も同様に安全性が確保されている必要がある．

　つまり，システム内だけで安全管理を考えても意味がない．情報が使われる状況を，システム内外を含めて考慮する必要がある．また情報システムの安全管理は情報システム利用者の運用上の努力と相補的である．つまり運用上きびしい制限を設けて，それが確実に遵守されればシステム機能は低くてよいし，システム機能を充実させれば運用上の負担は減る．しかし運用と無関係に十分な安全性が達成される診療情報システムは存在しない．これは情報がシステム外でも活用されることを考えれば自明である．

　したがって運用設計とシステム設計は密に連携して行う必要がある．また，運用設計が実施されるためのチェックの仕組みも必須である．一般に運用側に負担をかければ利用者はきびしい制限と規律の遵守が強く求められ，システム側に負担をかければ導入や維持経費が増加する．情報システムの導入や維持に利用可能な経費を十分に勘案しなければ経済的な面から安全性が破綻することもありうる．

section 3　セキュリティ方針

　運用とシステム機能が相補的であることを述べ，どちらか一方では診療情報システムを導入した場合のセキュリティ確保が不可能であることを示した．しかし運用は医療機関側が責任をもち，システム機能は一般には契約に従って導入したベンダーや維持業者が責任をもつ．責任主体が分かれることは安全管理を評価することおよび説明することを難しくし，患者の「安心」にとって不明瞭な要素と

なる．患者は医療機関を受診するのであって，情報システムに関係した業者がどこかを意識することはない．したがって患者からみれば，実情はどうであれ，安全の責任主体は医療機関以外にはない．ここに「ねじれ」を残しては，安心は獲得できない．責任は医療機関にあることを明瞭にする必要がある．しかし一方で，医療機関は一般にIT技術の専門家は少なく，導入された情報システムの詳細に責任を取ることは現実的ではない．責任関係があいまいで理解しがたいものであれば「安心」は獲得できないので，明快に示しうるものにする必要がある．

　一般にこのような責任関係の明確化を目的として，次のような方法が取られる．まず患者からみて自明の責任主体である医療機関がセキュリティの基本方針を作成し，公表する．この基本方針はいわば宣言であり，医療機関が患者の診療情報のセキュリティに責任をもつことを明記し，さらに情報の主権者である患者から委任を受けるための利用目的や保管方法，患者からの質問や苦情の受付方法を明記する．

　次に基本方針を実現するための実施計画を作成する．実施計画には医療機関内での情報の安全管理を実現するための体制を規定し，情報の運用形態を列挙し，それぞれについて運用とシステムに求める要件の概略を記載する．また計画通りの運用が行われるための教育や監査，違反があった場合の対策などを記載する．

　実施計画に基づき，運用規則とシステム仕様書を作成する．重要なことはこれらの方針や計画，規則，仕様書をすべて文書として整備することで，最初は結構大きな作業となるが，一度整備すれば重要な資産になる．

　このように段階的に文書を整備することで，その時点でのセキュリティ対策が常に説明可能になり，責任関係も明確にすることができる．また計画は適切か，運用は適切か，システム設計は妥当か，といった評価も可能となる．

section 4　監査と発展的反復

　基本方針や実施計画，運用規則，仕様書が整備されても実際に実施した場合，計画通りに行くとはかぎらない．予想外の情報の利用が起こることもあるし，運用規則が厳しすぎて診療に差し支えることもあるかもしれない．このような曖昧さや無理を残しておくと情報の安全管理はいずれ破綻する．これを防止するためには，定期的に基本方針が実現されているかどうか，実現に無理がないかをチェックする，つまり監査を行う必要がある．監査は計画的に行うべきで，実施計画に含まれるべきであろう．そして監査の結果問題があれば，問題の原因を速やかに修正し，つぎの監査で検証を行う．これを繰り返すことで，情報の安全管理は向上することになる．このような発展的反復をPlan-Do-Check-Actを繰り返すという意味でPDCAサイクル[2,3]と呼ぶ．

section 5　利用者の識別

　最後に医療情報の安全管理にとって最も重要な点に触れる．それは利用者の識別である．情報システムを操作する利用者は必ず自分が誰であるかをシステムに教えなければいけない．そしてシステム

はその事実を利用者が行った操作とともに記録しなければならない．操作ログと呼ばれるもので，監査には不可欠である．

認証が確実に行われていれば，正しい監査が可能で，継続的改善が期待できるが，認証が不十分であれば監査自体が信頼できないものになり，説明可能な安全対策は不可能になる．

> **ポイント**
>
> 医療情報の安全管理は可用性，機密性，真正性を確保することによって達成されるとされているが，いずれを達成するためにも，技術的対策では不十分で利用者の運用に程度の差はあっても依存する．技術的対策を厳重に行えば運用は楽になるが，費用が嵩む．逆に運用を厳格に行えば技術的対策は軽く，システムも安価になるが，利用者への負担が大きい．バランスが重要である．また完全な安全対策はあり得ないが，評価が可能で，説明できなくてはいけない．技術的安全対策および運用的安全対策を行ったら必ず定期的に評価・監査し，問題を発見すれば改善を試み，さらに評価・監査を行うという継続的改善がきわめて重要である．利用者の認証は最も重要な要素であり，確実な認証は安全対策の基礎といえる．

文　献

1) 「医療情報システムの安全管理に関するガイドライン」第 4.1 版，http://www.mhlw.go.jp/shingi/2010/02/s0202-4.html（Mar. 2011 確認）
2) ISO/IEC 27002 : Information Technology-Security Techniques-Code of Practice for Information security management, ISO, geneva, Switzerland, 2005.
3) ISO/IEC 27001 : Information Technology-Security Techniques-Information security management systems-requirements. ISO, geneva, Switzerland, 2005.

18 遠隔画像診断

　遠隔医療とは，直接対面せずに通信技術を用いて，診断・診療などの医療に関わる行為や在宅健康管理等の保健に係る行為を行うことと定義される．現在行われている主な遠隔医療としては，遠隔病理診断（テレパソロジー），遠隔健康管理（テレケア），遠隔画像診断（テレラジオロジー）の3つがあげられる．

　遠隔画像診断とは，"ネットワークを利用した複数施設間でのデジタル画像およびその関連情報の相互伝達によって行われる診断"を意味する．そして，遠隔画像診断は地域の各診療科の医師と放射線科診断専門医とを結ぶ医療行為である．

　近年の情報通信技術の進歩や通信インフラの整備により高速回線が低価格で利用できるようになったため，遠隔画像診断の利用施設数，診断件数とも急速に増加してきたが，それに伴い遠隔画像診断に関するさまざまな問題点が現れてきた．

　このため，日本放射線科専門医会・医会の遠隔画像診断ワーキンググループおよび日本医学放射線学会の電子情報委員会によって，「遠隔画像診断に関するガイドライン」が策定され，2009年8月に発行されている[1]．本章では，本ガイドラインにできるだけ沿った形で，遠隔画像診断について紹介する．

section 1　遠隔画像診断の目的と推進する理由

　遠隔画像診断は，現状では専門家による画像診断が困難な医療環境において，画像診断の専門医がその読影能力を提供する．その上で，医療の質の向上，地域医療への貢献，予防医療への貢献の3つを「遠隔画像診断に関するガイドライン」の目的としている[1]．

　日本医学放射線学会として遠隔画像診断を推薦する理由としては，①科学技術の発達を利用して，より多くの人々のために診断専門医の能力を活用すること，②医師不足，地域ごとの偏りなどを少しでも改善させる手段として，診断専門医による遠隔画像診断で医療の質の均てん化を図り，地域医療に貢献すること，③日本全体で診断専門医が不足している中で，女性医師や定年後の医師を含め，診断専門医の人材の有効活用をすすめること，④画像診断も専門分化しており，一人で全領域をカバーできないので，遠隔画像診断を利用して，各施設の画像診断の質を高めることである．

section 2　遠隔画像診断に備わっているべき態勢

遠隔画像診断においても医療行為として要求されている基本的な条件を満たしている必要がある．

❶ 医師について

画像診断の専門医のレベルが要求される．本ガイドラインで念頭においているのは日本医学放射線学会認定の"放射線診断専門医"ないしはそれと同等以上の能力をもつ医師である[2]．遠隔画像診断に従事する医師には，放射線診断専門医に対する一般的な教育に加えて，ネットワークの運用やそのセキュリティ対策などに関わる教育を行う必要がある．

❷ 画像診断業務の一般的な必要条件を満たしていること

緊急に治療を要する所見を見つけた場合には，直ちに依頼施設の担当者または主治医に連絡する態勢を整えていることが重要である．また，定期的な意見交換において，診断結果が適切に伝達され対処されていることを確認する仕組みを備えることも必要である．

❸ 診療情報管理の体制を明確にしていること

診療情報管理の基本的な方針を文書化し，その方針に基づいた運用体制により，実際に問題が生じた場合の対処法についての検討を行っていることが必要である．

❹ 画像診断の質を担保するため必要なこと

遠隔画像診断の質を担保するためには，正確で迅速な読影ができるように，画像および患者情報の迅速な転送，過去の画像や所見等の検索機能を有するレポーティングシステムが必要である．

section 3　ハードウェアおよびネットワーク

ハードウェアの構成やネットワークにはさまざまなレベルのものが存在しているが，技術的進歩とともに必要とされるレベルは常に変化していくと考えられる．そのため，施設の運用方針に基づいて，常に改善する態勢が求められている[3]．

❶ システムの概要（図1）

遠隔画像診断に必要とされる標準的なシステムとしては，①依頼施設側の送受信用端末，②読影センター側のPACS，③診断を行うための所見レポート端末の3つに分けられる．

遠隔画像診断の流れとしては，まず依頼施設の送受信端末において，検査目的などの依頼情報と画像データを読影センター側に送信する．次にセンター側のPACSでは，受信した依頼情報と画像データをデータベース化し，所見レポート端末にリストアップする．最後に，所見レポート端末で診断専門医が作成した所見は，PACSの所見サーバに保管されたうえで依頼施設の送受信端末に配信され，依頼施設の主治医に提供される．

診断時の画像の取り扱いについては日本医学放射線学会「デジタル画像取り扱いガイドライン v.2.0（2006年4月）」[4]に準拠する．遠隔画像診断システムの構築にあたっては，ガイドラインに従った構築と管理を保証できる業者の選定とサービスの利用が求められる．

❷ ネットワーク

画像の送信・報告の通信については，VPNなどによる暗号化通信が必要である．遠隔画像診断

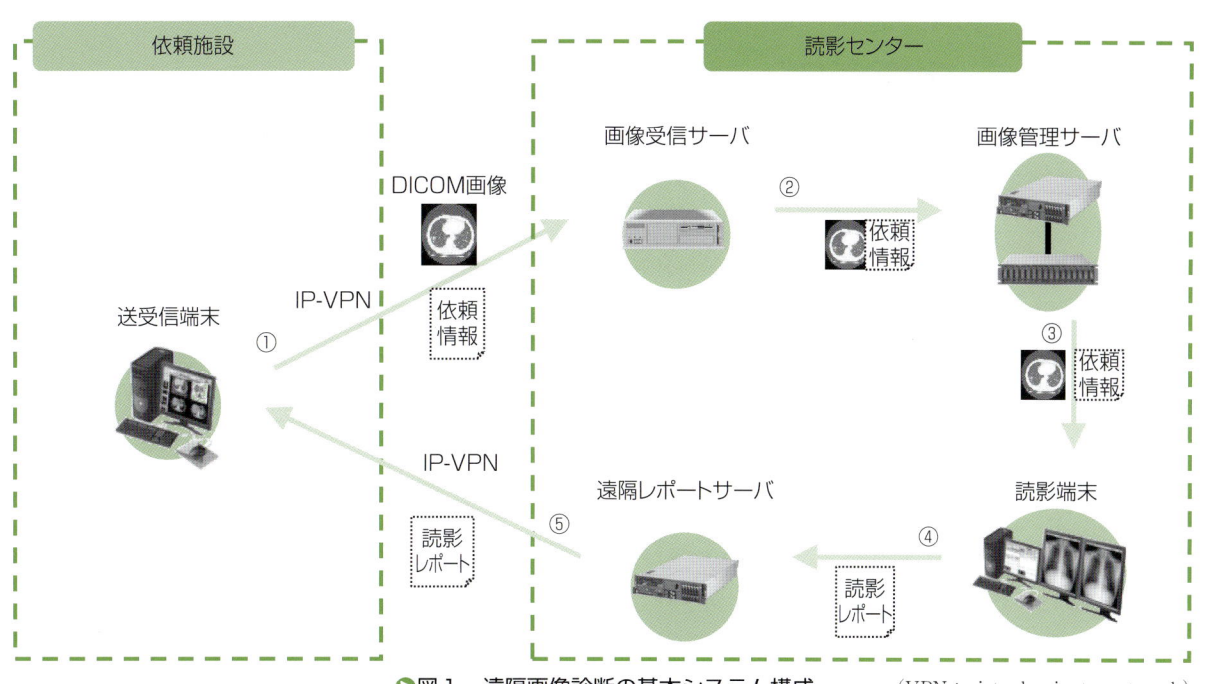

図1　遠隔画像診断の基本システム構成　　（VPN：virtual private network）

も医療施設内と同様の医療行為であることから，読影医は患者氏名など画像に付帯する情報を含めて責任を負うことが原則であるが，付帯する情報を照合する責任を第三者ないしシステムに委ねる場合は，その責任関係を明確にしておく必要がある．

汎用画像（jpeg形式）やビデオキャプチャ画像などを，通常のインターネットを用いて送信したり，結果を電子メールやファックスで返信することもあり得るが，データを暗号化するなど個人情報の保護には十分注意する必要がある．患者情報を平文で電子メールに記載することは，特別の暗号化を行うなどの対応がなされない場合は情報流出の危険性を伴う場合もあるので取り扱いに注意するべきである．

section 4　画像情報の管理体制

遠隔画像診断システムは，情報システムに十分に精通した者により構築・管理される必要があり，システムの整備・運用においてはハードウェアのみならず人的管理体制の構築も求められる．

システム構築・管理には盗聴・改ざん・なりすましなどの"悪意をもった情報操作"があり得ることを意識しなければならない．そのための対策として，暗号化，改ざん検出や機器の認証など，十分な検討を行い，リスクの範囲を見定める必要がある．

このような管理責任や説明責任を果たすために画像情報管理においても運用管理規程を定め，文書化しておく必要がある．なお，全般的な医療情報の取り扱いに関しては，「医療情報システムの安全管理に関するガイドライン　第4.1版（平成22年2月）」に示されている[5]．

section 5 　運営形態

　遠隔画像診断は，1990年代前半に企業が設立する読影センターの形で始まり，その後は一部放射線科医の独立や，地域を拠点とした企業系の参入などがみられたが，利用施設は小規模の医療機関が中心であった．

　2000年代に入って情報通信技術の進歩や通信インフラが整備され，高速回線が低価格で利用できるようになったため，2005年前後から各大学がNPOやベンチャー企業などさまざまな形態で参加するようになり，利用施設も大学の関連病院が加わったことで，利用施設，検査件数とも急速に増加してきた．

　独立系やNPOでは医師が運営に関与する割合が大きく，間接経費は少ないが，負担や責任は大きくなる．企業系の場合には運営面での医師の負担は小さいが，間接経費が多くなる．大学が中心となって運営するNPOやベンチャー型のメリットは，継続的に診断医を確保できることがいちばん大きく，独立系のメリットは依頼施設との連携やフィードバックが得やすいことである．このように，運営形態ごとにそれぞれメリット，デメリットがある．

section 6 　今後の課題

　患者の立場から考えれば，院内の画像診断も遠隔による画像診断もまったく同じであり，画像診断の所見レポートは診療の拠り所となる重要な医療情報となっている．このように，遠隔画像診断は，放射線科医が地域医療への貢献を実践する重要な医療行為になっている．

　一方で，遠隔画像診断の重要性を強調しすぎれば，大学病院や地域の基幹病院に勤務する医師が遠隔画像診断に流出して，高度医療を支え，医師の教育や研究活動を行う人材が不足することになれば

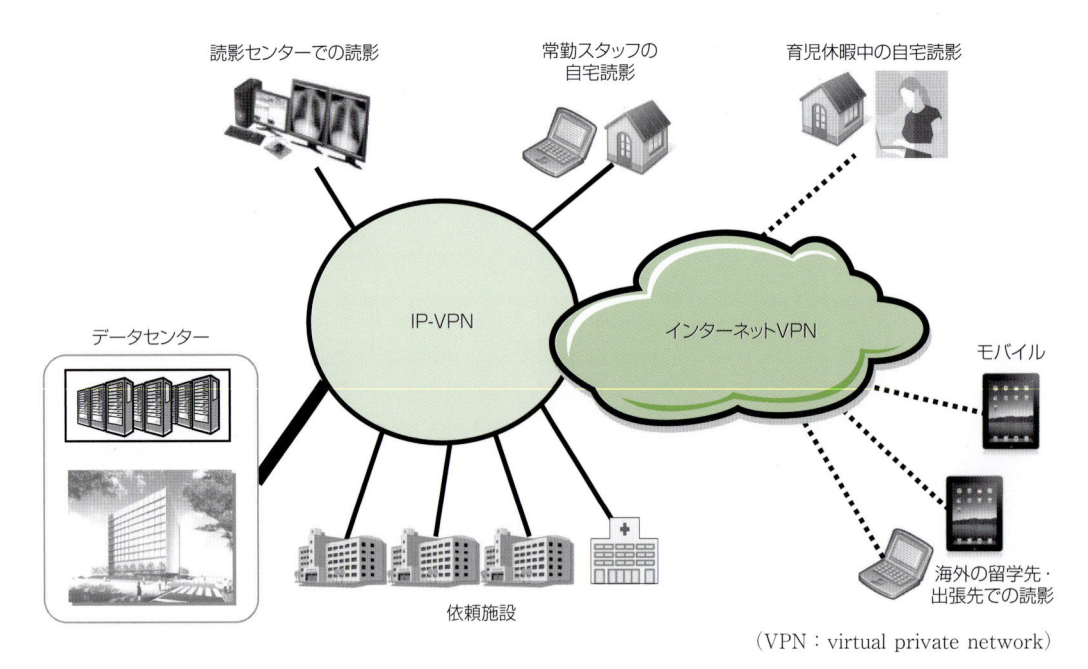

（VPN：virtual private network）

●図2　クラウド化したシステム構成

本末転倒であるので，放射線診療全体の観点で遠隔画像診断を推進することが重要である．

　長期的に遠隔画像診断システムが発展するかどうかの鍵は，読影を依頼する施設と，読影を担当する放射線科医との意思の疎通をいかに図るかという点であるので，遠隔システムにおけるコミュニケーションツールを整備し，同時に診断医を確保するための在宅読影システムの普及や，クラウド技術を活用した地域画像ネットワークの構築が課題となる（図2）．

文　献

1) 日本放射線科専門医会・医会遠隔画像診断ワーキンググループ，日本医学放射線学会電子情報委員会：遠隔画像診断に関するガイドライン．2010年4月（http://www.radiology.jp/）
2) ACR：Revised statement on the interpretation of radiology images outside the United States. May 2006（http://www.acr.org/）
3) ACR：ACR technical standard for electronic practice of medical imaging. 2007（http://www.acr.org/）
4) 日本医学放射線学会電子情報委員会：デジタル画像の取り扱いに関するガイドライン2.0版．2006年4月
5) 厚生労働省：医療情報システムの安全管理に関するガイドライン　第4.1版．2010年2月

19 IVR (interventional radiology)

section 1　IVRとは

　体内の状態を外部から観察するために，X線透視・CT・MRI・超音波などの手段があり，これらは通常，疾患および病態の診断すなわち画像診断に用いられている．IVR（interventional radiology）とは，このような診断に用いられる画像をリアルタイムにみながら，針やカテーテルといった器具を体外から体内の目的とする部位に誘導して行う経皮的な診断手法および治療行為の総称である．このinterventional radiology という概念は，1967年に当時カルフォルニア大学サンフランシスコ校放射線科のMargulis教授により提唱されたものである[1]．Interventional radiology の日本語訳は放射線診療用語集によれば「画像診断的介入」「放射線診断技術の治療的応用」となるが，実際にはあまり用いられておらず，略語としての"IVR"が語呂もよいためにわが国では一般的に定着している．

　最近の医療における重要なキーワードとして「低侵襲治療」があげられるが，IVRはその代表的な治療法の一つである．IVRは基本的に開胸・開腹・開頭などの外科的処置を必要としない診断・治療手技であり，それ故に身体に与える負担が少なく，結果として入院期間が短縮できるなどのすぐれた特徴をもっている．同等の効果をあげるための外科的な手技と比べるとはるかに侵襲が少なく，迅速かつ正確に目的とする病変にアプローチすることができる．IVRの網羅する範囲は広いが，特に放射線科医が扱う領域としては，高齢者や状態の悪い進行癌を含めた癌治療になじみが深く，外科手術・化学療法・放射線治療に続く第4の柱としても期待されている．そのほかにも血管塞栓による緊急状態（急性動脈性出血）からの救命や，動脈硬化・動脈瘤に対する血管内治療などにも有効な方法として普及している．

　歴史的にみてIVRの技術的発展は，主に血管造影検査を基礎として成し遂げられてきた．血管造影は血管内に直径数mmのカテーテルを挿入し，これをX線透視下に目的とする血管まで誘導して，造影剤を注入して血管の状態をダイナミックに撮影する検査法である．各種医療器具の開発，DSA（digital subtraction angiography）をはじめとするX線透視撮影法の進歩により，カテーテルを目的とする血管へ確実にかつ容易に到達させることが可能となり，これによって局所に薬剤を注入したり，バルーン（風船）カテーテルで狭い血管を拡げたり，カテーテルを通して血管内腔にステントを留置するなどの新しい治療方法が考案されて，IVRの飛躍的な発展へとつながった[2-4]．また，こうした治

療は血管にかぎらず，胆道・尿路・消化管・気道など幅広い分野に応用されている．

section 2 IVRの種類

代表的なIVRの種類を表1に示す．IVRによる治療法は，大きくは血管系IVRと非血管系IVRの2種類に分けられる．病気の種類や状態によって手技を選択し，時には組み合わせて治療することもある．前者は，動脈・静脈・門脈などの血管内にカテーテルを挿入して治療を行うIVRである．後者は，血管以外の管腔臓器（消化管，気管，胆管，尿管など）や体表から穿刺して初めて到達できる実

表1　代表的なIVRの種類

血管（vascular）系IVR	非血管（non-vascular）系IVR
・動脈塞栓術（TAE）	・経皮的生検および穿刺
・経皮的血管形成術（PTA）	・胆管・胆嚢ドレナージ
・血管ステント留置術	・膿瘍・嚢胞ドレナージ
・大動脈ステントグラフト留置術（EVAR）	・経皮的胃瘻・腸瘻・腎瘻造設術
・血栓溶解術	・食道・気管ステント留置術造設術
・下大静脈フィルタ留置術	・ラジオ波熱凝固術（RFA）
・血管内異物除去術	・経皮的凍結療法
・経静脈的肝内門脈静脈短絡術（TIPS）	・経皮的エタノール注入療法（PEIT）
・バルーン下逆行性経静脈的塞栓術（BRTO）	・経皮的椎体形成術（PVP）
・リザーバー留置術	

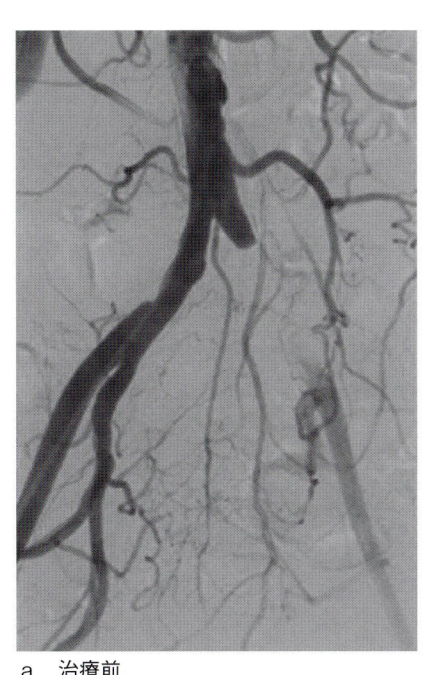

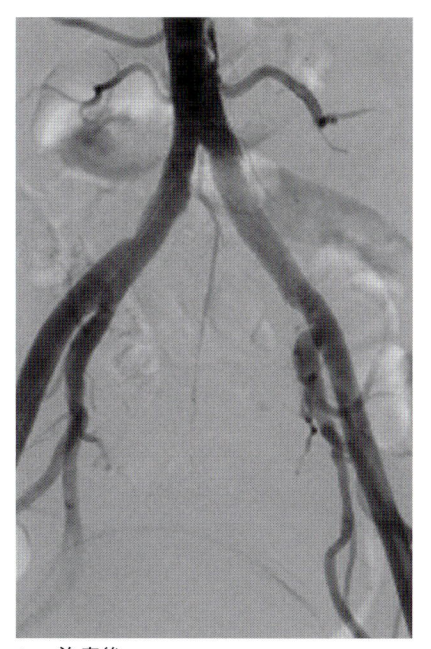

a．治療前　　　　　　　　　　b．治療後

図1　閉塞性動脈硬化症（左総腸骨動脈の慢性閉塞）に対する血管形成術（PTA）・ステント留置術

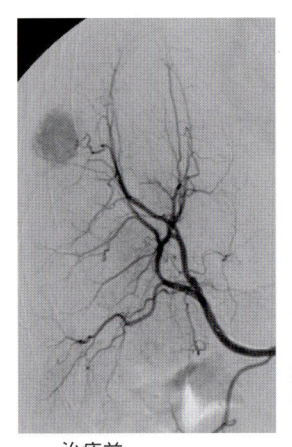

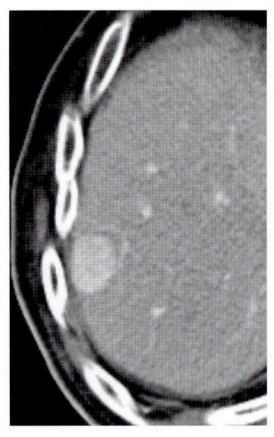

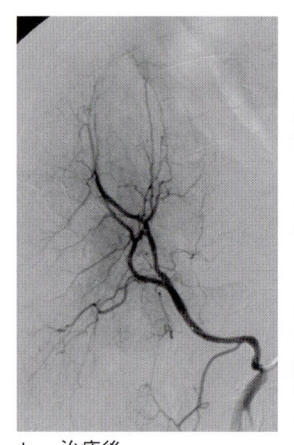

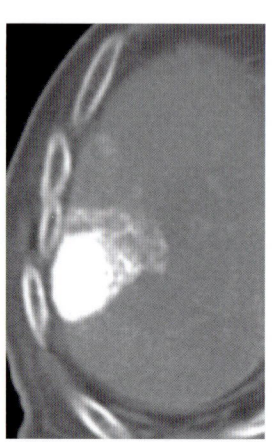

a. 治療前　　　　　　　　　　　　　　　b. 治療後

○図2　肝細胞癌に対する肝動脈化学塞栓療法（TACE）

質臓器（肺，肝，腎，骨など）に，カテーテルや穿刺針を挿入して治療を行う方法である．

　血管系IVRに含まれる手技には，血管の狭窄・閉塞に対しての血管形成術（percutaneous transluminal angioplasty：PTA）（図1），肝動脈瘤や血管奇形の動脈塞栓術（transcatheter arterial embolization：TAE），さまざまな急性出血に対する止血としてのTAEや，動注化学療法（transcatheter arterial infusion：TAI），肝動脈化学塞栓療法（transcatheter arterial chemoembolization：TACE）などの悪性腫瘍に対するIVRがある．わが国で行われているIVRでは，特に肝細胞癌（HCC）に対する肝動脈化学塞栓療法（TACE）（図2a，b）は大きな領域を占めている．またTAEは悪性腫瘍にかぎらず子宮筋腫や腎血管筋脂肪腫といった良性腫瘍にも適用されている．さらに，門脈圧亢進症における経頸静脈性肝内門脈体循環短絡術（transjugular intrahepatic portosystemic shunt：TIPS）（図3），胃静脈瘤に対するバルーン閉塞下逆行性経静脈的塞栓術（balloon occluded retrograde trasvenous obliteration：BRTO）などの門脈系疾患に対する治療も血管系IVRに含まれる．また近年，大動脈瘤に対するステントグラフト治療（endovascular aneurysm repair：EVAR）（図4）が，企業製デバイスの使用が認可されたことを受けてわが国でも普及してきている．このほかには，高カロリー

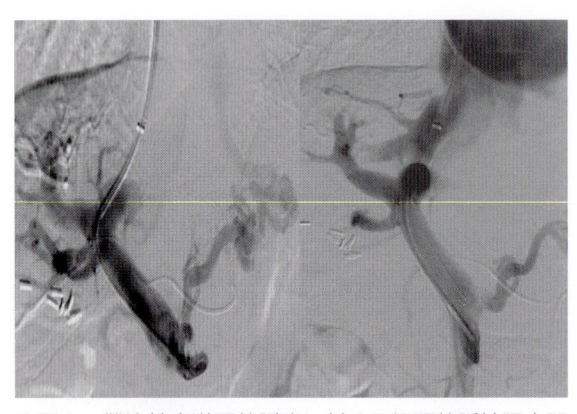

○図3　難治性食道胃静脈瘤に対する経頸静脈性肝内門脈体循環短絡術（TIPS）

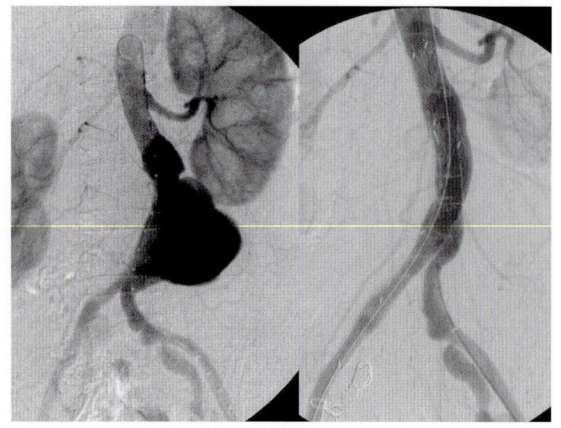

○図4　腹部大動脈瘤に対する大動脈ステントグラフト治療（EVAR）

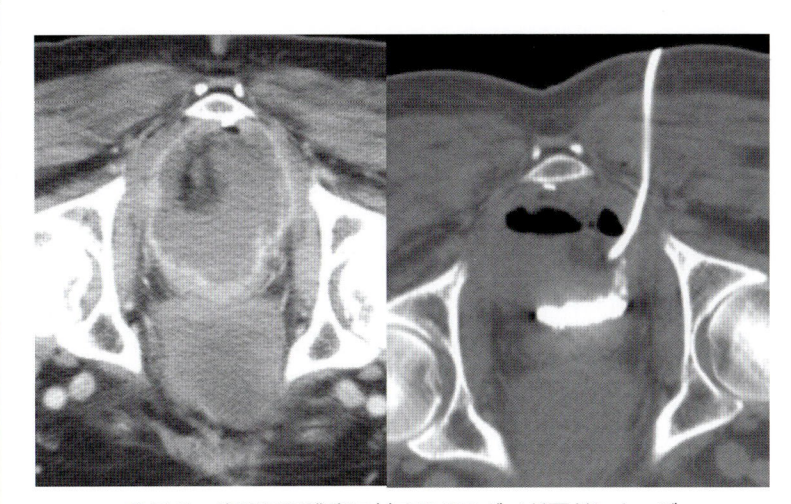

図5　直腸周囲膿瘍に対するCTガイド下ドレナージ

　輸液や全身化学療法において，安全かつ簡便に長期間薬剤投与するための中心静脈リザーバーシステムの経皮的留置手技が，昨今の医療情勢を反映して症例数が増加している．

　非血管系IVRに含まれる手技も多くあり，血管以外の管腔臓器（胆道・尿路・消化管・気道）の狭窄や閉塞に対する治療や，胸水・腹水・膿瘍などの体腔内液体貯留に対するドレナージ（図5）などがある．経皮的エタノール注入療法（percutaneous ethanol injection therapy：PEIT），ラジオ波焼灼療法（radiofrequency ablation：RFA），凍結療法などは腫瘍に対する経皮的な直達治療としてよく知られている．また経皮的椎体形成術（percutaneous vertebroplasty：PVP）は，骨折を起こした椎体に経皮的に針を刺して，椎体内に骨セメントを注入して骨を強化することで痛みを緩和，除去する比較的新しい治療法である．

　IVR手技を用いた診断手法の代表としては画像ガイド下経皮的針生検がある．臓器や腫瘍の細胞・組織を採取するために，病変を画像で確認しながら専用の生検針を用いて行う．超音波画像を誘導に用いる場合を超音波ガイド下生検，CTあるいはCT透視誘導下に行う場合をCTガイド下生検と呼び，安全かつ正確に行える画像誘導法が症例によって選択され，肺や縦隔腫瘍，腹部後腹膜臓器や骨腫瘍などの組織学的診断に用いられている．このほかの診断を目的とするIVRには，原発性アルドステロン症に対する左右の副腎静脈サンプリング，膵内分泌腫瘍に対する選択的動脈内カルシウム注入後肝静脈採血法（arterial stimulation and venous sampling：ASVS）などがあげられる．

section 3　IVRの問題点と今後の展望

　IVRの問題点としては，まず被曝の問題は避けて通れない．IVR手技では従来の放射線診療に比べると使用するX線量が多いため，術者にX線被曝による障害を生じうる[5]．IVRの適応拡大による症例数の増加，手技の高度化による術時間の延長により，術者の被曝量も増加傾向にある．また患者側の問題としては放射線皮膚障害の発生が報告されている[6]．IVRの被曝と防護についての詳細は別項に譲るが，患者や術者の被曝線量を把握し，被曝の低減に努めることはIVRに携わる医師の重要な責務である．

また，IVR手技は血管系から非血管系まで多彩であるが，わが国発の独創性のある手技[7,8]が少ないことは残念な点である．しかし日本の保険制度では，治療をしても使用器具の費用さえも請求できないIVR術式が多く存在しており，このことがIVRの発展に少なからず悪影響を及ぼしてきた側面がある．この傾向は最近改善されつつあるが，それでも低額な技術料や高額な使用器具などの問題は未だ十分に解決されたとはいえず，早急な対応が待たれるところである．

さらに，IVRの術式は他の治療法に比べても歴史が浅いために，評価が完全に確立されているとはいい難い面がある．実際，IVRは手術不能な重症の患者を対象にしていることも多いため，「術者が最善と信じる方法」で施行されてきた経緯がある．しかし行った治療の正当性は，客観的に科学的に検証していく必要がある．今後，新しい手技，未だに「標準」が確立していない手技，どちらの方法がよいのか意見が分かれている手技などは，臨床試験をすることでその有効性が検証されていくべきであり，科学的根拠に基づいた術式の統一化，合併症への対応などIVRに関するガイドラインの作成は喫緊の課題である．

最後に，診断装置やIVR器具の進歩によって難易度の高い手技が施行できるようになり，IVRの適応範囲が広がり，治療成績も向上しつつある．しかしその背景は，病変を正確に描出する画像診断技術やそれを解釈する読影力の向上があってこそ支えられているのであり，IVRに携わる医師は放射線科医に限らず，画像の診断や取り扱いに精通する必要があることはいうまでもない．また，医療従事者を含めて一般的なIVRへの理解がより深まるように情報発信を続けていく必要があり，それによってIVRの臨床的な重要性はさらに高まり，広く普及していくものと思われる．

文献

1) Margulis AR: Interventional diagnostic radiology — A new subspeciality. AJR 99: 761-762, 1967.
2) Grüntzig A, et al: Dotter's percutaneous recanalization in chronic arterial occlusions — a nonsurgical catheter technic. J Schweiz Med Wochenschr 103: 825-831, 1973.
3) Kinney TB: Radiologic history exhibit. Charles T. Dotter: a pioneering interventional radiologist. Radiographics 16: 697-707, 1996.
4) Dotter CT, et al: Transluminal expandable nitinol coil stent grafting: preliminary report. Radiology 147: 259-60, 1983.
5) Vano E, et al: Lens injuries induced by occupational exposure in non-optimized interventional radiology laboratories. Br J Radiol 71: 728-733, 1998.
6) Koenig TR, et al: Skin injuries from fluoroscopically guided procedures: part 1, characteristics of radiation injury. AJR 177: 3-11, 2001.
7) 山内栄五郎, 他：膵・胆道疾患に対するIVR—新しい技術の開発について—. 日本血管造影IVR学会誌 15: 56-61, 2000.
8) 金川博史, 他：バルーン下逆行性経静脈的塞栓術（Balloon-occluded retrograde transvenous obliteration）による胃静脈瘤の1治験例. 日本消化器病学会雑誌 88: 1459-1462, 1991.

20 IVRにおける被曝

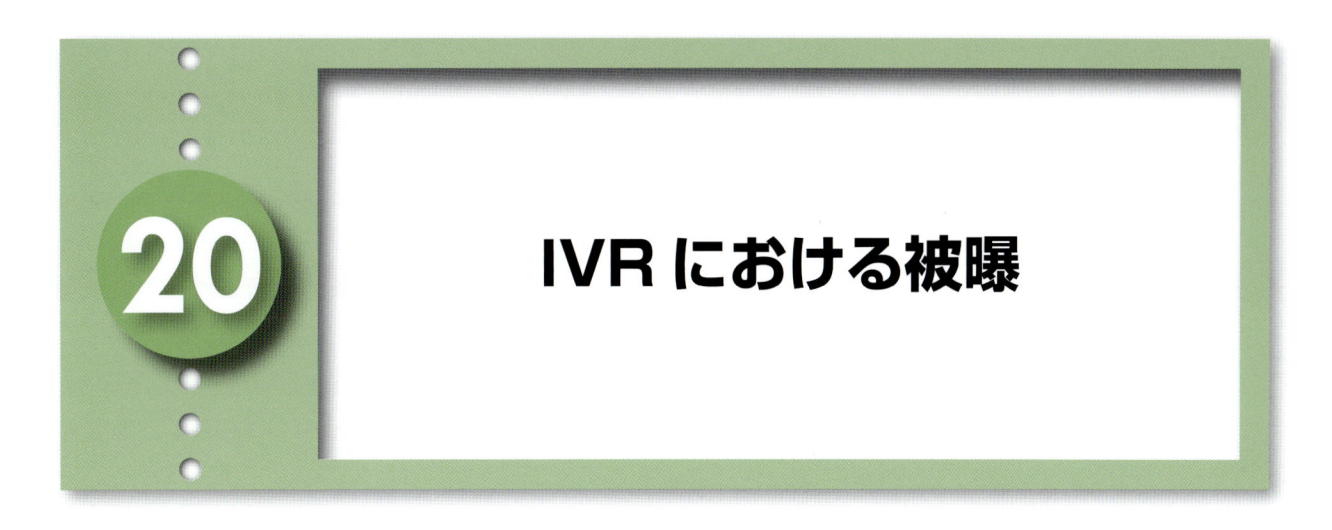

　Interventional radiology（IVR）は，従来の放射線診断よりも利用する放射線の量が多く，患者および術者に放射線被曝による障害を生じうる．実際にIVRの普及とともに，患者の放射線皮膚障害の報告が増加しため，FDA[1]や国際放射線防護委員会（International Commission on Radiological Protection：ICRP）[2]は，IVRの際の放射線防護に関する勧告を行っている．しかし，放射線防護に関する知識がIVR術者に十分に浸透しているとはいい難い．さらに，IVR手技の高度化，適応の拡大に伴い，放射線防護の重要性は増大している．

section 1　患者被曝

1　確定的影響

　吸収線量がしきい線量を上回った場合，その臓器・組織に確定的影響が生じうる．通常の放射線診断における被曝により，患者に確定的影響が生じるとは考えにくいが，IVRはその例外であり，時に放射線皮膚障害がみられる．IVR術者は患者の皮膚吸収線量を重篤な障害の閾値以下に管理し，重篤な確定的影響の発生を防止すべきである（表1）[3]．

　IVR患者における皮膚障害に関して，ICRPは推定される皮膚の最大蓄積線量が3 Gy以上の場合（繰り返される可能性のある手技では1 Gy以上の場合），被曝を受けた皮膚の部位・範囲およびその線量の記録を保管すべきであるとし，さらに，推定皮膚線量が3 Gy以上の場合，皮膚への影響を確認するための再診察を10～14日後に準備すべきであるとしている[2]．なお，高線量被曝の可能性のあるIVR手技では，あらかじめ放射線皮膚障害についてもインフォームド・コンセントを得るべきであるとしている．

▶表1　主な放射線皮膚障害とそのしきい線量および発症までの期間[3]

	しきい線量（Gy）	発症までの期間
早期一過性紅斑	2	2～24時間
主紅斑反応	6	1.5週間以内
一過性脱毛	3	3週間以内
永久脱毛	7	3週間以内
二次性潰瘍	24	6週以降
虚血性皮膚壊死	18	10週以降
遅発性皮膚壊死	>12	52週以降

IVR術者は自らが行う手技の患者皮膚線量を把握する必要がある．主なIVR手技における患者皮膚線量を表2に示す[4-6]．ただし，患者皮膚線量は施設により異なっており，さらに用いるプロトコール，使用装置やその設定により大きく影響される点には注意が必要である．FDAの勧告にあるように，各施設で標準的な手技のプロトコールを決定したうえで，標準的な手技での皮膚線量を把握すべきである（表3）．その線量がほかの施設の線量に比べて高い場合や，放射線皮膚障害の閾値に比べて低いといえない場合には，プロトコールの見直し（より線量率の低い設定の選択や撮影回数の削減など）や血管造影装置の更新も含めて，被曝低減のための努力を積極的に行うべきである．

血管造影装置では照射される線量は被写体の厚みにより自動調節され，透視時間も個々の手技で異なっている．したがって，放射線皮膚障害の発生を抑えるためには，IVR術者は標準的な手技の皮膚

表2 主なIVR手技とその最大皮膚線量（カッコ内は95%信頼区間）[4-6]

	総透視時間（分）	面積線量（Gy·cm^2）	最大皮膚線量（Gy）
脳神経領域の塞栓術：AVM	91.5（82.3〜100.8）	339（303〜375）	2.0（1.8〜2.3）
脳神経領域の塞栓術：動脈瘤	73.8（68.5〜79.0）	282（261〜302）	1.9（1.7〜2.0）
脳神経領域の塞栓術：腫瘍	113.6（91.0〜136.1）	370（305〜435）	2.1（1.7〜2.4）
脊椎領域の塞栓術：AVM	78.9	700	3.6
脊椎領域の塞栓術：腫瘍	66.8（49.1〜84.5）	369（275〜462）	3.8（2.8〜4.8）
頸動脈ステント留置術	39.3（31.8〜46.7）	161（99〜223）	0.6（0.3〜0.9）
椎体形成術	17.4（15.1〜19.7）	78（61〜94）	0.7（0.6〜0.8）
冠動脈IVR：PCI（一狭窄病変）	14.6±8.0		1.4±0.9
冠動脈IVR：PCI（慢性完全閉塞）	42.6±17.0		4.5±2.8
心筋カテーテルアブレーション	46.5±31		0.93±0.62
気管支動脈塞栓術	25.7	138	1.0
肝細胞癌に対する肝動脈塞栓術	14.8（10.4〜19.3）	270（204〜336）	1.4（0.9〜1.9）
経頸静脈的肝内門脈肝静脈シャント形成術	40.7（30.4〜51.1）	431（296〜566）	2.2（1.5〜2.8）
腎動脈ステント留置術	23.2（18.1〜28.4）	241（187〜295）	1.8（1.4〜2.2）
消化管出血に対する診断治療	26.2（20.5〜32.0）	343（276〜411）	1.9（1.5〜2.3）
子宮筋腫に対する動脈塞栓術	27.2（21.1〜33.3）	293（208〜379）	2.0（1.5〜2.4）
腸骨動脈ステント留置術	14.9（11.0〜18.8）	245（174〜316）	1.0（0.7〜1.3）

表3 患者被曝低減のために施設が行うべき対策[1]

- 各々の種類のIVR手技において，標準的な操作手順（透視や撮影に使用するモードの設定を含む）と臨床的なプロトコール（手技の対象となる患者の選択，手技の通常の施行方法，合併症への対応，総透視時間の上限の考慮などを含む）を確立すること．
- 従事者がプロトコールを理解しあうように努め，プロトコールがきちんと行われるようにすること．
- 使用する透視や撮影のモードと線量の関係をきちんと把握しておくこと．
- 患者皮膚線量が推定できるような情報をカルテに記録すること．
- 個々の患者に対して，医師は，不利益の危険性と利益を評価すること．
- 被曝により生じうる症状と危険性について患者に情報を提供し，同意書に放射線によるリスクを記載すること．
- 皮膚の積算線量が臨床的に必要な最小限の値になるようにプロトコールを修正すること．

線量のみでなく，各々の手技での患者皮膚線量をおおむね把握しなければならない．しかし，患者皮膚線量の評価法は必ずしも確立されておらず，それぞれの評価法の長所短所を把握したうえで，状況にあった適切な評価法を選択する必要がある．評価方法としては，患者皮膚表面に線量計を設置して直接測定する方法，面積線量から算出する方法，およびNDD法や患者照射線量管理ネットワークのように照射条件や装置の規格から線量を推定する方法に大別される．

　線量計を用いる場合，皮膚線量が最大となる部位にセンサあるいは線量計を設置することが重要である．また，線量計のセンサでは多くの場合，角度依存性やエネルギー依存性に対する補正が必要となる．

　最近では多くの血管造影装置に面積線量計が設置されており，面積線量およびIVR基準点（アイソセンターからX線管側に15 cm距離）での空気カーマが表示される．入射皮膚線量は空気カーマに吸収線量変換係数および後方散乱係数を乗じる（通常は空気カーマを1.3～1.4倍する）ことで概算することができる．ただし，手技中にX線管の角度が変更された場合には線量は過大評価となる．

2 確率的影響

　CT検査と比較すると血管造影では使用されるX線の実効エネルギーが低く，相対的に入射側の体表近くでの被曝が多くなる．また，X線管球を回転させながら広範囲の皮膚面から照射するCTとは異なり，血管造影の際には入射面となる皮膚の面積は限られている．このため，血管造影においては皮膚線量の把握が重要である．しかし，IVRにおいては透視時間が長く照射されるX線量も多いため，確率的影響に関しても配慮が必要である．血管造影検査における実効線量は面積線量値に換算係数を乗じることで概算することができる[7]．なお，この換算係数は，撮影部位，管電圧，総ろ過，X線管の角度，照射野の大きさにより異なる．また，回転撮影による3次元画像収集の際にも，面積線量値に換算係数をかけることで，実効線量を把握することが可能である[8]．

3 患者被曝に影響を与える因子と被曝低減

　一般的には，連続透視ではなくパルス透視を使用し，さらに低パルスレートに設定するほうが，患者被曝を抑えることができる．ただし，装置によっては低レートのパルス透視の選択が必ずしも被曝低減につながらないこともあるため，装置の特性を把握したうえでの選択が必要である[9]．

　患者と検出器が離れると，装置の自動調節機能により線量率が増加する．したがって，検出器をなるべく患者に近づけることで患者皮膚線量を低減できる．一方，X線管と患者を近づけると患者皮膚線量が増加するため，検査に支障がない範囲でテーブルをなるべく高くして手技を行うべきである．

　検出器サイズを小さくすると自動的に線量率が増加し，患者皮膚線量は増加する．一方，照射野を絞っても，入射面での線量率は変わらない．しかし，放射線治療においては照射野が狭いほど皮膚の耐容線量が高くなることが知られており，IVRにおいても照射野を絞ったほうが放射線皮膚障害は生じにくくなると考えられる．また，皮膚の照射野が狭ければ，X線管角度の変更により，同一の部位への被曝を避けることが容易になるという利点もある．

4 放射線皮膚障害に影響を与える因子

体厚が大きい患者では，装置の自動調節機能により線量率が増加するため，皮膚線量が増加し皮膚障害が起こりやすい．また，部位により皮膚の放射線感受性は異なっており，頸部前面や膝窩，肘窩では感受性が高い．さらに，膠原病や糖尿病を基礎疾患としてもつ場合や一部の化学療法剤を使用している場合には，放射線皮膚障害が生じやすいとされている[9]．

section 2 術者被曝

1 線量評価

医療法施行規則により放射線診療従事者には外部被曝測定のための個人被曝線量計の装着が義務づけられている．その際，IVRのように体幹部に不均等な被曝が生じる場合，体幹部の基本部位（男性は胸部，女性は腹部）のプロテクターの内側および頭部または頸部において線量を測定する．

実効線量の算出式． $H_E = 0.11 \times Ha + 0.89 \times Hb$

（H_E：実効線量，Ha：頭頸部の線量計に基づく1 cm 線量等量，Hb：体幹部の基本部位の線量計に基づく1 cm 線量等量）

眼の水晶体に関わる等価線量は頭頸部に装着した線量計の測定値に基づき算出し，皮膚の等価線量は各線量計の測定値（70 μm 線量当量）の最大値に基づき算出する．医療法施行規則における放射線診療従事者等の線量限度を表4に示す．これらの線量限度は厳守されなければならない．なお，照射野の近傍に手指を置く機会が多い手技では，リングバッジなどによる手指の線量評価も必要である．

2 被曝低減策

術者被曝のほとんどは，患者からの散乱線により生じる．したがって，患者被曝低減策は多くの場合，術者の被曝低減にも有効である．さらに，防護対策が術者の被曝量に大きな影響を及ぼす．術者被曝では，外部被曝防護の三原則（時間・距離・遮蔽）が防護対策の基本となる．透視時間を必要最小限に抑えることはもちろん，撮影時には極力退室することが望ましい．散乱線は線源からの距離とともに減少するため，手技の妨げとならない範囲で，可能なかぎり照射野から離れた位置で手技を行

▶表4 医療法施行規則における放射線診療従事者等の線量限度（要旨）

・実効線量が5年間につき100 mSv を超えず，1年間で50 mSv を超えないこと．
・女性※の場合は実効線量が3月間で5 mSv を超えないこと．
・眼の水晶体の等価線量が150 mSv を超えないこと．
・皮膚の等価線量が500 mSv を超えないこと．
・妊娠している女性では，妊娠中の内部被曝による実効線量が1 mSv を超えず，腹部表面での等価線量が2 mSv を超えないこと．

※妊娠する可能性がないと診断された者，妊娠する意思がない旨を病院または診療者の管理者に書面で申し出た者および妊娠している女性を除く．

うべきである．また，術者は，検査室内の線量分布を把握しておく必要がある．なお，検出器側のほうがX線側より散乱線が少ないことは重要である．したがって，斜位での透視の場合は，検出器側に立つほうが医療従事者の被曝量が少ない．照射野の近傍に手指を置いて手技を行う場合，照射野内に手指を入れないように注意すべきである．手指を照射野から数cm離すだけで，その被曝量は数分の1に減少する[9]．防護衣などの防護用具の適切な使用も被曝低減では重要である．血管造影装置に付加する防護用具も有用であるが，遮蔽効果の高さよりむしろ使いやすさを考慮したうえで設置すべきかと思われる．なお，放射線水晶体障害のしきい線量が現在受け入れられているしきい線量より低いことを示唆する論文が最近いくつか発表されているため，術者は防護眼鏡・ゴーグルを使用し，水晶体をより積極的に防護するべきかもしれない．

トピックス　放射線による水晶体障害

「白内障のしきい線量は急性被曝で5 Gy，慢性被曝8 Gyであり，しきい線量以下の被曝であれば白内障は生じない」とされてきた．しかし，最近の論文で，しきい線量がより低い（あるいは存在しない）可能性が示唆されており，「白内障のリスクは線量に比例し，1,000 mGyの被曝で40%リスクが上昇する」というデータも発表されている[10,11]．これに対してICRPは2007年のPublication 103で「水晶体の線量限度を今後変更する可能性がある．水晶体被曝に関しては行為の最適化が重要である．」としている[12]

文　献

1) Food and Drug Administration. Avoidance of serious x-ray induced skin injuries to patients during fluoroscopically-guided procedures. Statement 9 Sept. 1994; Food and Drug Administration, Rockville, MD, USA.
2) International Commission on Radiological Protection. Avoidance of radiation injuries from medical interventional procedures. ICRP Publication 85. Ann ICRP 30, 2000.
3) Wagner LK, et al: Potential biological effects following high X-ray dose interventional procedures. J Vasc Interv Radiol 5: 71-84, 1994.
4) Miller DL, et al: Radiation doses in interventional radiology procedures: the RAD-IR study: part I: skin dose. J Vasc Interv Radiol 14: 977-990, 2003.
5) Suzuki S, et al: Radiation exposure to patient's skin during percutaneous coronary intervention for various lesions, including chronic total occlusion. Circ J 70: 44-48, 2006.
6) Park TH, et al: Risk of radiation induced skin injuries from arrhythmia ablation procedures. Pacing Clin Electrophysiol 19: 1363-1369, 1996.
7) Hart D, et al: Normalised organ doses for medical X-ray examinations calculated using Monte Carlo Techniques. National Radiological Protection Board, Report NRPB-SR 262. London: HMSO, 1994.
8) Suzuki S, et al: Effective dose during abdominal three-dimensional imaging with a flat-panel detector angiography system. Radiology 250: 545-550, 2009.
9) 永井良三，他：循環器病の診断と治療に関するガイドライン（2004-2005年度合同研究班報告）循環器診療における放射線被曝に関するガイドライン．Circulation Journal 70（Suppl IV）: 1247-1299, 2006.
10) Minamoto A, et al: Cataract in atomic bomb survivors. Int J Radiat Biol 80: 339-345, 2004.
11) Neriishi K, et al: Postoperative cataract cases among atomic bomb survivors: radiation dose response and threshold. Radiat Res 168: 404-408, 2007.
12) International Commission on Radiological Protection. The 2007 Recommendations of the International Commission on Radiological Protection. ICRP Publication 103. Ann ICRP 2007.

21 ラジオ波焼灼療法（RFA）

section 1　ラジオ波焼灼療法とは何か

　ラジオ波焼灼療法（radiofrequency ablation：RFA）は，腫瘍の局所療法の一つであるが，多くの場合は画像ガイド下に行われるため，interventional radiology（IVR）の一翼を担う存在となっている．腫瘍の機能廃絶術 ablation としては，そのほかにマイクロ波焼灼術，エタノール注入などがあるが，RFA は現在最も確実で簡便な方法であり，盛んに用いられている．RFA では，電極針を画像ガイド下に病変に刺入して，電極周囲を 450 Hz 程度の周波数を有するラジオ波電流により誘導加温させ，病変を凝固壊死させる．肝悪性腫瘍，特に原発性肝細胞癌（hepatocellular carcinoma：HCC）に対しては優良な成績が確立しており，現在わが国においては，保険診療として収載されている[1]．また，肝腫瘍のみならず，最近は肺，腎，骨，乳房などの腫瘍に対する RFA も試みられるようになり，それらの成績が確立すれば RFA は腫瘍の低侵襲局所治療の中でさらに大きな地位を占める可能性をもっている．

section 2　ラジオ波焼灼療法の原理と方法

　ラジオ波は電磁波の一種であり，通常はラジオ放送に使われるキロからメガヘルツの周波数を有する波長の長い電波（電流）である．ラジオ波は，生体内を通電する際にイオンの振動運動を誘発し，それにより摩擦熱が生じる．熱は生体内の細胞を損傷するが 40 ℃ までは細胞の homeostasis を維持する．ハイパーサーミアで用いられる 42〜45 ℃ においては，化学療法や放射線療法による細胞損傷を熱が増強させるが，生体内で熱のみにより完全な細胞死を得ることはできない．50〜52 ℃ になると，4〜6 分間で不可逆的細胞損傷が得られる．RFA では，通常 60〜100 ℃ の熱が用いられるが，この温度においては，短時間で確実に細胞内蛋白凝固が誘発され，核，ミトコンドリア，細胞質が変性し，最終的に凝固壊死が得られる．一方，温度が 100 ℃ を超えると，炭化や沸騰に伴うガス発生，すなわち蒸散が起こり，ラジオ波のエネルギーや熱を伝えるのにかえって悪い条件となる．したがって，前述の 60〜100 ℃ がラジオ波治療における至適温度ということになる．なお，3 mm 径以上の血管は

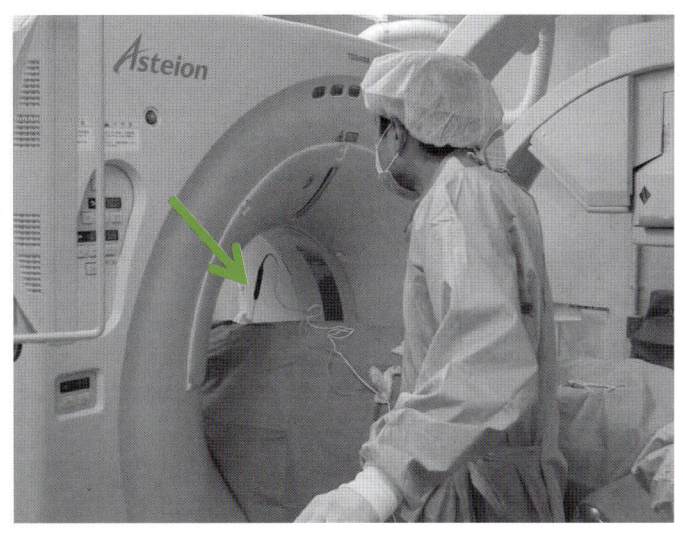

図1　肺ラジオ波焼灼療法の術中写真
肺癌のRFA中で，術者によりCTガイド下に電極針（→）が挿入されている．

血流が冷却効果を示し，焼灼効果を阻害すると考えられている[2,3]．

治療においては，generator ラジオ波発生装置，病変に刺入する電極針，対極板が必要であり，電極針は通常経皮的には超音波やX線CTなどの画像をモニタしながら病変に刺入される（図1）．電極針には，通電部が展開型と非展開型がある．

section 3　ラジオ波焼灼療法の臨床

1　肝腫瘍

　肝腫瘍に対するRFAはすでに保険診療に認可され，特に早期のHCCに対しては確立された治療となっている[1]．通常超音波ガイド下に行われることが多い．人工胸水・腹水，realtime virtual sonography（RVS），造影超音波などRFAで使用される超音波機器，画像技術の進歩はめざましく，今後も肝腫瘍に対しては超音波が主たるガイド画像であることには変わりはないであろう．しかし，時には超音波で描出困難な肝ドーム下の病変などに対してはCTガイド下でRFAを行うこともある[4]．HCCに対するRFAのよい適応としては腫瘍径3cm以下，数は3個以下とされており，これらの条件を満たすと局所制御率，予後ともに比較的良好である．

2　肺腫瘍

　肺腫瘍のRFAは2000年に世界で初めて報告され，その後欧米ならびにわが国のかぎられた施設において治療経験が重ねられている[5]．適応疾患は手術不能なstage Iの非小細胞肺癌[6]，あるいは手術後の再発肺癌とされるが，転移性肺腫瘍も条件によりよい適応となる．肺腫瘍のRFAはCTあるいはCT透視ガイド下に施行する．肺の空気の存在により熱が遮断されるため，腫瘍周囲に十分なマージンを取って焼灼するのが困難なこともある．2cm以下の腫瘍には高い局所制御が報告されている

が，3cmを超える腫瘍や血管，気管支などに接する腫瘍については，局所制御率は高くない．現在世界的には肺ラジオ波治療の位置づけは外科的切除や放射線治療のようには確立しておらず，臨床試験が進行中である．

3 腎腫瘍

RFAの対象となる腎腫瘍の多くは腎癌で，短期の治療成績は良好であり，多数の報告で90〜100%の完全制御が得られている[7]（図2a, b, c）．腫瘍径が3cmを超える場合には，治療効果を高めるためRFA前に動脈塞栓術を併用することもある．重篤な合併症の報告は少ない．他部位の腫瘍同様に腎腫瘍のラジオ波焼灼療法の効果は腫瘍径と血流の冷却効果に大きな影響を受ける．また，腎洞側の腫瘍より腎外方へ突出する腫瘍のほうが成績はよい．腎癌が生涯多発するvon Hippel-Lindau病患者，片腎患者，あるいはさまざまな全身状態におけるハイリスク患者も治療のよい適応と考えられる．

4 骨腫瘍

RFAの主な適応としては類骨骨腫と転移性骨腫瘍の疼痛緩和があげられる[8]．類骨骨腫は若年者の骨皮質に生じる良性腫瘍であり，強度の疼痛を生じることが臨床的に問題となる．従来切除や鎮痛剤の内服にて治療されていたが，最近RFAは低侵襲，良好な徐痛効果により最も有効な治療法としての立場を確立しつつある．転移性骨腫瘍に対しても有意な疼痛改善が得られ，大きな骨転移に対して経皮的骨セメント形成術を併用している報告もある．

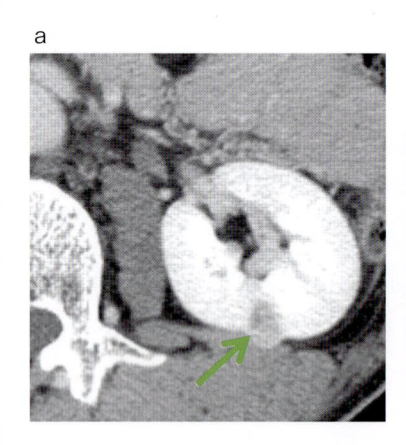

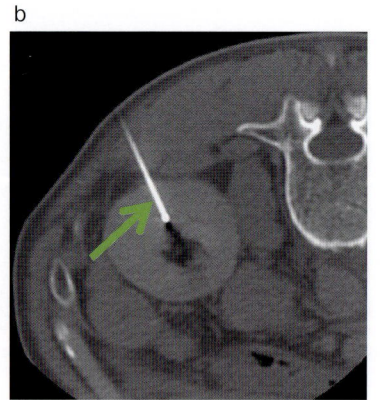

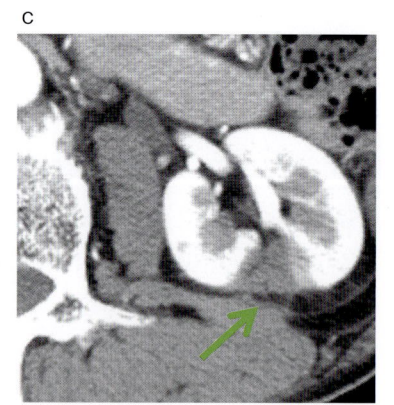

◉図2 腎ラジオ波焼灼療法のCT像
a．造影CTで左腎背側に突出する2cm径の腎癌（→）が描出されている．
b．腹臥位にてCT透視下にRFAの電極針（→）を病巣に刺入し焼灼している．
c．RFA後の造影CTでは焼灼部は病変も含めて造影されず（→）凝固壊死が起こっている．

5 乳腺腫瘍，ほか

　乳癌に対する RFA は，他部位の腫瘍同様の低侵襲・高い局所制御効果はもちろん，乳房温存・小さな傷跡など美容的な利点からも近年注目が高まっている[9]．手技は全身麻酔下に超音波ガイド下に行われる．成績はおおむね良好で 80〜100％の完全制御率である．合併症として，重篤なものではないが皮膚熱傷が報告されている．補助療法として，化学療法・ホルモン療法，放射線治療を併用する．そのほか，転移性副腎腫瘍や疼痛を伴う転移リンパ節などの治療に RFA が行われている．

文　献

1) Shiina S, et al : A randomized controlled trial of radiofrequency ablation with ethanol injection for small hepatocellular carcinoma. Gastroenterology 129 : 122-130, 2005.
2) Seegenschmiedt MH, et al : Interstitial thermoradiotherapy ; review on technical and clinical aspects. Am J Clin Oncol 13 : 352-363, 1990.
3) Zevas NT, et al : Pathologicasl characteristics of induction of heating and radiofrequency electrocoagulation. J Neurosurg 37 : 418-422, 1972.
4) Toyota M, et al : Computed tomography-guided transpulmonary radiofrequency ablation for hepatocellular carcinoma located in hepatic dome. World J Gastroenterol 12 : 608-611, 2006.
5) Yasui K, et al : Thoracic tumors treated with CT-guided radiofrequency ablation ; initial experience. Radiology 231 : 850-857, 2004.
6) Hiraki T, et al : Percutaneous radiofrequency ablation for clinical stage I non-small cell lung cancer : results in 20 nonsurgical candidates. J Thorac Cardiovasc Surg 134 : 1306-1312, 2007.
7) Gervais DA, et al : Radiofrequency ablation of renal cell carcinoma : part 1, indication, results, and role in patient management over a 6-year period and ablation of 100 tumors. AJR Am J Roentgenol 185 : 64-71, 2005.
8) Simon CJ, et al : Percutaneous minimally invasive therapies in the treatment of bone tumors : Thermal ablation. Semin Musculoskelet Radiol 10 : 137-144, 2006.
9) Oura S, et al. Radiofrequency ablation therapy in patients with breast cancers two centimeters or less in size. Breast Cancer 14 : 48-54, 2007.

22 オートプシー・イメージング（死亡時画像診断）

section 1　オートプシー・イメージングとは

　オートプシー・イメージング（Autopsy imaging, 以下 Ai と略記）は「死亡時画像診断」と訳される．これは古くて新しい概念であり，死因究明あるいは死亡時の医学検索により医学を進展させるために行われる画像診断である．主に使用するモダリティは CT と MRI である．Ai のプロトタイプとして，長らく救急分野では postmortem CT（死後または検死 CT，以下 PMCT）が行われてきた．日本で PMCT をシステムとして始めたのは筑波メディカルセンター病院で，1985 年までさかのぼる．救急分野では必要に応じ PMCT が行われてきたが，費用請求を保険に頼ったため表立って研究できず，救急分野と放射線科の連動も機能しなかったので，放射線科分野での認知度は低かった．法医学分野では 1995 年に慈恵医大法医学教室の高津らが 3DCT による画像遺体構築という先進的試みを行なった．2000 年，放射線医学総合研究所重粒子医科学センター病院の江澤が Ai の概念を提唱した．江澤は塩谷，山本等と 2004 年 Ai 学会を創設し，関連領域と連合のもと新しい学術大系の構築を試みた．後に山本の千葉大学医学部附属病院では，世界初の Ai センターが創設され，Ai は社会的に認知度を上げていく．2008 年には日本医師会に「死亡時画像診断に関する検討委員会」が設置され，以後三期にわたり先進的な議論や調査が行われた．2010 年 6 月には厚生労働省に「死因究明に資する死亡時画像診断の検討会」が設置され，その席上で Ai に関する研修会の必要性が謳われ，日本医学放射線学会，日本放射線技師会，日本医師会，Ai 学会が協調し研修会を開始することとなった．いずれ新たな認定医制度や認定施設基準が設置されることになるだろう．

section 2　解剖と Ai の比較

　Ai について述べる前に，死因究明制度において最も強力な検査である解剖にどのような欠点があるかを列記してみる．
1）広範な組織検索が困難（骨格系，皮膚系など）．
2）輪郭再現が困難（周囲不定型浸潤・癒着など）．

3）液体の存在状況再現が困難（腹水など）．
4）多発性病巣の把握が困難．
5）非摘出臓器検索が不可能．
6）臓器関連性の保存が不可能．
7）特定臓器のデータが欠落しやすい（病理医の主観的判断に依存するため）．
8）検索法の標準型が未確定（施設間の相違の存在）．
9）解剖の質の不均一性（病理医技量に依存）．

　ちなみにこれらの解剖の欠点は，すべてAiで解消されるものばかりである．このため，Aiは解剖の相補的な検査であるということもいえる．しかしAiの実力はそれだけには留まらない．続いてAiの画像の特質を述べてみよう．

①死亡時画像なので，患者の最終画像であり特異点である．
②解剖と併用すれば，すべての画像所見に病理的裏づけが可能である．
③モダリティの限界能力で撮像しても倫理問題は生じない（例：最高品質で撮影することによる被曝量の増加）．
④治療効果判定の最終画像であり，経過観察は画像で行われるため，Aiがなければ治療効果判定が完了しない．

ほかにも，解剖と比較した社会的なメリットとして，

①非破壊検査で遺族感情に優しい．
②画像を直接みせれば，医学情報を迅速に遺族に伝えられる．
③遠隔診断でコンサルトすれば，中立的診断が可能になる．
④低コスト．
⑤対応できるマンパワーが多い．
⑥解剖の監査が可能になる．

などの利点がある．日本の解剖率は2％台で，警察が扱う異状死体すら解剖率は10％程度のため，解剖制度は現実には破綻状態にあり，Aiによるサポートが市民社会から強く要請されている．

　Aiの問題点は「検査費用がついていない」という1点である．こうした部分を無視してなし崩し的に導入されては放射線科医が困るので，現在はAiプリンシプルが提唱されている．すなわち「①Aiは医療現場の終点で医療従事者が診断し，②診断レポートが作成され，その情報は遺族と市民社会に公開され，③費用は医療費外から医療現場に支払われる」というものだ．この原則が達成された時，医療現場ではAiが自律的に実施されるだろう．

section 3　Aiの今後

　この流れを受け，日本各地にAiセンターが創設または計画されている．2010年3月の時点で札幌医科大学，東北大学，自治医大学，群馬大学，千葉大学，神奈川歯科大学，近畿大学，福井大学，佐賀大学，長崎大学の10施設に及ぶ．ほかにも日本医師会を中心としたAi診断ネットを構築している石川県，鹿児島など，警察医会と緊密な関係でシステム運営している川口病院（熊本県菊池市）など枚挙に暇がない．全国の救命救急センターの約9割でAiの実施経験があり，有床病院へのアンケー

トでは全国 800 施設以上で実施されるなど，すでに Ai は日本では浸透している．だが放射線学会の消極対応により，診断に不安に感じる放射線科医も少なくないため，2010 年 1 月，一般財団法人 Ai 情報センターが創設された．これは，Ai 診断のエキスパートが参集した，遠隔画像診断ベースの診断センターである．これにより地域の Ai センターと中央の Ai 情報センターを結ぶシステムが構築された．Ai 情報センターは鑑定業務にも対応するため，安定した診断リソースの供給が可能になった．

一方，目を世界に転ずれば，Ai の提唱と時期を同じくして世界中で類似概念が展開している．先行研究として乳児に特化したもの，画像と解剖の所見を比較検討したものなどが散見される．システム適用として著名なのはスイス・ベルン大学（現チューリヒ大学）のターリ教授率いるヴァートプシー・システムであろう．彼らは最先端機器を駆使し，画像診断の限界を追求し主に法医分野での貢献をめざしている．彼らによれば CT の死因確定率は 30％，MRI では 60％近いという．解剖の死因確定率は 70〜80％なので，非破壊検査であることを勘案すればかなりの死因確定率で，有用なことは間違いない．イギリスでは 2008 年以降，解剖の代わりに全身 MRI を利用する試みが始まった．いずれ世界の死因究明制度の趨勢は，解剖至上主義から Ai 優先主義へ移行する．日本もそうならなければ死亡時医学検索を受けない遺体の増加により死因不明社会が増大してしまう．なぜなら解剖率は相変わらず 2％台に低迷し続けていて，増加する兆しすらみられないのが現状だからである．

おわりに

Ai の技術進展には目を瞠るものがある．Ai の造影技術もその一つである．阪本らは，造影剤を注入しながら心臓マッサージを行うという，救急外来で施行する造影技術を確立した．また画像上の変化を経時的に検討した研究も存在する．Ai 情報に死亡時間を記載すれば，時間経過による画像変化のマス・スタディも成立し，法医画像診断学の基礎になる．他にも高磁場 MRI の導入など，モダリティの進歩により新たな読影所見の発見も予想される．このジャンルを牽引するのは放射線科医になるはずだ．

Ai は医師にとって必ず修得しなくてはならない診断技術となることだろう．なぜならば医師法によれば死因を確定するのは医師の基本業務だからである．放射線科医も医師であり，自分たちが専門とする技術で死因究明に貢献しなくてはならないのは至極当然のことなのだ．

文　献

1）大橋教良：DOA の原因疾患の診断；死亡後 CT 撮影の有用性と問題点について．日救急医会　関東誌 10：604-605, 1989.
2）Takatsu A, Suzuki N, Hattori A, et al：The concept of the digital morgue as a 3D database. Lagal Med 1：29-33, 1999.
3）Ezawa H, Yoneyama R, Kandatsu S, et al：Introduction of autopsy imaging redefines the concept of autopsy：37 cases of clinical experience. Pathol Int 53：865-873, 2003.
4）Thali MJ, Yen K, Schweitzer W, et al：Virtopsy, a new imaging horizon in forensic pathlogy：virtual autopsy by post-mortem multislice computed tomography（MSCT）and magnetic resonance imaging（MRI）-a feasibility study. J Forensic Sci 48：386-403, 2003.
5）Hayakawa M, Yamamoto S, Motani H, et al：Does imaging technology overcome problems of conventional postmortem examination？　A trial of computed tomography imaging for postmortem examination. Int J Legal Med 120：24-26, 2006.
6）阪本奈美子，大橋教良，濱邊祐一，他：全国救命救急センターにおける死後画像取得の現状と課題についてのアンケート調査結果報告．救急医学 33：985-989, 2009.

7）日本医師会　死亡時画像病理診断（Ai＝Autopsy imaging）活用に関する検討委員会：死亡時画像病理診断（Ai）の実態の把握及び今後の死亡時医学検索の具体的な展開の方途について　http://dl.med.or.jp/dl-med/teireikaiken/20090401_4.pdf

8）塩谷清司，早川秀幸，菊地和徳，河野元嗣：オートプシー・イメージング—死後画像所見は死因，蘇生術後変化，死後変化に大別される—．画像診断 30：106-120，2010．

9）飯野守男：先進諸外国における法医学分野の画像診断の取り組み．法医病理 16：89-96，2010．

10）Partriquin L, Kassarjian A, Barish M, Casserley L, O'Brien M, Andry C, Eustace S: Postmortem whole-body magnetic resonance imaging as an adjunct to autopsy: preliminary clinical experience. J Magn Reson Imaging 13(5): 818, 2001.

11）Brookes JA, Hall-Craggs MA, Sams VR, Lees WR: Non-invasive perinatal necropsy by magnetic resonance imaging. Lancet 4: 349(9044): 55: discussion 55-56, 1997.

12）江澤英史，塩谷清司：オートプシーイメージング．文光堂，2004．

13）大友邦：オートプシーイメージング・ガイドライン．ベクトル・コア，2009．

14）高野英行・山本正二：オートプシーイメージング・ガイドライン．ベクトル・コア，2009．

15）日本放射線専門医会・医会　Ai ワーキンググループ，社団法人　日本放射線技師会　Ai 活用検討委員会：Autopsy imaging．ベクトルコア，2009．

16）阿部一之，樋口清孝，井野賢司：診療放射線技師のためのよくわかるオートプシー・イメージング（Ai）検査マニュアル．ベクトル・コア，2009．

17）総説　特集 Autopsy imaging．日獨医報　第 53 巻第 3／4 号：116-129，2008．

　①海堂尊：Autopsy imaging 1．オートプシー・イメージング（Ai）は画像診断の特異点であり，Ai の導入は社会的要請になるだろう．日獨医報 53：417-425，2008．

　②山本正二：オートプシー・イメージング（Ai）センターの設立と現状．日獨医報 53：426-439，2008．

　③塩谷清司，菊地和徳，早川秀幸，他：Autopsy imaging—日本医学放射線学会が日本医師会宛に提出した「死亡時画像診断に関する意見書」に沿った解説—．日獨医報 53：440-464，2008．

18）海堂尊，塩谷清司，山本正二，他：死因不明社会 2—なぜ Ai が必要なのか—．講談社，2011．

23 核医学の基礎

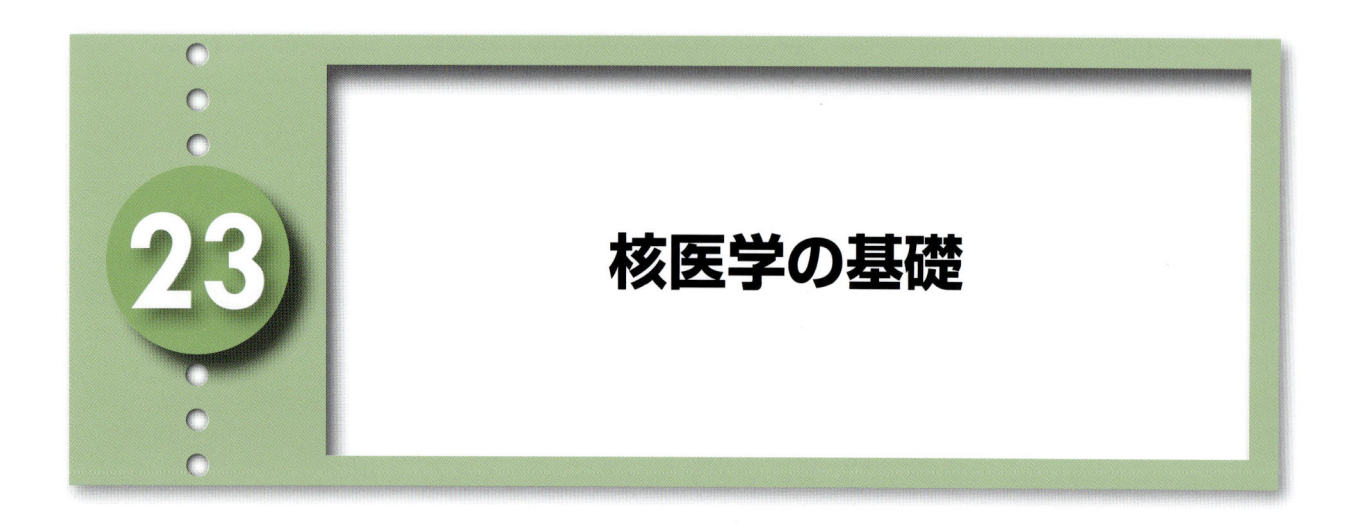

section 1 核医学とは

　放射性同位元素（radioisotope）を用いて診断, 治療を行う放射線医学の一分野である. X線検査は, 体外に置かれた線源から放出される放射線が人体を通過する時の吸収過程を検出するのに対し, 核医学検査は, 放射性医薬品を体内に投与し, 標識臓器への移行性や結合量を放出される放射線を指標として体外から検出する.

　X線CTやMRによる画像が形態情報を与え, 空間分解能は1mm前後で, 各種臓器の微細な病変の検出が可能であるのに対し, 核医学では空間分解能の悪さから形態画像としての役割は少なく, 臓器組織の血流・機能・代謝・レセプターなどの機能情報を与える. したがって, 核医学診療では測定装置とともにトレーサとなる種々の放射性医薬品が重要な役割を担っている.

　核医学検査にはイン・ビボ検査とイン・ビトロ検査がある. イン・ビボ検査は患者に放射性医薬品を投与したのち, その生体内動態を観察する. 一方, イン・ビトロ検査は, 患者から得た血液や尿などの試料中に微量に含まれる物質を, 試験管の中に標識トレーサを添加して測定する. 放射性免疫測定法（ラジオイムノアッセイ；radioimmunoassay：RIA）に代表される競合的ラジオアッセイやイムノラジオメトリックアッセイ（immunoradiometric assay：IRMA）などがある.

　非密封放射性同位元素を用いた核医学治療も核医学の大きな分野である. 現在保険適用されている核医学治療には, ^{131}Iによる甲状腺機能亢進症や甲状腺癌術後の再発転移の治療, ^{89}Srによる骨転移疼痛緩和, ^{90}Y標識抗CD20モノクローナル抗体による再発または難治性悪性リンパ腫の治療がある.

section 2 核医学検査の映像化法

1 シンチグラフィ scintigraphy

　γ線は物質の透過力が大きいため体外測定が可能であり, 適当なエネルギーと半減期をもつγ線放出核種が用いられる. 中でも^{99m}Tc標識トレーサの使用がいちばん多い.

●表1　シンチグラフィに用いられる放射性医薬品と得られる情報

臓器	放射性医薬品	得られる情報
脳	^{123}I-IMP, ^{99m}Tc-HMPAO, ^{99m}Tc-ECD ^{123}I-IMZ	局所脳血流計測 てんかん焦点検出
脳脊髄腔	^{111}In-DTPA	髄液漏, 水頭症
甲状腺	Na^{123}I, ^{99m}TcO$_4^-$	甲状腺機能
副甲状腺	^{201}TlCl, ^{99m}Tc-MIBI	副甲状腺腫描出
肺	^{99m}Tc-MAA ^{133}Xeガス, ^{81m}Krガス, ^{99m}Tcガス	肺血流描出 肺換気描出
心臓	^{201}TlCl, ^{99m}Tc-MIBI, ^{99m}Tc-テトロホスミン ^{99m}Tc-赤血球, ^{99m}Tc-HSAD ^{123}I-BMIPP ^{123}I-MIBG	心筋血流 心機能, 心室描出 心筋脂肪酸代謝 交感神経機能
肝・胆道	^{99m}Tc-フチン酸, ^{99m}Tc-スズコロイド ^{99m}Tc-GSA ^{99m}Tc-PMT	細網内皮系描出, センチネルリンパ節描出 肝機能 胆汁排泄能
消化管	^{99m}Tc-赤血球, ^{99m}Tc-HSAD	出血巣描出
腎臓	^{99m}Tc-DTPA, ^{99m}Tc-MAG$_3$ ^{99m}Tc-DMSA	腎機能 腎形態
副腎	^{131}I-アドステロール ^{131}I-MIBG, ^{123}I-MIBG	副腎ホルモン産生能 神経堤由来の腫瘍描出
骨	^{99m}Tc-MDP, ^{99m}Tc-HMDP	骨転移描出
骨髄	^{111}InCl	造血能描出
腫瘍	^{201}TlCl, ^{67}Ga-citrate,	腫瘍描出
炎症	^{67}Ga-citrate	炎症描出
血栓	^{111}In-血小板	血栓描出

　患者に放射性医薬品を投与し，撮像対象となる臓器に放射性核種が集積した状態を体外からガンマカメラで検出し，これを映像化する検査法である．得られた画像をシンチグラムという．シンチグラフィに使用される放射性医薬品は臓器およびその目的に応じ多種類に及ぶ（表1）．

❶ 測定装置

　ガンマカメラを用いる．これは，特定の方向から入射したγ線のみを通過させるコリメータ，そのγ線のエネルギーをシンチレーション（蛍光）に変換するシンチレータ，そこで発生した光子を光電子に変え，2次電子増幅する光電子増倍管，位置エネルギー検出回路などから構成されている．
　一般的によく用いられるコリメータは平行多孔型コリメータで，測定するγ線のエネルギーにより，低，中，および高エネルギー用コリメータがある．ほかにファンビーム型やピンホール型コリメータなどがある．
　シンチレータは，光電効果が起こりやすく，かつ密度が高く，原子番号が大きなNaI（Tl）結晶が用いられる．厚さが0.6～1cmでこの厚さが薄くなるほどエネルギー分解能は高くなるが，逆に検出感度は低下する．
　光電子増倍管（40～100本程度）は，それぞれが受ける光量の違いに応じ電気パルスを出力する．
　γ線の入射位置とそのエネルギーを決定する位置エネルギー検出回路，さらに光電ピークのエネルギーのみのγ線だけを選別する波高分析器を介して，ブラウン管上に輝点を表示する．
　測定装置に関する新しい技術として半導体検出器を用いたものが開発されている．常温で作動す

るテルル化カドミウム（CdTe, CdZnTe）半導体が実用化され，空間分解能は1mm程度とされガンマカメラへの応用が積極的に研究されている．

❷ 測定法

［撮像範囲による分け方］

　　a．局所撮像（spot image）：1つあるいは近接して存在する少数の臓器を対象として行われる．通常，カメラを人体の長軸方向に移動させることなく撮像する．腎臓シンチグラフィや肝胆道シンチグラフィなどで実施される．

　　b．全身撮像（whole body image）：人体の長軸方向にカメラあるいは寝台を一定速度で移動させて，全身を撮像する．上下対向の2検出器を利用すれば，前面像と後面像を同時に撮像できる．骨シンチグラフィや腫瘍シンチグラフィなどで実施される．

［画像データの収集方法による分け方］

　　a．静態撮像（static image）：対象臓器を一定の時間あるいは一定のカウント数で収集する．対象臓器の放射性同位元素の集積の経時的変化は追跡しない．

　　b．動態撮像（dynamic image）：対象臓器の形態とともに，放射性同位元素の分布の時間的変化や移動の状態を観察する．分単位の比較的短時間間隔で行われるものと，時間単位の間隔で行われるものがある．前者には腎動態シンチグラフィや肝胆道シンチグラフィがあり，後者には脳脊髄腔シンチグラフィなどがある．

　　動態像の一つに関心領域を描き，時間方向に共通の関心領域を設定し時間放射能曲線を作成することができる．この曲線を解析することにより生理学的，生化学的パラメータを算出し，病態の解明に役立てることができる．^{99m}Tc-GSA肝受容体シンチグラフィでの肝臓，心血液プールの時間放射能曲線などがある．

❸ 検査の前処置

　　放射性医薬品の目的臓器での摂取率を高めるための前処置として，^{123}I甲状腺シンチグラフィでは，ヨウ素摂取制限を行う．^{131}I-adosterolや^{123}Iあるいは^{131}I-MIBGを用いた副腎シンチグラフィでは甲状腺の被曝線量を軽減させるための前処置として，非放射性ヨウ素剤を投与する．

　　放射性医薬品投与後の撮像前の処置として，排尿と排便が重要である．骨シンチグラフィでは，放射性核種が尿に排泄され膀胱に集積し撮像の妨げとなるため，撮像前に排尿させておく．^{67}Ga-citrateを用いた炎症・腫瘍シンチグラフィでは，放射性核種が腸管に排泄され大腸に生理的集積を示すため，撮像の妨げとならないよう撮像前日に下剤を服用させて撮像前の排便を促す．

2　コンピュータ断層映像化法 computed tomography（CT）

　体軸周りの多方向に放射されたγ線の計数データとその角度情報により放射性核種の3次元的な分布を映像化する検査法である．計数データとして，1個のγ線を放出して壊変する単光子放出核種を用いるシングルフォトンエミッションCT（single photon emission CT：SPECT）と陽電子β^+を放出する陽電子放出核種からの消滅γ線を用いるポジトロンエミッションCT（positron emission CT：PET）に分けられる．

❶ SPECT測定装置

前述のガンマカメラを体の回りに回転させて360°方向のデータを収集する．感度をあげるため2〜4個の検出器を回転させ，測定時間を短縮させる多検出器型SPECT装置が

主流である．

　SPECT/CT 装置は，SPECT 装置と CT 装置を一体化したものである．CT の役割としては，解剖学的情報として融合画像に利用できること，CT によって作成した減弱補正係数マップを利用して SPECT 像の減弱補正に利用できること，散乱線補正に利用できることである．

　SPECT/CT 装置による臨床応用では，センチネルリンパ節の検出や神経内分泌腫瘍などの小病変の診断，心筋血流 SPECT における冠動脈支配領域の評価などに有用と考えられる．

❷ **SPECT 測定法**：一定角度ごとに検出器を固定して投影データを収集するステップ収集法と，検出器を一定の速度で連続的に回転させてデータを収集する連続収集法がある．後者のほうが時間の無駄は少ないが，データを収集する単位角度が大きくなると画像がぶれる．収集したデータをコンピュータで再構成することにより断層画像を得る．さらに画像の定量性を改善させるために，吸収補正や散乱補正を加える．心拍動や呼吸運動のような周期的な動きを示す臓器を対象として放射性核種の集積の周期内変化を観察したり，集積像の運動の影響によるぶれを軽減させたりするために行う収集法として同期撮像がある．心機能評価を行うための心電図同期撮像や呼吸機能評価を行うための呼吸同期撮像などがある．

❸ **PET 測定装置**：一般的に検出器には消滅 γ 線に対する検出効率が高い BGO 結晶（$Bi_4Ge_3O_{12}$）が用いられている．陽電子放出核種から放出された陽電子は，運動エネルギーを失うと陰電子と結合して消滅する．この時 511 keV の一対の消滅 γ 線を正反対の方向に放出する．被検体の体軸周りに多数の検出器をリング状に配列することで，相対する 2 個の検出器で同時に観測する（同時計数）ことにより，それらの検出器を結ぶ直線上に陽電子放出核種が存在したことが判明する．収集したデータをコンピュータで再構成することにより断層画像を得る．

　測定装置に関する新しい技術として，time of flight PET がある．PET 装置では，2 本の消滅放射線の同時計測を行うが，陽電子放出核種が 2 つの検出器の中間点以外に位置していると，ナノ秒オーダーのきわめて短い時間であるが，検出器への到達時間（time of flight）に差が生じる．発光量がより大きく，発光減衰時間がより短いケイ酸ルテニウム（LSO）やケイ酸ガドリニウム（GSO）検出器を用いて，この時間差を計算すると陽電子放出核種の存在位置をより正確に特定することができ，信号雑音比の高い良好な画像を得ることが可能となっている．

　PET/CT 装置は PET 装置と CT 装置を一体化したものである．2000 年に Townsend DW らにより PET 装置と CT 装置を直列に配置し，同一の検査台に臥床し同じ体位を保持したままで 2 つの検査を連続して施行できる PET/CT 装置が開発された．CT の役割としては，まず CT によって作成した減弱補正係数マップを利用して PET 像の減弱補正に利用できる．そのため PET 単独装置の場合よりも検査時間が短縮される．2 つ目の CT の役割としては，解剖学的情報として融合画像に利用できることである．機能画像である PET 画像に CT 画像の解剖学的位置情報が追加されることによって，臨床的有用性が広く認識され，近年 PET/CT 装置は急速に普及している．通常の診断用 CT 装置と同等の診断性能を発揮できる多列 CT 装置を搭載し，1 回の検査で必要時には造影 CT 検査まで実施すれば検査の効率化を図ることができる．また，PET/CT 画像を放射線治療計画に利用するために，フラット天板への変更や，外部レーザーなどを用いて呼吸同期撮像を行うことも可能である．

　海外では PET 装置と MR 装置を一体化した PET/MR 装置の臨床応用がすでに行われている．

❹ PET 測定法

[画像データの収集方法による分け方]

　a. 2次元データ収集：検出器リングの間にコリメータ（スライスセプタ）を入れ，スライス面内の光子のみを収集する．真の同時計数の割合の高い画像データの収集が可能で，信号雑音比の高い画像が得られる．

　b. 3次元データ収集：コリメータを収納することにより，すべての層からの光子を検出し感度を大幅に向上させることができる．しかし散乱線も同時に増加するので，信号雑音比の低い画像となり，定量性が低下する．近年，散乱補正などの画像処理技術の改良もあり，コリメータが取り外され，3次元のデータを収集する装置が増えている．

　あらかじめ外部線源（^{68}Ge/^{68}Ga）を用いて 511 keV の消滅γ線の被検体による吸収率を求めておけば，それを用いて PET 画像の吸収補正ができる．前述の PET/CT 装置では，外部線源の代わりに X 線 CT データを吸収補正に用いる．その場合に金属体などの高吸収体が存在する場合は正確な変換が困難な場合があるので読影の際には注意する．

　陽電子放出核種は，^{11}C，^{13}N，^{15}O など体の中に存在する元素のほか，^{18}F などが用いられ，さまざまな物質に標識して体内の薬剤の動きや生理的物質の動きを画像化できる．短半減期の陽電子放出核種が多く，サイクロトロンを設置する必要があるが，PET 検査で最もよく使用される ^{18}F-フルオロデオキシグルコース（FDG）は半減期が 110 分と比較的長いため，サイクロトロンがなくても市販供給が可能となっている．PET 検査に用いられる放射性医薬品は臓器およびその目的に応じ多種類に及ぶが，現在保険適用となっている放射性医薬品はかぎられている（表2）．

▶表2　保険適用となっている PET 用放射性医薬品と得られる情報

放射性医薬品	半減期（分）	剤形	得られる情報
^{18}F-FDG	110	注射剤	ブドウ糖代謝
C^{15}O$_2$	2	吸入剤	脳血流量
C^{15}O	2	吸入剤	脳血液量
^{15}O$_2$	2	吸入剤	脳酸素代謝

❺ **画像評価法**：定量解析の手段として，コンパートメントモデルを作り，コンパートメント間のトレーサ移行の速度定数を求めるコンパートメント解析があり，臓器の血流や代謝の解析に広く利用されている．しかし採血やダイナミックスキャンを必要とするため，一般臨床では，それらを必要としない半定量法で評価が行われることが多い．

　患者の体重あたりの放射性医薬品の投与量に対する腫瘍組織放射能比（standardized uptake value：SUV）や，腫瘍/筋肉あるいは腫瘍/バックグラウンド比などの簡便法が用いられている．

$$SUV＝[組織放射能（cpm）/組織重量（g）]/[投与放射能（cpm）/体重（g）]$$

❻ **検査の前処置**：^{18}F-FDG はグルコースと競合し血糖値の変動により体内分布が変化する．注射前 4〜6 時間の絶食が必要である．運動や過緊張により骨格筋の生理的集積が増加するので，注射前後は安静が望ましい．また ^{18}F-FDG は尿に排泄されるため，撮像前に排尿させておく．

section 3　核医学検査の安全性と診療実態

　放射性医薬品は一般に無担体あるいはそれに近い状態であるので，物質量としては非常に微量であり，薬理作用はほとんどない．そのため副作用はきわめて少ないことが特徴であり，2009 年度の放射

性医薬品副作用事例調査では，100,000件あたり1.1件と報告されている[5]．被曝線量は核医学検査の種類により異なるが，被検者1回あたり1〜15 mSvである．この被曝線量は胸部X線検査よりは多いが胃透視検査やX線CT検査よりは少ないものが多い．

全国核医学診療実態調査の報告[6]によると，2007年の年間推定イン・ビボ検査件数は約141万件で，SPECT検査の割合は42%であった．項目別件数では骨シンチグラフィが最も多く，次いで心筋シンチグラフィ，脳血流シンチグラフィである．PETの普及により^{18}F-FDGが急増し，代わって^{67}Ga-citrateの利用が減少している．イン・ビトロ検査は1992年以来減少が続いている．

section 4　核医学治療

腫瘍核医学では，腫瘍に選択的に集積するトレーサを用いて診断が可能であるが，その投与量ないしは標識用放射性核種を変更することにより，内部照射治療が可能である．診断用に使われる放射性核種は，生体内での透過性の高いγ線を放出する核種である．一方，治療用に使われる放射性核種は，細胞や組織に対する破壊能力が高いαまたはβ$^-$線放出核種である（表3）．α線放出核種は，生体内での飛程は0.06〜0.16 mm位であるので，周辺の正常組織への影響が少ない利点があるが，入手や取り扱いなどの点からこれまで臨床応用されていない．通常用いられているのは，空中飛程数mm以内，組織透過力が弱いβ$^-$線放出核種である．腫瘍に選択的に照射され治療効果を発現するのに対し，周辺の正常組織にはほとんど障害を与えない．さらにイメージングに適したγ線を同時に放出するβ$^-$線放出核種は利用性が高い．最も古くから行われている核医学治療は，^{131}Iによる甲状腺機能亢進症や甲状腺癌術後の再発転移の治療である．2007年には^{89}Srによる骨転移の疼痛緩和，2008年には^{90}Yイブリツモマブチウキセタンによる CD20陽性の再発または難治性の低悪性度B細胞性非ホジキンリンパ腫およびマントル細胞リンパ腫の治療が保険適用となっている．モノクローナル抗体に細胞殺傷能力の高い放射性核種を結合させ抗原抗体反応を利用した治療は，今後さらに発展していくと考えられる．この他^{131}I-MIBGによる褐色細胞腫をはじめとする神経堤由来の悪性腫瘍の治療が試みられている．

▶表3　保険適用となっている核医学治療用放射性医薬品とその適用

放射性医薬品	壊変形式	半減期	剤形	適用
ヨウ化ナトリウム ^{131}I	β$^-$	8.04 日	経口剤	甲状腺機能亢進症，甲状腺癌術後の再発転移
^{89}Sr	β$^-$	50.5 日	注射剤	骨転移の疼痛緩和
^{90}Y イブリツモマブチウキセタン	β$^-$	2.7 日	注射剤	CD20陽性の再発または難治性の低悪性度B細胞性非ホジキンリンパ腫およびマントル細胞リンパ腫

文献

1) 西村恒彦編：臨床医のための核医学検査ガイドブック．プリメド社，pp 8-25, 1999.
2) 久保敦司，他編：核医学ノート　第5版．金原出版，pp 28-56, 2009.
3) 鳥塚莞爾，他編：核医学ハンドブック．金芳堂，pp 24-54, 1999.
4) 久田欣一，他編：最新臨床核医学　第3版．金原出版，pp 52-83, 2005.
5) 松田博史，他：放射性医薬品副作用事例調査報告　第32報．核医学 48：29-41, 2011.
6) 小泉潔，他：第6回全国核医学診療実態調査報告書．RADIOISOTOPES 57：491-558, 2008.

24 診断・治療用放射性医薬品

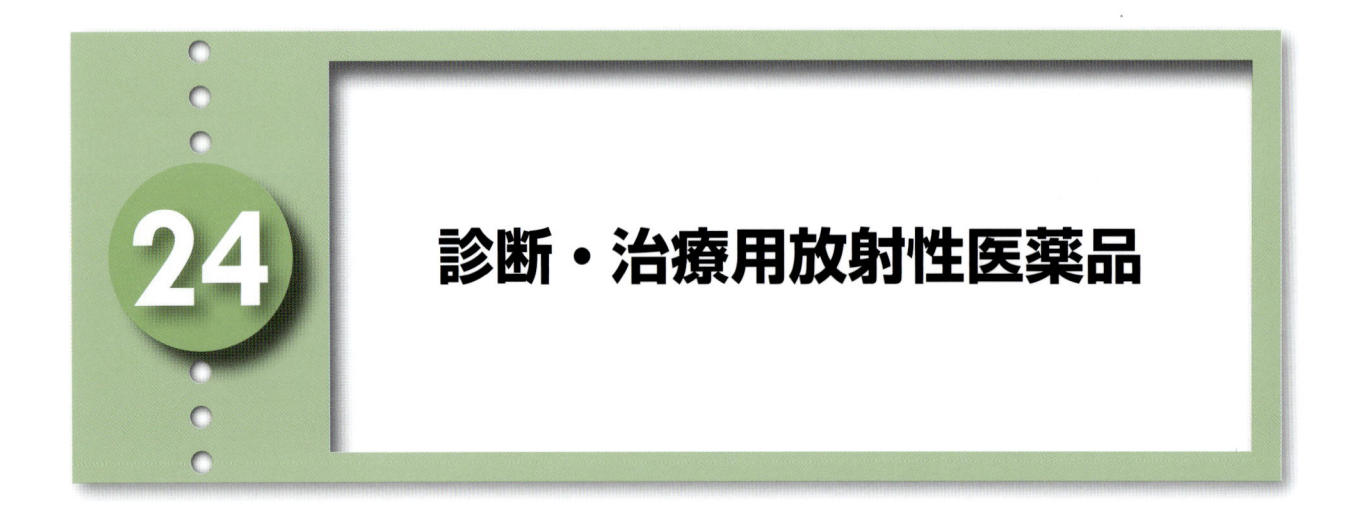

　放射性医薬品とは，ラジオアイソトープ（RI；放射性同位元素）を使用した医薬品で，用途により診断するために使われる診断用放射性医薬品と，治療を目的として使われる治療用放射性医薬品に分けられる．前者はさらに in vivo 用（体内診断用放射性医薬品）と in vitro 用（体外診断用放射性医薬品）に分けられる．放射性医薬品の使用に際しては，医療法等により安全に管理するための規則を遵守できる医療機関（約1,260施設）で現在使用されている．日本アイソトープ協会では5年ごとに核医学診療の実態調査が実施されているが，2007年度の実態調査では PET 検査を除いたインビボ検査の減少と PET 診療の急増・RI 内用療法の増加がトピックスとなっている．

section 1 RI の製造と供給

1 RI の製造

　放射性医薬品に使用される放射性核種は大きく①原子炉での熱中性子照射による核反応を利用する方法，②サイクロトロンにより荷電粒子照射による核反応を利用する方法，③親核種より娘核種をミルキングする RI ジェネレータシステムによる方法，と3通りの方法で製造され使われる．

❶ 原子炉

　^{235}U などの重い原子核をターゲットとして熱中性子を衝撃すると，原子核が崩壊し，同時にいくつかの中性子が放出され核分裂が生じる．この時に発生する中性子を別の ^{235}U にぶつけ，この反応を連続し繰り返すことで核分裂の連鎖反応が起こる．この連鎖反応を緩徐に調節を行うのが原子炉であり（図1），この際に生産される多数の核種を fission product といい，^{90}Sr, ^{137}Cs, ^{131}I, ^{144}Ce, ^{147}Pm, ^{99}Tc, ^{106}Ru などがある．また，^{235}U の核分裂反応の際に発生した多量の中性子を利用して，原子炉内にターゲットを挿入し多量の中性子に衝撃された RI を得ることができる．こうして得られる原子炉生産核種には ^{32}P, ^{51}Cr, ^{60}Co, ^{75}Sr, ^{133}Xe, ^{192}Ir などがある．

❷ サイクロトロン

　陽子・電子などの荷電粒子を磁場内で加速する粒子加速装置をサイクロトロンという（図2）．この加速粒子をターゲットに衝突させることで，^{111}In, ^{201}Tl, ^{67}Ga, ^{81}Rb, ^{123}I などがこの方法で製

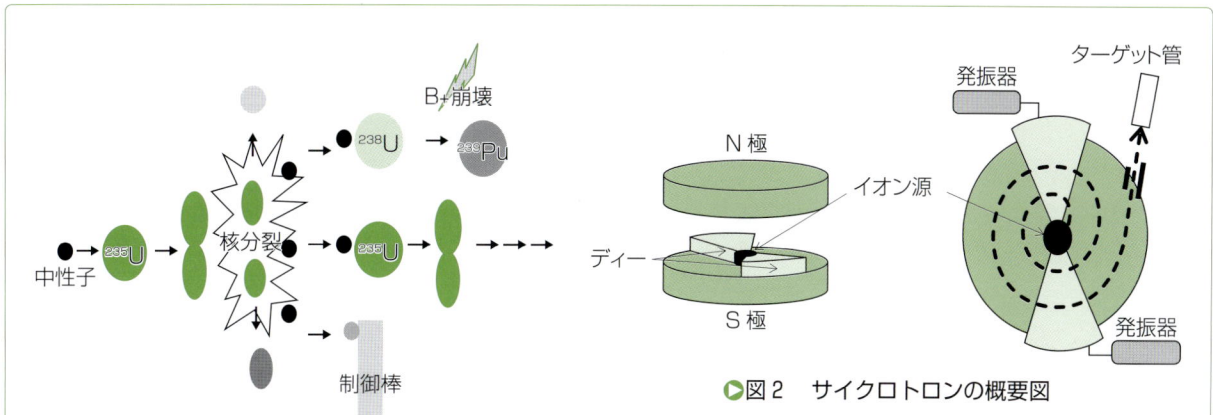

◉図1　原子炉での核分裂

燃えやすい235Uやプルトニウムに中性子が衝突・反応することで核分裂を起こし，熱と中性子を出し，バリウムやクリプトンなどに変化する．発生した中性子は周囲に放出され，図のように衝突を繰り返していく．この時発生する中性子量を制御棒でコントロールすることで核分裂の連鎖をコントロールしている．

◉図2　サイクロトロンの概要図

直流電磁石と高周波電場を用いて荷電粒子を加速する装置である．荷電粒子は180度回転するごとにデイ電極とダミー電極を通過し，そのたびに加速を受けて運動エネルギーを獲得する．そして，回転周期を一定に保ちながら軌道半径を増大していく．最終的には加速可能な最大半径に達し，ビーム取り出し装置によって磁場の外部へ引き出し利用される．引き出されたビームは目標の核種を製造するためのターゲットに衝突させ，核反応を起こしRI核種を得る．

造されている．また，近年では小型で安価な医療用サイクロトロンによりポジトロン放出核種である^{11}C，^{13}N，^{15}O，^{18}Fを作ることができ，小型サイクロトロンを有する医療施設が現在日本国内に100施設以上存在する．

❸ RIジェネレータ（RI-generator）

RIは崩壊することで安定元素になるが，崩壊は1段階で終了するものから多段階に崩壊していく核種も存在する．比較的半減期の長い親核種から比較的半減期の短い娘核種を分離できるようにした装置をRIジェネレータという（図3）．抽出する行程をミルキングと呼び，それになぞらえて乳牛，カウ（cow）ともいわれることもある．一般的にはカラム抽出法で分離を行うジェネレータが普及しており，代表的なものが，高濃縮ウラン（HEU）ターゲットの原子炉にて製造された^{99}Mo

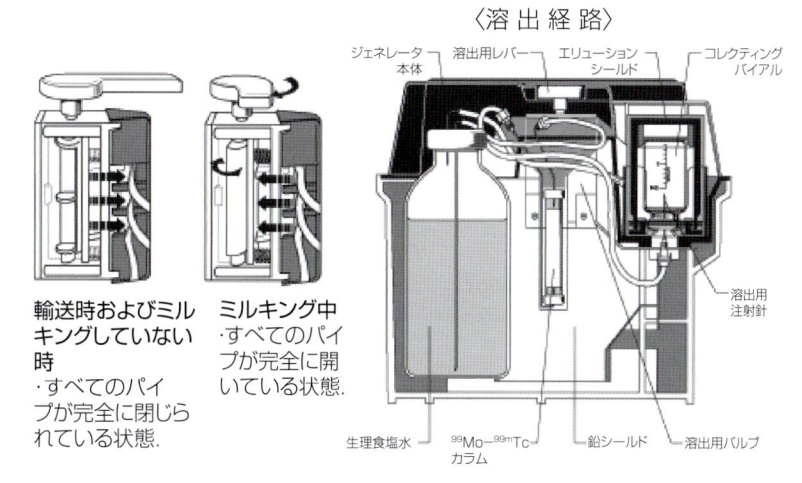

◉図3　Wet type generator

親核種が吸着したカラムに溶解液を通すと親核種が崩壊し，娘核種を溶液としてコレクティングバイアルへ溶出される仕組みとなっている．ウルトラテクネカウ（添付文書より）

より臨床で最も多く使われる核種 ^{99m}Tc をつくる ^{99}Mo/^{99m}Tc ジェネレータである．ジェネレータ内には原子炉で製造された ^{99}Mo が吸着している ^{99}Mo/^{99m}Tc カラムがあり，このカラムに生理食塩水を通すことで娘核種の過テクネチウム酸イオン（^{99m}TcO$_4^-$）溶液として得ることができる．このほかに ^{81}Rb を親核種とし ^{81m}Kr を溶出する ^{81}Rb–^{81m}Kr ジェネレータやなどがある．また，近年陽電子放出核種を分離する ^{68}Ge/^{68}Ga ジェネレータや ^{62}Zn/^{62}Cu ジェネレータといった新たな技術開発が行われている．

2 RI の供給

核種を製造することができる原子炉やサイクロトロンを有する施設は国内でかぎられているが，核種の製造ができない施設でも製薬会社が有する原子炉や大型加速器で製造されたジェネレータや放射性医薬品をデリバリーシステムにより RI を入手できる．放射性医薬品はあらかじめ院外で調製されている調整済み医薬品と，院内で調整を行う未調製医薬品がある．調整済み医薬品は検定日時内のみの使用となるが，未調製医薬品では投与時間に合わせて各施設でジェネレータなどを用いて放射性核種を抽出し未調製医薬品と化合，標識することで診療用放射性医薬品を作成できるため，緊急検査にも対応できる．

核種が製造できるサイクロトロンや原子炉がある施設では，半減期の短い核種でも製造し使用することができる．しかし，設置や管理・維持するためのコストがかかる．一方，デリバリーシステムで核種の供給を受ける施設では，使う核種を事前に注文し輸送してもらうため半減期の長い核種のみの使用となる．それ故，予定検査あるいは治療分の供給となるが，コストを低く抑えられる．

section 2 診断用放射性医薬品

1 体外診断用放射性医薬品

体外診断用放射性医薬品 in vitro を用いた生化学検査の長所は，放射線の検出感度が高いという特性を生かし，感度がよく目的物質を単離精製することなく定量が行えることである．それにより血液や尿などに含まれる一般的な化学的方法では，検出が不可能な微量成分を体外で定量して診断を行うことができる．臨床ではホルモンその他の生理活性物質，腫瘍関連抗原，ウイルスやそれに対する抗体薬物などの検出に使用されており，ここで用いられている RI はほとんど ^{125}I である．近年，体外放射性診断薬の多くは，蛍光発光などの放射線以外の検出法を利用したものに代わりつつあるため，体外診断薬としての放射性医薬品の使用は減少を続けている．しかし，高精度の測定ができることは大変大きなメリットである．

2 体内診断用放射性医薬品

体内診断用放射性医薬品の特徴は，投与された微量のアイソトープや標識化合物が病変部位に特異的に集まる（あるいは集まらない）状態を，それらの部位から放出される放射線を検出することによ

り画像化できる点にある．すなわち人体の形態的構造の変化を画像化する他の画像診断（X線CT，MRIなど）とは異なり，臓器・組織の機能状態について情報を提供することができる機能診断であるといえる．副作用は，投与直後に金属臭・味覚異常（^{99m}Tc-MIBIや^{201}TlCl）や成分にアルコールを含んだ薬剤による一過性の顔面紅潮・動悸（^{131}I-アドステロール），血管迷走神経反射による悪心・嘔吐などの報告もあるが，X線CTに用いられるヨード系造影剤に比べれば，アナフィラキシーの発生頻度はきわめて少なく腎機能障害はほぼ存在しない．

体内診断用放射性医薬品は放出する放射線の種類により，シングルフォトン診断用放射性医薬品とポジトロン診断用放射性医薬品に分けられる．検査時に体内に投与された放射性医薬品は血流に乗って身体の中を移動し，脳や心臓などの標的臓器に到達する．人体に投与された放射性同位元素は，体内で崩壊しシングルフォトン診断用放射性医薬品ならばβ線やγ線を放出する．ポジトロン診断用放射性医薬品では1個の陽電子を放出し体内に無数にある原子中の電子1個と対消滅して，1対の消滅放射線を正反対の方向に放出する．これらの放射線（γ線）を検出器で測定し画像・定量化を行う．集積機序は薬品により異なり，その薬理作用に起因した集積の情報から診断を行う．

現在日本で用いられている核医学診断用放射性核種と放射性医薬品を，表1，2に示す．海外では多数の薬品が承認を得ているが日本では未承認の薬が多く存在する．自国以外で開発された新薬が日本国内で発売されるまでには国内での治験実施（ブリッジングスタディ）と審査が必要となるため，日本で保険収載までは非常に長い時間がかかる．加えて，放射性医薬品に関しては法的な規制がさらに多いことも要因であると考えられる．

❶ シングルフォトン診断用放射性医薬品

シングルフォトン診断用放射性医薬品はβ-崩壊により単一のγ線であるシングルフォトンを放出する核種が用いられSPECT（single photon emission computed tomography）検査に使用される．シングルフォトン診断用放射性医薬品の中では，供給や標識のしやすさ・半減期・画質などの点で現在^{99m}Tc製剤が最も多く用いられている．ほかに^{123}I，^{131}Iなどのヨード製剤や^{201}Tl製剤，^{67}Ga製剤，^{111}In製剤などさまざまなRIがある（表1）．

❷ ポジトロン診断用放射性医薬品

ポジトロン診断用放射性医薬品はPET（positron emission tomography）検査に用いられ，β^+壊変する際に生じた陽電子が電子と結合し消失する時に発生する一対の光子（消滅放射線）を用いている．現在用いられている核種は主に^{11}C，^{13}N，^{15}O，^{18}Fであり，シングルフォトン放射性医薬品を用いるSPECTと比べ，PETは感度や空間分解能・定量性において現時点ではすぐれている．また，核種の半減期が短い（^{15}O：2分，^{13}N：10分，^{11}C：20分，^{18}F：110分）ため外来での検査が可能である．

　a. FDG-PETについて：冒頭述べたように，2007年度の実態調査ではPET検査が急増し，その98％が^{18}F-FDG-PETである．^{18}F-FDG（FDG）はブドウ糖のC2位の水酸基を^{18}Fで置換した化合物であり，グルコーストランスポーターにより細胞内に取り込まれ，ヘキソキナーゼによりリン酸化される．FDGはリン酸化されると代謝が止まり細胞内に蓄積するが，組織の糖代謝を反映する画像が取得できる．この性質を利用してFDGは脳疾患（てんかん，認知症），虚血性心疾患，悪性腫瘍，炎症性疾患などの診断に使用され有用性が認められている．被曝量は成人に185MBq（5mCi）を投与した時の実効線量はICRP Publication 80の報告に基づく数値では3.5mSvである．

24 診断・治療用放射性医薬品

▶表1　日本で使用される主な核医学診断用放射性核種と放射性医薬品

核　種	半減期	主な放射線エネルギー (keV)	製　造　法	主な化合物	臨　床　応　用
O-15	2分	511	サイクロトロン	$^{15}O_2$	脳酸素消費量, 肺機能
				$C^{15}O_2$	脳血液量
				$H_2^{15}O$	脳出血量
N-13	10分	511	サイクロトロン	$^{13}NH_3$	心筋・脳血流量
C-11	20分	511	サイクロトロン	^{11}CO	脳血液量, 肺機能
				^{11}C メチオニン	腫瘍イメージ
F-18	110分	511	サイクロトロン	^{18}F-FDG	腫瘍イメージ, 心筋・脳糖代謝
Ga-67	78時間	93, 185	サイクロトロン	^{67}Ga-クエン酸	腫瘍イメージ, 炎症イメージ
Kr-81m	13秒	190	ジェネレータ	食塩水に溶解	肺機能指標, 肺換気イメージ
Mo-99	66時間	740	原子炉	$^{99}MoO_4^{2-}$	^{99}Mo-^{99m}Tc ジェネレータ
Tc-99m	6時間	140	ジェネレータ	$^{99m}TcO_4^-$	脳・甲状腺・唾液腺・メッケル・胃イメージ, RI血管造影
				^{99m}Tc-スズコロイド	肝・脾・骨髄イメージ
				^{99m}Tc-MAA	肺血流イメージ
				^{99m}Tc-HSA	心内腔・大血管イメージ, 循環血液量, 心機能指標, 出血イメージ
				^{99m}Tc-DMSA	腎イメージ
				^{99m}Tc-DTPA	腎・腎動態・腎血管イメージ, レノグラム
				^{99m}Tc-MAG_3	レノグラム, 腎動態イメージ, 腎血液量
				^{99m}Tc-リン酸塩	骨・心筋梗塞イメージ
				^{99m}Tc-MIBI	心筋血流, 腫瘍イメージ
				^{99m}Tc-テトロホスミン	心筋血流イメージ
				^{99m}Tc-PMT	胆道イメージ
				^{99m}Tc-ECD	脳血流イメージ, 脳局所血流量
				^{99m}Tc-HM-PAO	脳血流イメージ, 脳局所血流量
				^{99m}Tc-GSA	肝機能
In-111	67時間	171, 245	サイクロトロン	^{111}In-DTPA	脳水槽イメージ
				$^{111}InCl_3$	骨髄イメージ
				^{111}In-オキシン	炎症イメージ, 血球・血小板標識, 血栓イメージ
I-123	13時間	159	サイクロトロン	$Na^{123}I$	甲状腺機能, 甲状腺イメージなど
				^{123}I-IMP	脳血流イメージ, 脳局所血流量
				^{123}I-MIBG	心筋交感神経機能イメージ, 腫瘍イメージ
				^{123}I-BMIPP	心筋脂肪酸代謝イメージ
Xe-133	5.2日	81	原子炉	食塩水に溶解	肺換気イメージ, 脳局所血流量, 肺機能指標
				^{133}Xe ガス	肺換気イメージ, 脳局所血流量, 脳血流イメージ, 肺機能指標
Tl-201	73時間	71, 167	サイクロトロン	$^{201}TlCl$	心筋・腫瘍イメージ

供給体制は前述したようにデリバリーされるものと院内製造されるものとがある．前者では，事前にFDGを注文し輸送してもらうため予定検査分の供給となるがコストを低く抑えることができる．一方，後者においてはサイクロトロンより得られた^{18}Fを標識化合物合成装置に運び^{18}F-FDGが生成される．いつでも検査は可能であるが，この過程は高放射能のため短時間で鉛遮蔽環境の遠隔操作で自動的に行われなければならず，備品の設置や管理，維持するためのコストがかかる．しかしながら，現在 FDG-PET診療を行う施設の60％が自施設での小型サイクロトロンを使用している（2007年度実地調査による）．

b. **FDG-PET以外について**：FDG-PETは，集積メカニズム上ブドウ糖代謝の盛んな正常組織（たとえば脳）や急性期の炎症組織に集積するため，脳腫瘍や治療直後の診断などには使用しにくい．そのため細胞増殖に伴って亢進するDNA合成，蛋白質合成，またはコリンの利用に着目したPET用腫瘍診断薬の研究開発が近年盛んであり，^{11}Cメチオニンや^{11}Cコリンなどの新たなPET製剤が試みられている．^{11}Cメチオニンは，アミノ酸の一種であるメチオニンにPET核種である^{11}Cを付加した化合物で，^{11}Cコリンもコリンに^{11}Cを付加した化合物である．アミノ酸代謝が活発な腫瘍ではメチオニンがよく集まり，細胞膜の脂質代謝が活発な腫瘍ではコリンがよく集まる．また，これらは正常の脳組織にほとんど集積しないため，^{11}Cメチオニンや^{11}Cコリンは脳腫瘍や頭頸部がんでは腫瘍の輪郭がはっきりみえる．また，^{11}Cコリンは前立腺癌にも有用性を有している．^{11}Cという半減期の短い核種を用いることからかぎられた施設での利用となるため，メチオニンPETは日本では現在，おおよそ30の施設で，コリンPETは10程度の施設で行われている．そのため半減期の短い^{11}C標識からより半減期の長い^{18}F標識のPET製剤が望まれており，現在国内では前立腺癌に対して^{18}F-フルオロアミノ酸の臨床治験が進行されている．

さらに近年では，アルツハイマー病の発症や進行に強く関わるであろうβアミロイド（Aβ）が注目されている．そのため脳に蓄積するAβに親和性をもつ放射性薬剤が続々と研究・開発され始めている．^{11}Cで標識したPittsburgh Compound-B（PIB）を投与し，その分布を画像化するアミロイド・イメージングの有用性が明らかになっている．しかし，半減期の短い^{11}C標識であるためかぎられた施設での検査となり，今後急増するであろう認知症患者への画像診断のために^{18}Fで標識した^{18}F-florbetaben（フロルベタベン）や，^{123}Iを用いたF-0812（^{123}I標識イミダゾピリジン誘導体）といったAβイメージング剤なども国内で臨床治験が開始されている．

section 3　治療用放射性医薬品

放射線の内部照射には密封小線源による治療と非密封RIによる治療がある．RI内用療法とは放射線治療の一つであるが，組織破壊性の強いRIを投与し，なんらかの生物学的集積機序により治療目的臓器や腫瘍などに集め組織を内部から破壊することにより放射線治療を行うものである．

1　放射性医薬品を投与された患者の退出について

治療で使われる放射性同位元素は診断用のものに比べ高放射能を有するため，検査とは異なる規制が存在する．具体的には厚生省の通知「放射性医薬品を投与された患者の退出について」（平成10年

6月30日医薬安発第70号）において退出・帰宅基準が定められている．退出・帰宅基準は主に投与核種と投与量で定められるが，半減期の短い ^{131}I にかぎり測定線量率や患者ごとの積算線量計算に基づく退出基準が定められており，いずれかを満たすことで退出・帰宅が可能となる．そのため，多くの場合外来での治療が可能となった（表2）．また，退出の記録は2年間の保存が義務づけられている．

● 表2　放射性医薬品を投与された患者の退出・帰宅における放射能量・線量率

治療に用いた核種	投与量又は体内残留放射能量（MBq）	患者の体表面から 1 m の点における 1 cm 線量当量率（μSv/h）
ストロンチウム-89	200[*1]	
ヨウ素-131	500[*2] 1110[*2,3]	30[*2]
イットリウム-90	1184[*1]	

[*1]：最大投与量
[*2]：ヨウ素-131 の放射能量・線量率は，患者身体からの外部被曝線量に，患者の呼気とともに排出されるヨウ素の吸入による内部被曝を加算した線量から導かれたもの．
[*3]：遠隔転移のない分化型甲状腺癌で甲状腺全摘術後の残存甲状腺破壊（アブレーション）治療における最大投与量．

2　現在使用可能な治療用放射性医薬品

　わが国において，1960年代から放射性医薬品を用いた甲状腺疾患の治療が行われているが[※1]，ここ数年で ^{89}Sr を用いた転移性骨腫瘍による骨疼痛の緩和を効能とする薬剤（メタストロン）[※2] と ^{90}Y 標識イブリツモマブチウキセタンを用いた CD20 陽性の再発または難治性の低悪性度 B 細胞性非ホジキンリンパ腫やマントル細胞リンパ腫の治療薬（ゼヴァリン）が承認された．また，有効な治療選択肢がほとんどない悪性褐色細胞腫や小児の神経芽腫に対する ^{131}I-MIBG[※3] も用いられている．

　諸外国ではさらに多くの RI 内用療法の開発・研究が進んでいる．

3　今後の展開

　RI 内用療法の治療効果は RI の体内動態がきわめて重要であり，ターゲット部位への RI の集積量または分布量と停留時間によって決まる．うまく targeting ができるなら理想的な治療となり，正常細胞の障害も低く抑え微小転移や播種細胞への治療ができる可能性もある．Targeting の方法は，生理的集積を利用したものから抗体に RI を付けて行う免疫核医学療法（radioimmunotherapy：RIT）などさまざまなものが世界で臨床試験が行われている．現在のところ，^{90}Y と ^{131}I という2種類のアイソトープが治療用放射性医薬品の主流ではあるが，さらに破壊力の強い α 線放出核種でも可能である．飛程距離が γ 線よりも短く高エネルギーを付与するその他の β 線放射体（^{117m}Sn，^{177}Lu など）や α 線放射体（^{211}At，^{224}Ra/^{212}Bi，^{223}Ra，^{225}Ac/^{213}Bi など）が使われる製品が将来開発されるであろう．

[※1]　バセドウ病などの甲状腺機能亢進症や未分化癌を除く甲状腺癌に用いられるヨード（^{131}I）内用療法
[※2]　塩化ストロンチウム（^{89}SrCl$_2$）は造骨部位に集まる性質を有することから，固形癌患者における骨シンチグラフィで陽性像を呈する骨転移部位の疼痛緩和を目的として使用する静注用薬剤である．現在，世界42か国で承認・使用されており，侵襲性が少ないこと，骨転移腫瘍患者の疼痛緩和に有用性が高いことなどが評価されている．
[※3]　^{131}I-MIBG のその奏功率は 40〜60％であるものの，治療による副作用の低さや症状緩和，生存期間の延長の可能性を期待され保険適用外であるが日本でも時に使用されている．

25 核医学検査・SPECT (single photon emission computed tomography)

section 1　核医学検査

1　核医学検査とは

　核医学検査とは，ホルモンなどの微量の物質を測定するイン・ビトロ (*in vitro*) 検査 (☞column) と体内に微量のRIを投与して目的の臓器に集積する過程を画像化するイン・ビボ (*in vivo*) 検査をいう．イン・ビボ検査が核医学検査として広く行われており，このうち，半数が ^{99m}Tc（テクネチウム-99m）標識放射性医薬品を用いている．各施設の管理区域内で $^{99}Mo/^{99m}Tc$ ジェネレータから ^{99m}Tc を得る方法とシリンジ ^{99m}Tc 製剤を購入する方法がある (☞トピックス)．

column
ラジオイムノアッセイ

　^{125}I を一定量の抗原に標識し，抗原抗体反応を利用して試料を測定する方法をラジオイムノアッセイ (radioimmunoassay) という．ホルモン，腫瘍マーカーなどの血中の微量物質の測定に用いられる．測定装置としてウェルカウンターが必要である．現在では，^{125}I に代わって酵素，蛍光物質，発光物質などで標識した方法が普及している．

トピックス　^{99}Mo（モリブデン-99）

　国内で使用される ^{99}Mo（モリブデン）のすべてが輸入に依存している．ウランをターゲットとした核分裂法に代わって，^{98}Mo 濃縮ターゲットを用いた中性子放射化 (n, γ) 法，などを用いて ^{99}Mo を国内製造し，^{99m}Tc の国内全需要の20%を賄う予定である．

2 SPECT検査

❶ ECT：断層像を得るにはtransmission CT（TCT）とemission CT（ECT）の2つの撮影方法がある．TCTは放射線を体外から照射して透過した放射線データを検出し，画像再構成して断層像を作成するのに対し，ECTは体内に投与された放射性同位元素から放出される放射線を検出し，再構成して断層像を作成する（図1）．

ECTはSPECT（single photon ECT）とPET（positron emission CT）に分類される．SPECTに用いられる主な核種は^{99m}Tc，PETのそれは^{18}Fで，リガンドと呼ばれる化合物に標識して用いられる．

❷ PlanarとSPECT：初めにplanar（平面）像を撮影し，異常所見が疑わしい場合，SPECT収集を追加して行うことが多い．SPECTは臓器の重なり合いが避けられ，解剖学的位置関係がより明瞭となり，診断精度が向上する．

PET製剤以外のRI製剤をSPECT製剤，それによる検査をSPECT検査という．SPECT画像はシンチカメラを装着したSPECT装置と画像処理装置を用いて横断像，冠状断像，矢状断像の再構成画像を得ることができる（図2）．

❸ SPECT検査の機能・代謝情報・副作用

CT，MRI，USは主として解剖学的情報を，SPECT検査は機能，代謝情報を提供する（☞side memo）．

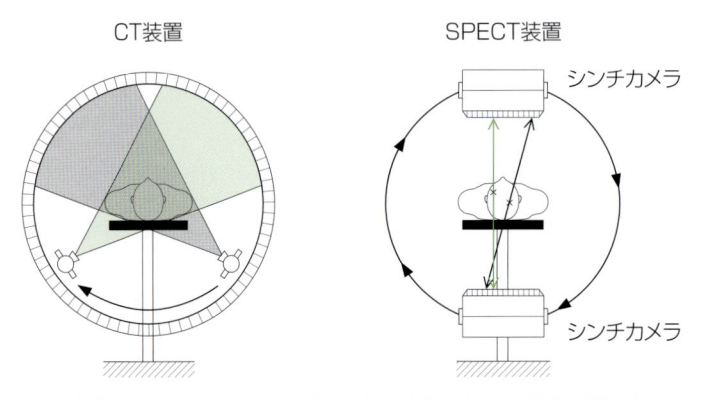

▷図1 TCTであるCT装置とECTであるSPECT装置

▶▶▶ **Side Memo** ● SPECT検査による機能・代謝評価の具体例

①65歳の男性．高血圧，糖尿病，高脂血症あり．労作時前胸部痛を主訴に来院した．CT冠動脈造影で左冠動脈前下行枝#6に90％の狭窄，右冠動脈は石灰化のため評価が困難であった．心筋血流を評価するために運動負荷^{99m}Tc-MIBI心筋血流SPECTが施行された．負荷時SPECTで前壁〜前壁中隔に欠損像を認めたが，安静時SPECTでは異常を認めなかった．#6狭窄による狭心症と診断された．

②75歳の女性．物忘れ，物盗られ妄想を主訴に来院した．MMSEは12点であった．頭部CTが行われ，脳血管障害，脳腫瘍などが否定され，脳萎縮のみが指摘された．次に，^{99m}Tc-ECDによる脳血流SPECTが施行された．帯状回後部，楔前部，頭頂葉後部，側頭葉に集積低下が認められ，アルツハイマー病と診断された．

a．前面像　　　　　　　　b．後面像

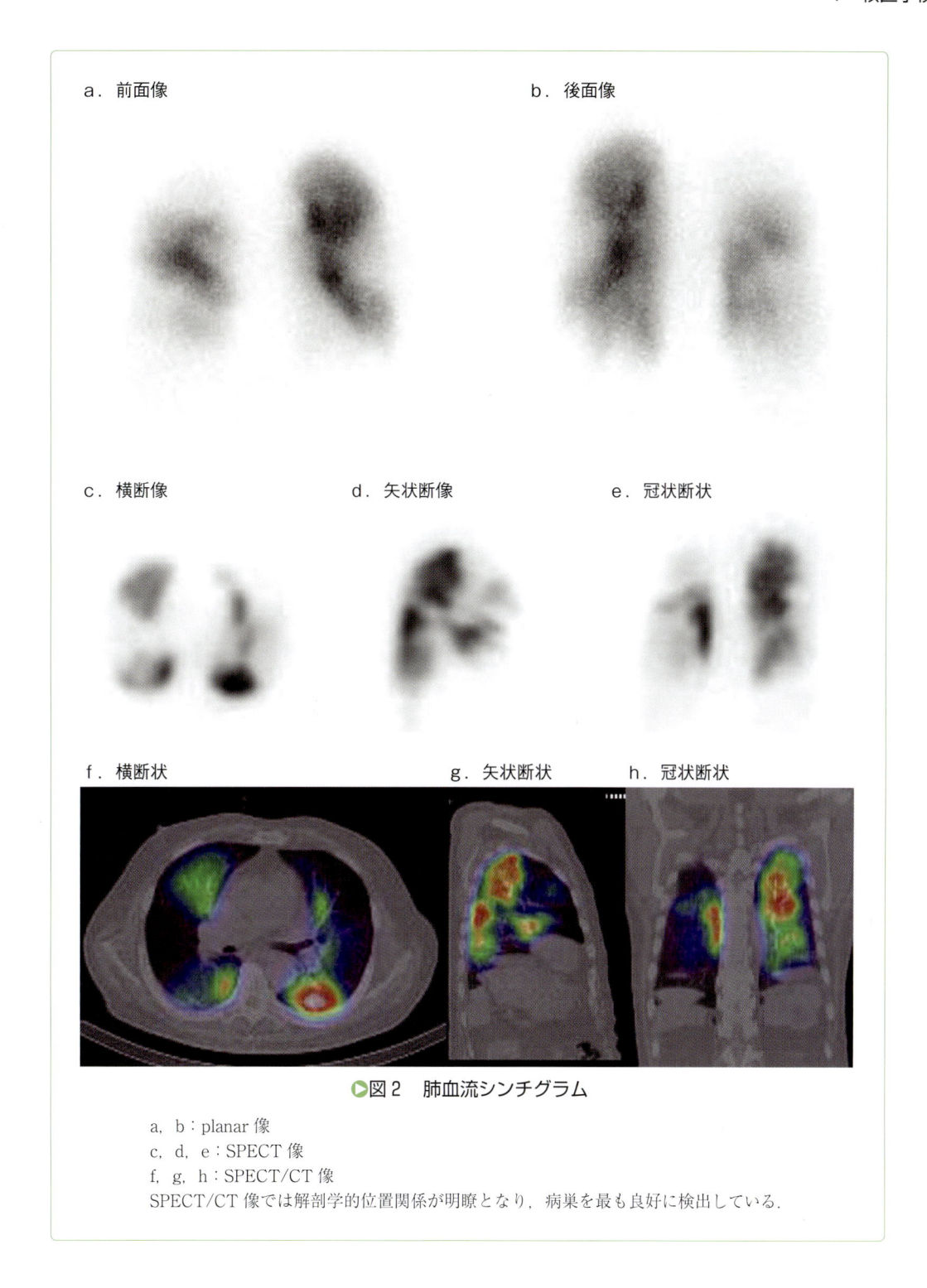

c．横断像　　　d．矢状断像　　　e．冠状断状

f．横断状　　　g．矢状断状　　　h．冠状断状

▶図2　肺血流シンチグラム
a, b：planar 像
c, d, e：SPECT 像
f, g, h：SPECT/CT 像
SPECT/CT 像では解剖学的位置関係が明瞭となり，病巣を最も良好に検出している．

　糖尿病では虚血性心疾患，脳梗塞，腎疾患などの疾患が増加する．腎疾患患者では，CT，MRI検査での造影剤投与は禁忌もしくは慎重でなければならない．
　SPECT 検査は副作用がきわめて少なく，10万件あたり1件の発生頻度で，かつ軽度である．
❹ **SPECT 検査の種類**：SPECT 検査は，プラナー（planar）像のみの検査を含めて，イン・ビボ核医学検査全体数の約70%を占める．現在臨床で主に用いられている SPECT 検査の種類，放射性医薬品，適応疾患，所見を表1，2，3（☞156，157，158頁）に示す[1]．
　a．**骨シンチグラフィ**：^{99m}Tc 標識リン酸化合物にはビスフォスフォネート製剤が用いられ，集

25 核医学検査・SPECT (single photon emission computed tomography)

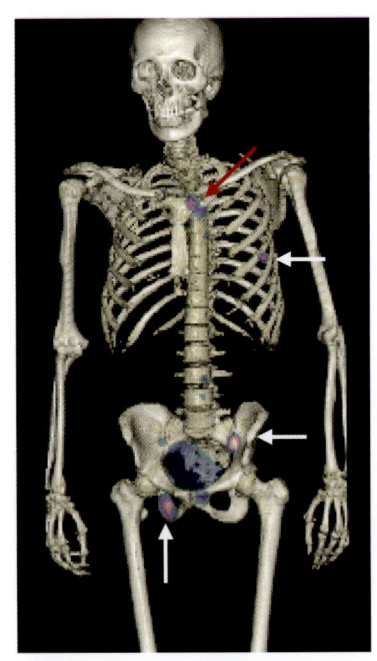

図3 肺癌多発骨転移（60歳，男性）

骨SPECT/CTによる骨転移巣の描出（→）．CTは3D表示．
（画像提供：シーメンス・ジャパン株式会社）

積の程度は主に骨芽細胞の活動度を反映している．

骨転移巣の全身検索として広く使われている．検査精度は^{18}F-FDG PET/CTよりも劣るとされるが，前立腺癌などからの造骨性骨転移では骨シンチグラフィがすぐれている（図3）．3相骨シンチグラフィは，静注直後の動脈相，数分後の血液プール相（血液，軟部組織の集積），3時間後の遅延相（骨相）の3相を撮影する．

b. **心筋シンチグラフィ**：^{201}Tlは細胞膜のNa$^+$-K$^+$ ATPaseを介して細胞内へ能動的に取り込まれ，速やかに洗い出されるのに対し，^{99m}Tc-MIBI，^{99m}Tc-tetrofosminは拡散により細胞内のミトコンドリアに取り込まれ，ほとんど洗い出されない．いずれも冠血流に比例して心筋に分布する．

心筋血流SPECT検査では，労作性狭心症もしくはその疑い患者に対して，トレッドミルあるいは自転車エルゴメータを用いた運動負荷を行う．^{201}Tlを用いる場合，負荷直後（運動時SPECT，早期像）と3～4時間後（安静時SPECT，遅延像）に撮影する．^{99m}Tc-MIBI，^{99m}Tc-tetrofosminでは2回静注するため，1日法と2日法がある．症例により，アデノシン，ジピリダモールなどを用いて薬剤負荷心筋血流SPECTを行う．安静時の集積が心筋生存能（viability）を表す．

心電図同期SPECT（QGS：quantitative gated SPECT）を用いることで，心筋血流SPECTと左室容積の3Dカラー表示が可能となり，左室心筋血流，壁運動，心機能の同時評価が可能である（図4）[2]．

c. **脳血流SPECT**：発症6時間以内の超急性期に対する局所線溶療法（ウロキナーゼの動脈内投与による血栓溶解療法）の適応決定に，脳梗塞発症3日以内の急性期脳梗塞における梗塞サイズの予測，機能予後判定に，脳血流SPECTによる脳血流評価が有用である．

遺伝子組み換え組織プラスミノゲンアクチベータ（rt-PA）の静脈内投与による血栓溶解療法は適応が発症3時間以内とされ，脳血流SPECTは治療開始を遅らせるリスクが大きい[3]．^{99m}Tc-HMPAOによる検討では，患側/健側の血流比が60％以下では梗塞になる可能性が高く，病巣/小脳比が35％以下では血栓溶解療法後に出血性梗塞を起こす可能性が高い．

急性期脳梗塞では脳血流の著明な低下，血管の拡張，酸素摂取率の上昇がみられる．酸素消費量はかろうじて保たれる．この時期を貧困灌流（misery perfusion）という．血管原性浮腫が起こり，灌流圧がさらに低下すると，細胞毒性浮腫（細胞膜の障害で，MRI拡散強調像で高信号を示す）が生じてくる．亜急性期（発作後3日～3週）に入ると，脳代謝の低下にも関わらず脳血流が相対的，絶対的に増加する（贅沢灌流；luxury perfusion）．

慢性期脳主幹動脈閉塞性疾患の予後予測に定量的脳血流SPECTが有用である．アセタゾラミド（ダイアモックス®）負荷試験で血管反応性低下例は，正常反応群と比べ有意に梗塞再発率が上昇する．統計学的解析画像を用いて病巣部をカラー表示する（図5）．くも膜下出血1～2週目の血管攣縮の診断，もやもや病，一過性脳虚血の局所脳血流評価にも用いられる．

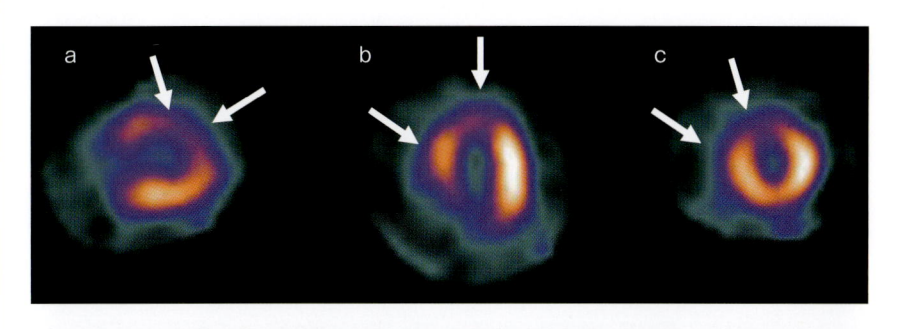

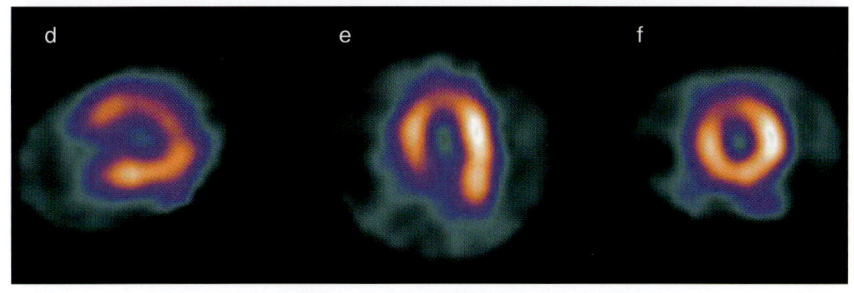

▶図4① 左冠動脈前下行枝領域の狭心症（55歳，男性）

201Tl 運動負荷早期像（上段）と遅延像（下段）．早期像で心尖部，前壁，前壁中隔に集積低下を認めるが（→），遅延像で集積低下は消失している（再分布現象）．a, d：垂直長軸像，b, e：水平長軸像，c, f：短軸像．

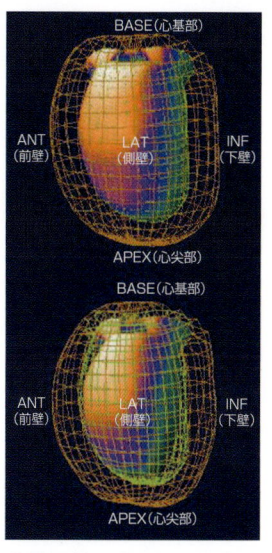

▶図4② QGSによる左室容積3D表示

拡張末期像（上段），収縮末期像（下段）．壁運動は全体にhypokinesis．特に心尖部，前壁に著しい．LVEF：29％．

　大脳半球の障害により対側小脳半球の血流がしばしば認められる．この現象をcrossed cerebellar diaschisisという．

　脳血流SPECTは認知症の鑑別に有用である．アルツハイマー（Alzheimer）病早期，軽度認知機能障害（mild cognitive impairment：MCI）では帯状回後部，楔前部に，レビー小体型認知症では後頭葉に，前頭側頭型認知症では前頭葉・側頭葉に，それぞれ集積低下が認められる．脳血管性認知症では非対称分布を示す．

　てんかん焦点検出では，発作間歇期で集積低下を，発作期で集積増加がみられる．ベンゾジアゼピン受容体結合能を表す123I-イオマゼニールによるSPECTは，より正確にてんかん焦点を描

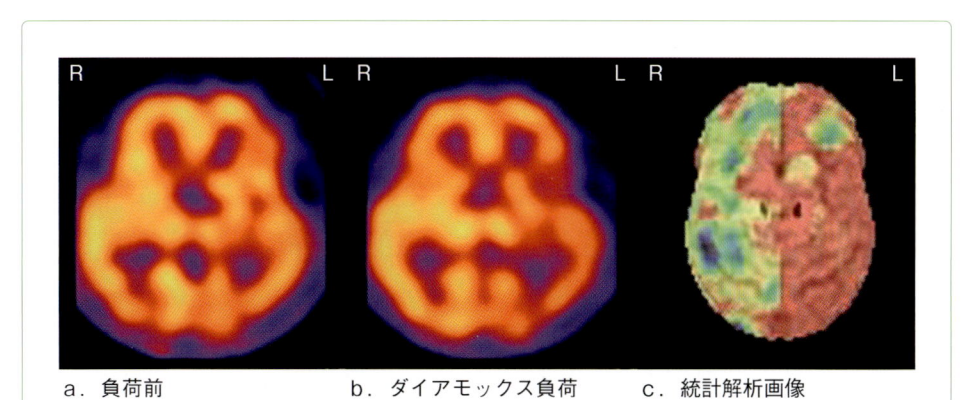

▶図5 もやもや病（34歳，男性）

123I-IMP脳血流SPECT．aでは，びまん性集積低下が左大脳半球に認められる．bでは，右大脳半球は集積増加を示し，左大脳半球の集積低下が顕著である．cでは，左大脳半球の血管予備能は低下していることを示している（赤色で表示）．

25 核医学検査・SPECT (single photon emission computed tomography)

▶表1　骨，心筋，脳

核医学検査	放射性医薬品	主な適応疾患	主な所見
骨シンチグラフィ（SPECT）	^{99m}Tc-MDP ^{99m}Tc-HMDP	骨転移	集積増加，時に欠損像
		疲労骨折，脆弱性骨折，被虐待児症候群	集積増加
		腎性骨異栄養症，副甲状腺機能亢進症	スーパースキャン
		線維性骨異形成，骨Paget病	集積増加
		骨移植，骨壊死，骨髄炎	3相骨シンチグラフィ（骨生着，血流増加，骨代謝亢進で集積増加）
心筋血流SPECT	^{99m}Tc-MIBI, ^{99m}Tc-tetrofosmin ^{201}TlCl	労作性狭心症	運動時で欠損，安静時で集積あり
		陳旧性心筋梗塞	運動時，安静時で欠損
		不安定狭心症	安静時で欠損もしくは集積あり
心筋梗塞シンチグラフィ（SPECT）	^{99m}Tc-ピロリン酸	急性心筋梗塞	壊死心筋に集積増加
心筋脂肪酸代謝シンチグラフィ（SPECT）	^{123}I-BMIPP	不安定狭心症（急性冠症候群）	集積低下
		冠攣縮性狭心症	集積低下
心筋交感神経機能シンチグラフィ（SPECT）	^{123}I-MIBG	心不全，不整脈	集積低下
		Parkinson病，レビー小体型認知症	H/M比（心臓／縦隔比）の低下
心プールシンチグラフィ	^{99m}Tc-HSA-D, ^{99m}Tc-HSA	各種心疾患	左室，右室駆出分画などの算出
腫瘍・炎症シンチグラフィ（SPECT）	^{67}Ga	サルコイドーシス	集積増加
脳血流SPECT	^{99m}Tc-ECD, ^{99m}Tc-HMPAO ^{123}I-IMP, ^{133}Xeガス	脳血管障害，くも膜下出血，もやもや病	病態により種々の所見
		認知症	当該領域の集積低下
		てんかん	間欠期：集積低下，発作期：集積増加
ベンゾジアゼピン受容体脳SPECT	^{123}I-イオマゼニール	てんかん	集積低下
脳槽シンチグラフィ	^{111}In-DTPA	脳脊髄液減少症 髄液漏 正常圧水頭症	髄液漏出所見など RI鼻腔内漏出，外耳道漏出 側脳室への逆流所見

出する．

　d．**脳槽（脳脊髄腔）シンチグラフィ**：脳脊髄液減少症（低髄液圧症候群），髄液漏，正常圧水頭症の診断に用いられる．脳脊髄液減少症では，膀胱の早期描出，脳表描出遅延，髄液漏出像をみる．

　e．**甲状腺シンチグラフィ**：ヨード制限食1週間後に行う^{123}I放射性ヨードカプセル服用による甲状腺シンチグラムと^{123}I摂取率測定を行う．前処置不要な^{99m}TcO$_4^-$も用いられる．Basedow病ではびまん性腫大像と摂取率高値（>30%）を，亜急性甲状腺炎，無痛性甲状腺炎では摂取率低値（<5%）で甲状腺の描出がほとんどみられない．Plummer病では結節（甲状腺腺腫）に一致して限局性の集積増加（hot spot）がみられる（表2）．

　f．**副甲状腺シンチグラフィ**：副甲状腺腺腫による副甲状腺機能亢進症の診断に有用性が高い．

▶表2　甲状腺，副甲状腺，副腎，肺，腎

核医学検査	放射性医薬品	主な適応疾患	主な所見
甲状腺シンチグラフィ (SPECT)	^{123}I, ^{131}I ^{99m}TcO$_4^-$	Basedow病，甲状腺機能亢進症	びまん性集積増加，摂取率高値
		亜急性甲状腺炎，無痛性甲状腺炎	集積なし，摂取率低値
		慢性甲状腺炎	典型例でびまん性集積，摂取率低値
		Plummer病	限局性集積増加
		異所性甲状腺	舌根部集積増加
	^{201}Tl	分化型甲状腺癌	早期像，遅延像で集積増加
	^{67}Ga	甲状腺悪性リンパ腫，未分化型甲状腺癌	著明な集積増加
	^{123}I-MIBG, ^{131}I-MIBG	甲状腺髄様癌	時に集積増加
副甲状腺SPECT	^{99m}Tc-MIBI ^{201}TlCl	副甲状腺腺腫，副甲状腺過形成	限局性集積増加
副腎シンチグラフィ	^{123}I-MIBG, ^{131}I-MIBG	褐色細胞腫 傍神経節腫 (paraganglioma)	集積増加
		カルチノイド，MEN IIa, IIbなど神経内分泌腫瘍	時に集積増加
	^{131}I-アドステロール	副腎皮質腺腫	集積増加
肺換気・血流シンチグラフィ	^{99m}Tc-MAA（血流）	肺血栓塞栓症，高安病，肺癌	血流欠損像
		肺動静脈瘻	脳，腎の描出
		COPD，肺高血圧症	不均一集積像
	^{99m}Tc-テクネガス	肺血栓塞栓症，高安病，肺動静脈瘻，肺高血圧症	正常像
	^{81m}Krガス，^{133}Xeガス	COPD	不均一集積像，^{133}Xeガス洗い出し遅延
	（換気）	肺癌	換気欠損
腎シンチグラフィ (SPECT)	^{99m}Tc-MAG$_3$, ^{99m}Tc-DTPA	各種腎疾患	レノグラムで異常パターン 分腎GFR，ERPF値の異常
	^{99m}Tc-DMSA	腎瘢痕	欠損像

静注10分後の早期像，2～3時間後の遅延像を撮影する．縦隔内異所性副甲状腺腺腫は稀ではない．

g. **副腎シンチグラフィ**：^{131}I-MIBG（^{123}I-MIBG）が副腎髄質から発生する褐色細胞腫，神経芽腫の診断に用いられる．褐色細胞腫の10％は悪性であり，転移巣の検出を目的に全身シンチグラフィが施行される．^{131}I-アドステロールは，Cushing症候群，原発性アルドステロン症の主な原因である副腎皮質腺腫の検出に用いられる．

h. **肺換気・血流シンチグラフィ**：急性肺血栓塞栓症診断の第一次選択はCT肺動脈造影であるが，ヨード造影剤禁忌例など，造影剤が使用できない患者では肺換気・血流シンチグラフィ（SPECT）で診断する．肺血栓塞栓病巣は血流欠損，肺換気正常分布を示す（換気・血流ミスマッチ）．慢性肺血栓塞栓症診断には肺血流SPECTが有用である[4]．

肺動静脈瘻などの右左シャント疾患の診断とシャント量の半定量化に肺血流シンチグラフィが用いられる．

i．腎シンチグラフィ：閉塞性腎疾患，腎血管性高血圧症の診断，各種腎疾患の分腎機能評価（糸球体濾過率など），経過観察のために施行される．静注直後から30分までの時間放射能曲線から右腎，左腎のレノグラムが得られる．利尿剤負荷レノグラムは利尿剤（フロセマイド，ラシックス®）を検査途中で静注する．利尿剤に反応があれば機能性，なければ器質的尿路閉塞と診断され手術適応の1つの判断所見となる．腎移植術後の経過観察にも用いられる．主に小児科領域で，^{99m}Tc-DMSA SPECT は腎瘢痕の評価，腎形態異常の診断のために施行される．

j．腫瘍・炎症シンチグラフィ：^{67}Ga シンチグラフィ（SPECT）は悪性リンパ腫，悪性黒色腫の病巣の広がり，サルコイドーシス，ニューモシスチス肺炎などの肉芽腫，感染症，膿瘍の活動性病巣の局在診断に用いられる．^{201}Tl シンチグラフィ（SPECT）は脳腫瘍，骨・軟部腫瘍など各種悪性腫瘍の診断，広がりの把握に用いられる．^{67}Ga，^{201}Tl に代わって ^{18}F-FDG が用いられる傾向にある．

k．センチネルリンパシンチグラフィ：早期乳癌，悪性黒色腫の腫瘍周囲皮下に放射性コロイドを局注し，センチネルリンパ節（腫瘍からのリンパ流が最初に到達するリンパ節）を描出する．術中にセンチネルリンパ節を摘出し，迅速病理診断で転移陰性であれば不要なリンパ節郭清をせず，陽性であればリンパ節郭清を行う．

l．消化器シンチグラフィ：唾液腺シンチグラフィは口腔乾燥症の鑑別と唾液腺機能評価に，異所性胃粘膜シンチグラフィはメッケル（Meckel）憩室の検出に利用される．緊急腹腔内出血，蛋白漏出性胃腸症では ^{99m}Tc 標識アルブミン製剤が主に使用される．肝硬変患者の術前肝機能予備能評価に，肝・胆道系通過障害などに核医学検査が用いられる（表3）．

▶表3　腫瘍・炎症，センチネル，消化器

核医学検査	放射性医薬品	主な適応疾患	主な所見
腫瘍・炎症シンチグラフィ（SPECT）	^{67}Ga	SLIM など S：sarcoidosis, L：lymphoma, I：infection, M：melanoma	集積増加
腫瘍シンチグラフィ（SPECT）	^{201}Tl	脳腫瘍，骨・軟部腫瘍，分化型甲状腺癌，など	集積増加
センチネルリンパシンチグラフィ（SPECT）	^{99m}Tc-フチン酸 ^{99m}Tc-スズコロイド	早期乳癌，悪性黒色腫	集積増加
消化器シンチグラフィ（SPECT）　唾液腺	^{99m}TcO$_4^-$	Sjögren 症候群	集積低下，クエン酸負荷試験で反応低下
異所性胃粘膜	^{99m}TcO$_4^-$	Meckel 憩室	右下腹部に集積増加
緊急腹腔内出血	^{99m}Tc-HSA-DTPA，^{99m}Tc-赤血球	消化管動静脈奇形	集積増加
蛋白漏出性胃腸症	^{99m}Tc-HSA-DTPA，^{99m}Tc-HSA	膠原病	消化管びまん性集積増加
肝・胆道	^{99m}Tc-PMT	先天性胆道閉鎖症	消化管の描出なし
		胆汁漏出	肝・胆道系外異常集積
肝受容体	^{99m}Tc-GSA	肝硬変	肝集積低下

section 2 SPECT/CT

1 SPECT/CT とは

　SPECT/CT はエミッション CT である SPECT とトランスミッション CT である CT の一体型複合装置（hybrid 型 SPECT/CT 装置）である．形態情報と機能・代謝情報が 1 回の検査で同時に得られるため，SPECT/CT は解剖学的情報と分子イメージングの懸け橋の役割を果たしている．SPECT/CT から得られる融合画像は，SPECT, CT の個々の検査の利点が強調され，すぐれた診断能が得られる（図6）．

　SPECT 収集では，光子の体内での減弱，散乱などにより，SPECT 像の画質は劣化する．空間分解能のすぐれた CT データは減弱・散乱線補正のためにも使われる．

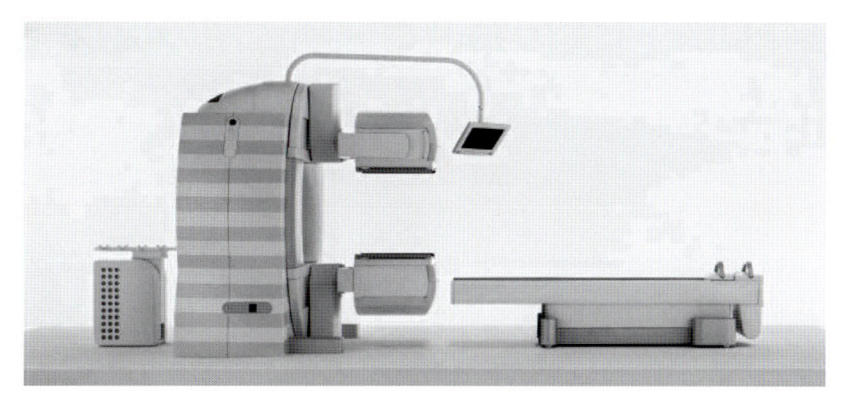

図6　SPECT/CT 装置全景

（画像提供　シーメンス・ジャパン株式会社）

2 SPECT/CT と PET/CT

　^{18}F-FDG PET/CT は悪性腫瘍の診断，病期診断に欠かせない検査となっている一方，SPECT 検査は ^{99m}Tc 製剤と ^{123}I 製剤などの異なる 2 核種の同時収集が可能である．最近開発された半導体検出器は従来のガンマカメラと比較して小型化しており，時間，空間，エネルギー分解能がすぐれている．SPECT 検査は PET 検査と比較してコスト，普及性，緊急性などの点で PET 検査よりもすぐれている．

文　献

1) 日本核医学会イメージングガイドライン作成委員会：核医学診断ガイドライン 2008　核医学診断に関する核医学専門医による提言・勧告．日本核医学会，2008.
2) 山科　章，他：冠動脈病変の非侵襲的診断法に関するガイドライン．Jpn Circulation J 73 Supplement III：1019-1089, 2009.
3) 日本脳神経核医学研究会，日本核医学会：エビデンスに基づく脳神経核医学検査ガイドライン 2009 年，核医学 46：1-37，2009.
4) 日本核医学会呼吸器核医学研究会ガイドライン作成委員会：呼吸器核医学診断（診療）ガイドライン．日本核医学会，2008.

26 PET/CT (positron emission tomography/CT)

section 1　FDG-PET の特徴と保険適用の現状（2011）

　FDG-PET は糖代謝をみる機能画像診断であり，組織・臓器の活動性をみる検査である．
　どんなに大きな腫瘍があろうと代謝が低下し活動性がなければ FDG は集まらず陰性となる．逆に小さな病変でも，代謝が亢進し，FDG が多量に集積すれば PET では容易に検出できる．
　半減期の短い放射性薬剤を注射するため少量の放射線被曝はあるが，アレルギー反応や副作用はなく，造影剤アレルギーの患者，腎不全・透析患者でも安全に検査・診断できる．後述のように PET と CT を癒合させた PET/CT は，PET 単独よりすぐれた診断能を示し普及してきた．
　わが国では FDG-PET は 2002 年から保険適用となり，2010 年にはすべての悪性腫瘍に適用が拡大された．現在は早期胃癌を除くすべての悪性腫瘍，てんかん，および虚血性心疾患が保険適用である（表1）．米国ではアルツハイマー病の診断が FDG-PET の適用となっているが，日本では認められていない．近年，炎症性疾患への応用が注目されているがこれも未承認である．脳腫瘍の ^{11}C メチオニン PET，アルツハイマー病の ^{11}CPiB-PET の有用性が知られているが，現状は臨床研究あるいは自由診療である．^{11}C メチオニン PET，^{13}N アンモニア PET（心筋血流）は先進医療への申請中である．

▶表1　FDG-PET の保険適用（2011 現在）

疾　　患	内　　容
すべての悪性腫瘍（早期胃癌を除く）	他の検査，画像診断により病期診断，転移・再発の診断が確定できない患者に使用する．
てんかん	難治性部分てんかんで外科手術が必要とされる患者に使用する．
虚血性心疾患	虚血性心疾患による心不全患者で，心筋組織のバイアビリティ診断が必要とされる患者に使用する．ただし，通常の心筋血流シンチグラフィで判定困難な場合にかぎるものとする．

注）てんかんと悪性腫瘍は，PET/CT 複合撮影として請求できる．

section 2 悪性腫瘍と鑑別すべき生理的集積，良性腫瘍

　FDG-PETは糖代謝画像である．糖代謝は腫瘍特異的でなく，脳神経・心筋・骨格筋など多くの正常組織で生体活動のエネルギー源としてグルコースが消費され，FDGが集積する．マクロファージなど免疫細胞も糖をエネルギー源としており炎症病巣にもFDGが集積する．骨髄や褐色脂肪など刺激に反応して，造血や熱の生産を行う際にも糖が消費されFDGが集積する．腫瘍診断のためには，これら非腫瘍性集積についての十分な知識が必須である．

　筋肉はエネルギー源として，グルコースのほかグリコーゲン・乳酸・脂肪酸などを利用する．FDG注射後，あるいは注射前，前日などであっても，激しい運動をすると，使われた筋肉にFDG集積がみられる．骨格筋だけでなく，眼球運動で眼筋に，会話で声帯筋に，激しい咳や努力性呼吸では喉頭筋・斜角筋・肋間筋・横隔膜・特に横隔膜脚に，歯ぎしりなどで咬筋・翼突筋に，肩や首の筋緊張で胸鎖乳突筋，椎前筋などに集積がみられる．反回神経麻痺では健側の声帯筋にのみ高集積がみられリンパ節転移と紛らわしい．

　耳下腺，顎下腺，舌下腺，など頭頸部の唾液腺組織には軽度の生理的なFDG集積が認められる．甲状腺は，正常集積はないが，慢性甲状腺炎によるびまん性の集積亢進の頻度が高い．

　女性では，子宮内膜に排卵期および月経期に集積が認められ，卵巣は排卵期の前後に一方の卵巣にかなり高いFDG集積が観察されるので腫瘍と誤診してはいけない．乳腺や精巣にも生理的な集積がみられ年齢により変化する．

　腎，尿管，膀胱はFDGの尿排泄に伴う高い集積がみられ注意を要する．特に尿管とリンパ節転移の鑑別に注意が必要である．

　骨・関節は，炎症・退行変性・骨折など良性疾患にFDG集積がみられる．小児では骨幹端の成長線に生理的な集積がみられる．造血骨髄は，正常集積は低いが，炎症・GCSF刺激・化学療法後など顆粒球系の細胞増殖により骨髄の糖代謝が亢進する．脾臓にも類似の反応性集積がみられる．

　胃・大腸はピロリ菌の感染など慢性胃炎があると，胃に高いFDG集積がみられることがある．大腸にも蠕動運動や粘液分泌に伴う生理的な集積があり，下痢などでは非常に高い集積になる．大腸に限局性のFDG集積がみられた場合，遅延像を撮影することにより生理的集積を鑑別し，それでも残存する時は積極的に内視鏡で精査したほうがよい．

　褐色脂肪へのFDG集積が，寒冷刺激・交感神経刺激により，両鎖骨上窩・傍椎体・傍腎腔などに左右対称に出現することがある．小児，若い女性に多いが温めれば消失する．リンパ腫と紛らわしい所見になりFDG-PET診断に必須の知識である（図1）．褐色脂肪は通常の白色脂肪と異なり，ミトコンドリアに富み，交感神経刺激により高い効率で熱を生産し同時にグルコースも消費する．げっ歯類の体温調節の主

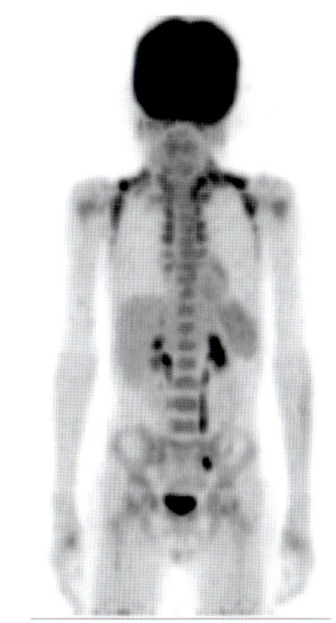

▷図1　褐色脂肪：小児（10歳，男児）
ホジキンリンパ腫にて化学療法終了後，治療効果判定にPET施行．
治療前に頸部を中心に多発したリンパ節腫大へのFDG集積は消失しCRと判定．両鎖骨上窩，腋窩，傍椎体に左右対称にみられる集積は脂肪組織に一致し，褐色脂肪である．経過観察1年で再発なし．

役であるが，ヒトでも若年者にみられる．

良性腫瘍で高いFDG集積を示すものとして，神経鞘腫，耳下腺のワルチン腫瘍，多形腺腫，甲状腺腫，大腸腺腫などが有名だが，詳細は公表されているリストを参照されたい[1]．

脳は神経活動に伴う高い生理的な集積があり，これは血糖値の上昇と反比例して低下する．心筋は脂肪酸と糖を主なエネルギー源としており，脂肪酸が利用できる時はFDG集積は低下する．心筋バイアビリティ診断では，生存心筋に糖を取り込ませるために，糖負荷でFDG-PETを施行する．

section 3　腫瘍診断の概要

1　肺癌—鑑別診断・病期診断から治療の指標，再発診断へ

孤立性肺結節の鑑別診断にFDG-PET/CTは，適切な使い方をすれば大変有用であり推奨される．PETではシステム分解能（全身用で5 mm前後）の2倍程度の大きさがないと集積した放射能は正しく計測されず測定精度が低下する．このため，10 mm以下の結節の診断精度は低下し，5 mm以下は評価困難と考えられる．気管支肺胞上皮癌など高分化腺癌ではFDG集積が非常に低いことが知られており，すりガラス影の肺結節はFDG集積の高低で良悪の診断はできない．カルチノイド腫瘍でも悪性にも関わらず集積が低いことがある．このような制約はあるが，FDG集積が高ければ肺癌の可能性が高くなる．SUVmax 0〜2.5では24％が悪性，2.6〜4.0では80％が悪性，4.1以上では96％が悪性という報告がある[2]．ただし，結核など活動性の肉芽腫性炎症では悪性腫瘍と同様に高いFDG集積がみられるために，結核の罹患率の高い日本やアジア，あるいは感染の頻度の高い基礎疾患のある患者では偽陽性が増加する．腫瘍・炎症いずれにせよ，高いFDG集積は活動性の病変を意味し，一定の大きさの充実性の結節にFDG集積がなければ良性といえる．つまりPETの鑑別診断への貢献は特異度の向上にある．

肺癌病巣のFDG集積は予後とよい相関を示し，悪性度のよい指標であることが証明されている．これを応用し，FDG集積が低い肺癌は縮小手術で機能温存を図り，集積が高い肺癌は術後再発の可能性が高いので化学療法を追加するなどFDG集積の高低を治療方針に反映させるという研究が近年盛んになっている．しかし，まだ十分な臨床エビデンスは蓄積されていない．

リンパ節転移の診断については，これまでの多数の比較研究のすべてでFDG-PETは造影CT・MRIよりも高い感度・特異度を示しており，FDG-PETの臨床的有用性は確立している．FDG-PETの感度・特異度は80〜95％程度であり，利用可能であれば適切な治療方針を決めるために推奨される．また，PET/CT複合機は精度の高い融合画像により，たとえばリンパ節転移と筋肉や褐色脂肪などの機能的な集積を確実に識別し，PET単独あるいはPET単独とCTの融合もしくは同時参照読影よりも，リンパ節転移の診断に有意に高い診断精度が得られることが示されている．新規に購入されるPETのほとんどがPET/CTであるのは当然のことである．リンパ節転移の検出感度を下げる要因として，高血糖，原発巣の集積が低いこと，原発巣（特に中枢型の病巣）にリンパ節が隣接すること（原発巣の集積と区別できなくなる），注射から撮影までの時間が短いこと（60分以上を推奨，短いと縦隔の血液プールとのコントラストが低下），診断閾値を高く設定しているなどが指摘されている．偽陽性病変として，サルコイドーシスや炎症性リンパ節炎が問題となるが，前者は左右対称性が，後

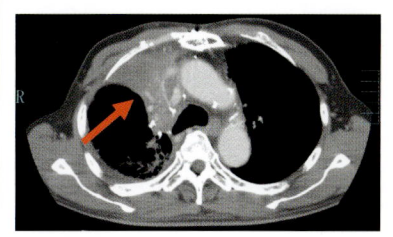

a. 造影CT

b. 横断断層像　　c. 冠状断像

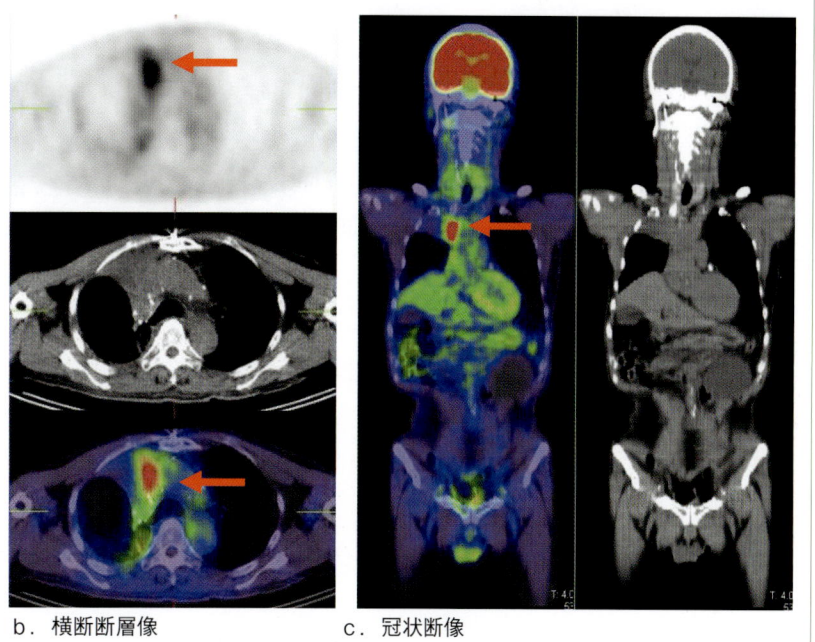

▶図2　肺癌：右上葉術後再発（70歳代，男性）

肺扁平上皮癌にて右上葉切除，放射線治療が施行された．9か月後，胸痛の訴えがあり，造影CT（a）右中葉の無気肺，気管支途絶があり閉塞性肺炎と診断された．PET/CT（b．横断断層像，c．冠状断像）では明瞭なFDG集積がみられ（SUV6.1）再発と診断し化学療法が開始された．3か月後のPETでは明らかな増大がみられ，再発を確認した．

者では原発巣からのリンパ流に沿った位置かどうかが鑑別診断に重要である．

　遠隔転移の診断では，肺癌で転移が起きやすく，良性の腫大もある副腎がよく調べられており，FDG-PETによる副腎転移診断の感度・特異度は97～98％の高い値を示している．骨転移の検出も骨シンチと比較され，特異度はFDG-PET98％，骨シンチ61％という報告がある．FDG-PETは容易に全身を検索することができ，全身転移の診断には最もすぐれている．ただし，脳転移は正常脳への高い生理的な集積のため診断精度は低く，造影MRIが最もすぐれている．

　再発診断にFDG-PETは高い診断精度を示す．放射線治療後の線維化・収縮した肺組織と局所再発の鑑別，術後変化と再発の鑑別において，CTでは線維化組織や瘢痕組織，術後変化は再発と非常に紛らわしい所見になることがある．PET/CTは再発巣の高いFDG集積を検出し，大変得意とする分野である（図2）．ただし，放射線治療後の炎症反応へのFDG集積が問題となる．一般的には放射線治療後の炎症反応へのFDG集積が低下するまで3か月程度待つ必要があるとされている．しかし再発巣・残存病巣が限局性であるのに対し炎症への集積は照射野に一致したびまん性であることが多く，治療後1か月程度の早期診断が可能な場合も少なくない．化学療法後は，炎症反応への集積は問題にならないことが多い．放射線化学療法によりダウンステージングを図り，手術にもち込むネオアジュバント療法で，放射線化学療法の効果をPETで判定するという研究も行われているが，まだ一般的とはいえない[3]．

2 頭頸部癌―放射線治療評価の問題

　Tステージの診断は解像力に勝るMRI/CTが有利である．しかし，NおよびMステージの診断ではFDG-PET/CTは造影CTやMRIよりも高い診断精度を示している．頭頸部は同時多発癌の頻度が高いが，内視鏡による検索よりもFDG-PETのほうが2つ目の癌を高い精度で発見できたという報告もある．

　頭頸部癌は機能温存のために，放射線化学療法が選択されることが少なくないが，治療後の再発診断にFDG-PETは高い有用性を示している．肺癌で述べたのと同様，放射線治療後の炎症反応が偽陽性になることがある．また，微小な細胞レベルの残存癌細胞は検出できず，PETで所見がなかったにも関わらず何か月か経つと再発するといった症例もある．進行頭頸部癌の放射線化学療法後のFDG-PET/CTによる再発診断では，再発なしという診断の有効期限は3か月程度で，それ以上経過すると再発が発生する可能性があり再検査が必要になると我々は報告した．

3 悪性リンパ腫―化学療法の評価

　悪性リンパ腫のFDG-PETによる検出感度は一般に非常に高く，meta-analysisによると感度・特異度は患者単位で90％，91％，病巣単位では97％，99％と報告され，CTよりも約15％高い．ただし，indolent lymphoma特にMALT lymphomaなどではFDG集積が低く，FDG-PETの役割はかぎられてくる．ホジキン病（HD）やびまん性大細胞BリンパB腫（DLBC）などでは通常FDGが高集積となり，治療前の病期診断はPETを使うか否かで大きく変わることが少なくない．CTでは予想もつかない病変がPETでみえて驚くことがある．治療前のPETで病期診断が修正され，治療方針の適正化を期待することは肺癌など他の悪性腫瘍と同様の使い方である．

　悪性リンパ腫ならではというのが，PETを治療の指標とする使い方である．リンパ腫では，いかに少ない副作用で適正な治療で高率に治癒を実現するかが問われる．PETを大幅に取り入れた治療効果の判定基準が合意され用いられている（International working group response criteria 2007）[4,5]．リンパ腫は化学療法終了後に，約半数で腫瘍が残存する．しかし実際に再発するのはさらにその半数といわれている．HDやDLBCなどFDG集積が高いことがわかっているリンパ腫では，腫瘍が残存してもFDG集積がない場合はCRと考えてよい．逆に，高い縮小率を示していても，明らかな残存集積がみられる時は，CRにはならない．ただし，FDG集積がもともと低いと考えられる腫瘍では従来のようにサイズを主体とした判定が用いられる．PETを用いるこの方法により，従来法よりも高い精度で予後を反映することが証明されている（図3，4）．

　さらに，現在検討が進められているのが，化学療法の早期，2～3コース終わった途中で，FDG-PETを施行し，予後予測や治療方針の検討に用いるinterim-PETといわれる使い方である．早期にPETによる評価を行い，反応が不十分で予後不良と予測されたらそのプロトコールを中止し，より強力な治療プロトコールに切り替える．良好な反応が得られていれば，当初の予定どおりのプロトコールで治療を完遂しCRを得るという，いわばPETを物差しとして一人ひとりの個性に合わせた治療を実現するテーラードメディスンに迫ろうとしている．また，骨髄移植前のPETも予後予測因子と考えられている．ただし，細部は未解決の点も少なくなく，エビデンスの蓄積が進められている[6]．

3 腫瘍診断の概要　165

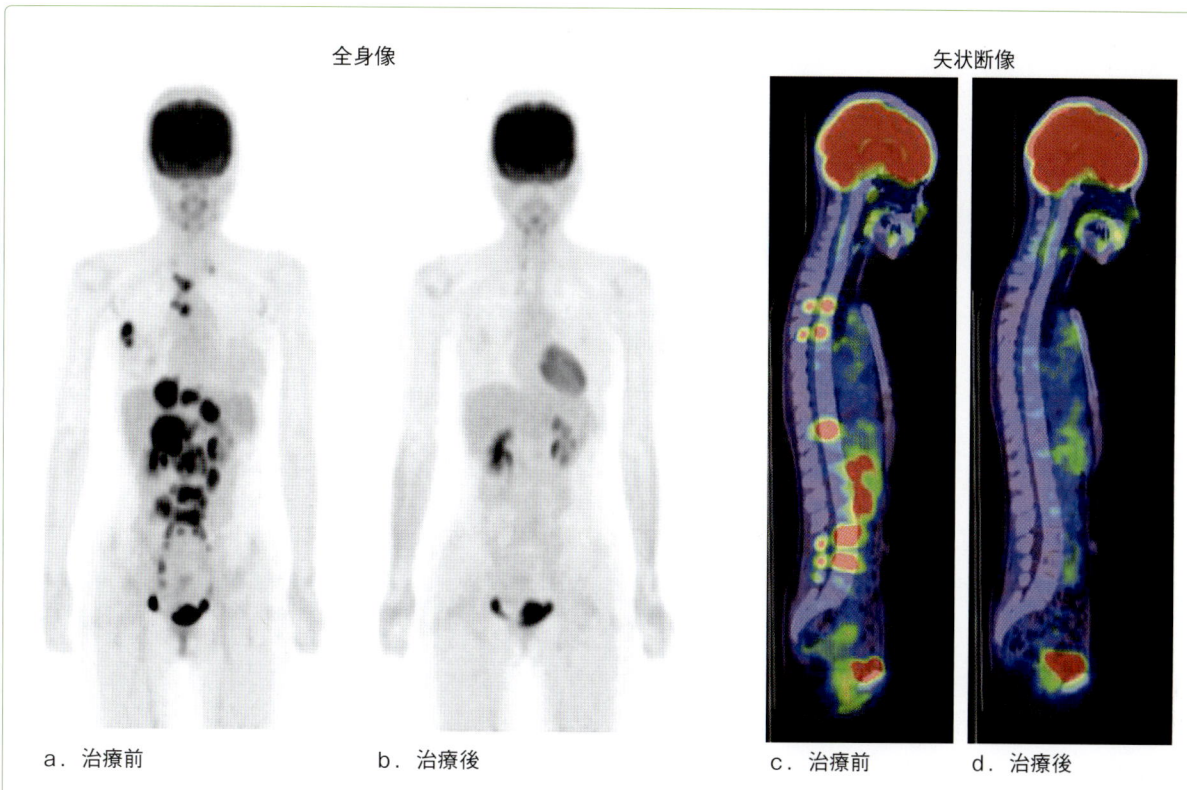

　　　　全身像　　　　　　　　　　　　　　　　　　矢状断像

a．治療前　　　　b．治療後　　　　　　　　c．治療前　　　d．治療後

▶図3　悪性リンパ腫：治療評価（40歳代，女性）

diffuse large B cell．治療前，治療後のPET全身像および矢状断像を示す．治療前（a，c）では右乳房，縦隔，鎖骨上窩，腹部骨盤のリンパ節，肝，胸椎，腰椎などに病変がある．治療後（b，d）にはすべて消失した．

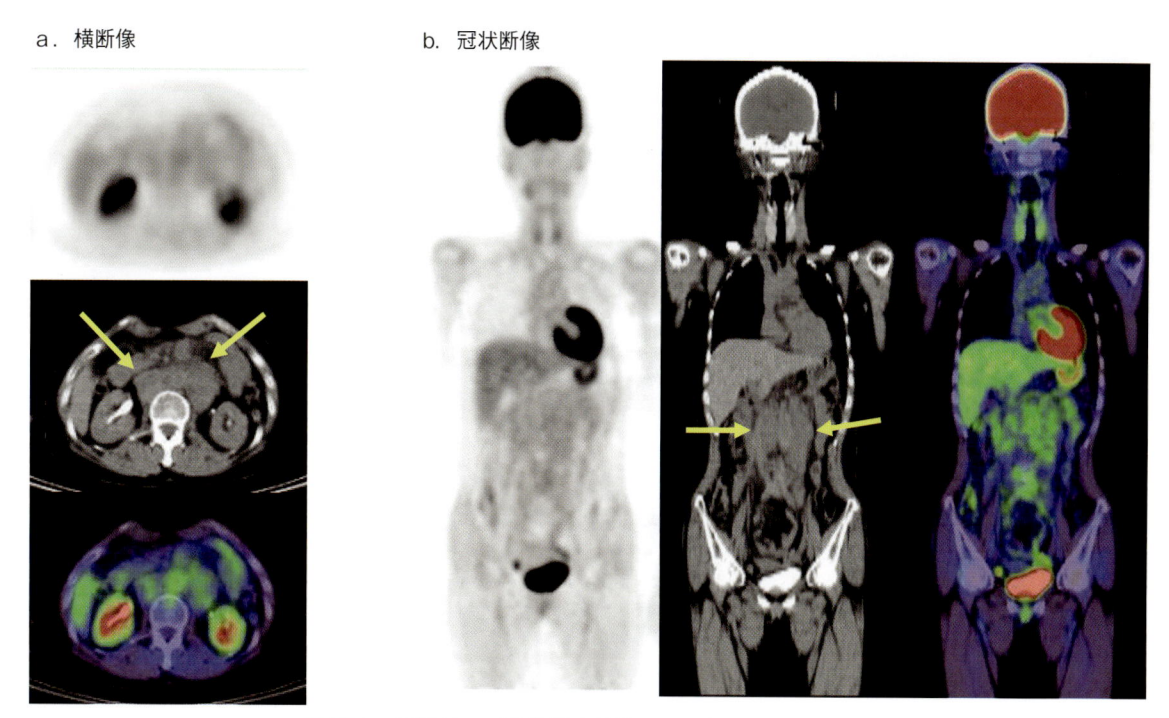

a．横断像　　　　　b．冠状断像

▶図4　悪性リンパ腫化学療法後：CR（40歳代，女性）

follicular lymphoma グレード3，ステージ3，腹部に巨大な腫瘍があり化学療法8コース施行された．CT上は腫瘍がほとんど変化なく残存し stable disease．FDG-PET では，周囲の軟組織と比較して視覚的に有意の異常集積とはいえない．メタボリックCRと判断される．経過観察のみとなり，1年後には腫瘍が縮小した．形態ではわからない情報をPETが提供した例．aに横断像を，bに冠状断像を示す．

4 胃癌，ほか

スキルス型の胃癌など間質成分の多い胃癌，印冠細胞癌など粘液成分の多い胃癌にはFDG集積が低く，PETで検出困難な場合がある．また，早期胃癌はPETでの診断は不可能である．一方，進行胃癌では，原発巣にも転移巣にもよく集積し，病期診断あるいは再発診断にPETが有用な場合も少なくない．つまり，胃にFDG集積が認められても，多くの場合は胃炎や生理的なものであり，PETで胃癌があるかどうかの診断は困難である．大腸では腺腫でも高いFDG集積がみられることがある．

section 4 癌検診とPET

PET癌検診は，健常者を対象として癌の早期診断を目的とした自由診療である．PETでわからない癌がかなりあること，有効性に関するエビデンスが不十分であること，被曝があること，高額の費用であること，などの欠点がある．一方で，全身をスクリーニングすること，苦しくない検査であること，ほかの検査で見つからないがんが見つかることがある，などの利点もある．また，日本におけるPETの普及という点では大きな貢献をしてきた．日本核医学会により詳細なガイドラインがまとめられている．

section 5 炎症性疾患

炎症へのFDG集積は，腫瘍診断に際しては邪魔者かもしれないが，これを積極的に炎症病巣診断に活用することが研究されている．大動脈炎，自己免疫性膵炎，関節リウマチ，サルコイドーシス，

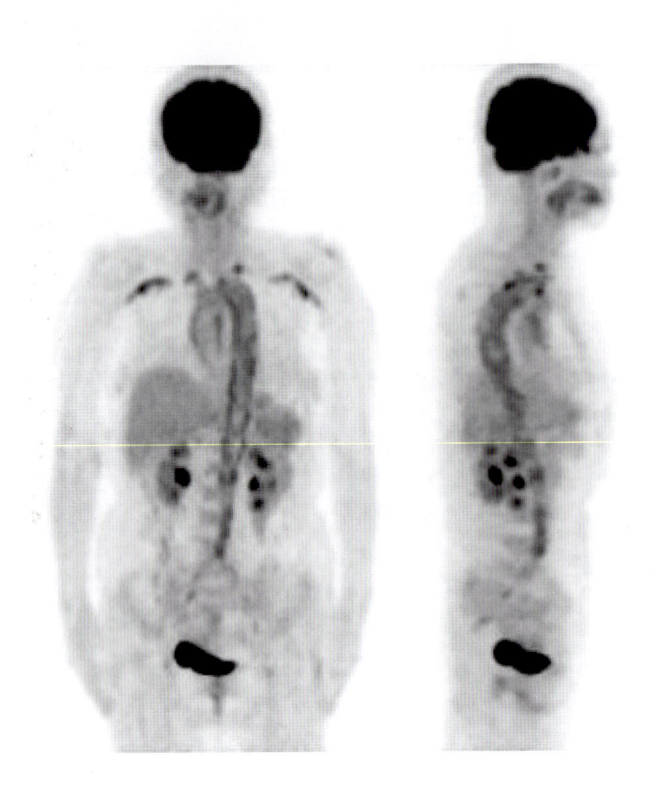

▷図5 高安大動脈炎：不明熱（60歳代，女性）

2か月前より咳，1か月で10kg体重減少し夜間38℃の発熱が続いた．両肩，上肢，背中の痛みもあった．胸腹部CT施行するも診断つかず，精査を依頼される．CRP：6.5，WBC10130と炎症反応が強い．
FDG-PETでは胸部-腹部大動脈，総腸骨動，鎖骨下動脈の壁に強いFDG集積があり，"血管が描出"されている．典型的な動脈炎の所見．ステロイド治療により著明に改善した．

炎症性腸疾患，不明熱などの炎症性疾患で，FDG-PET の可能性が示されているが，臨床的な使い方の検討，有用性についてのエビデンスは十分とはいえない．

不明熱の診断は，全身病変の検索という PET の大きな特徴を発揮することができ，しかも FDG により腫瘍・炎症を問わず活動性の病変すべてを検出することで，効率的に熱源となる病巣を特定しようという，FDG 集積の特性をまるごと生かそうという発想の検査である．最近の国内多施設共同研究の結果では，感度 81％（42/52），特異度 75％（18/24），陽性適中率 87.5％（42/48），貢献度 55.3％（真陽性/全解析患者 42/76）と大変高い成績が得られている[7]．一方，従来のガリウムシンチグラフィの報告では，最もよい成績で感度 67％という報告が 1 篇あるのみで，大多数は感度 20〜30％にとどまり，大きな差がある．FDG-PET でわかるのは病巣部位のみである．熱源病巣が特定できれば，生検や穿刺などにより病理診断や細菌学的診断が可能となり，これにより原因治療が可能になる．今後の保険適用の拡大に期待したい．図 5 に代表的症例（高安大動脈炎）を示す．

section 6　PET 検査の注意事項

　FDG-PET はブドウ糖代謝をモニタする．このため，FDG の体内分布は血糖値とインスリンの影響を強く受ける．5〜6 時間は絶食の状態で検査することが望ましい．高血糖下では，FDG の脳および腫瘍への集積が低下し，筋肉・脂肪への集積が増加する．このため腫瘍のコントラストが低下し，診断が困難になる．これは，脳にはグルコーストランスポーター（GLUT）I および III，腫瘍には I，筋・脂肪には IV があり，それぞれ性質が異なるためである．糖尿病の患者では，朝から食事をしない，血糖降下薬も飲まない，インスリン注射もしない状態で検査することを原則とする．1 型糖尿病など維持量の微量インスリンはほとんど影響がないので中止する必要はない．

おわりに

　PET 検査は，心疾患の診療，脳神経疾患の診療にも大変有効であるが，紙数の制約で別の機会としたい．近年，アミロイドイメージングによるアルツハイマー病の画像診断など，新薬の開発競争と関連した分子イメージング技術の開発に欧米では膨大な投資が行われている．わが国でも次世代をめざした技術開発が推進されることを期待したい．

文　献

1）御前　隆他，日本核医学会ワーキンググループ：Gamut of FDG-PET. 2010. 11（日本核医学会 HP 参照）
2）Bryant AS, et al：The maximum standardized uptake values on integrated FDG-PET/CT is useful in differentiating benign from malignant pulmonary nodules. Ann Thorac Surg 82：1016-1020, 2006.
3）Baum RP, et al：FDG-PET/CT in Lung Cancer：An Update. Heide J, et al（eds）：Controversies in the Treatment of Lung Cancer. Front Radiat Ther Oncol vol（42）. Basel, Karger, pp15-45, 2010.
4）Juweid ME, et al：Use of positron emission tomography for response assessment of lymphoma：consensus of the Imaging Subcommittee of International Harmonization Project in Lymphoma. J Clin Oncol 25：571-578, 2007.
5）Cheson BD, et al：Revised response criteria for malignant lymphoma. J Clin Oncol 25：579-586, 2007.
6）Gallamini A：Positron emission tomography scanning：a new paradigm for the management of Hodgkin's lymphoma. Haematologica 95：1046-1048, 2010.
7）Kubota K, et al：FDG-PET for the diagnosis of fever of unknown origin：a Japanese multi-center study. Ann Nucl Med 25：355-364, 2011.

日本語索引

あ

亜急性甲状腺炎	156
悪性腫瘍発生リスク	73
悪性リンパ腫	164, 165
アセタゾラミド（ダイアモックス®）負荷試験	154
亜致死損傷回復	103
圧迫板	29
アデノシン	154
アナフィラキシー様反応	89
アミロイド・イメージング	149
アルツハイマー病	155
アルファ線（α線）	1
アンギオ装置	13

い

イオン性ヨード造影剤（ダイマー型）	83
医学物理士	78
胃癌	166
異所性胃粘膜シンチグラフィ	158
一過性脳虚血	154
1 飛跡事象	105
遺伝的影響	70
イムノラジオメトリックアッセイ	138
イメージインテンシファイア	5, 13
イメージング・プレート（IP）	9
医療被曝	57
印冠細胞癌	166
陰極	93
陰性造影剤	82

う

ウインドウ幅	18
ウインドウレベル	18
運営形態	118
運動グリッド	8
運動負荷	154
運用的安全対策	114

え

エコー時間	38
エネルギーサブトラクション	29
遠隔画像診断（テレラジオロジー）	115, 117
——，運営形態	117
——，基本システム構成	117
遠隔健康管理（テレケア）	115
遠隔病理診断（テレパソロジー）	115
炎症性腸疾患	167
炎症性リンパ節炎	162

お

オージェ効果	96
オージェ電子	96
オートプシー・イメージング	134

か

回転 DSA	13
回転陽極 X 線管	7
ガイドライン	111
外部照射（体外照射）	77, 79
外部被曝	68, 70
外部被曝防護の三原則	128
カウ	145
化学シフト	42
化学放射線療法	79
核医学検査	151
——，in vitro 検査	151
——，in vivo 検査	151
——，イン・ビトロ検査	138, 151
——，イン・ビボ検査	138, 151
核医学治療	143
拡散	37
拡散強調像	42
核子	98
核磁気共鳴	36
拡大撮影	33
拡大ブラッグピーク	97
確定的影響	67, 70, 71, 125
確率的影響	70, 71, 127
核力	98
ガストログラフィン®	84
カセッテ	8
カタラーゼ	81
褐色細胞腫	157
褐色脂肪	161
荷電粒子	93
ガドキセト酸ナトリウム造影 MRI	87
ガドペンテト酸ジメグルミン造影 MRI	86
ガドリニウム系 MRI 造影剤の副作用	90
カバレッジ	24
カラードプラ法	49
ガラクトースパルミチン酸	89
ガラクトースパルミチン酸造影エコー	89
カルチノイド	157
カルチノイド腫瘍	162
間期死	103
肝硬変	158
患者線量管理	58, 60
患者線量配慮	63
患者被曝	125
肝腫瘍	131
干渉性散乱	94
間接作用	103
間接変換方式 FPD	12, 30
関節リウマチ	166
肝ダイナミック CT	86
管電圧	93
管電流	93
冠動脈造影検査	14
肝動脈化学塞栓療法（TACE）	122
ガンマ線（γ線）	1
ガンマナイフ	80
灌流情報	40
緩和時間	37
緩和的放射線治療	79

き

気管支肺胞上皮癌	162
技術的対策	112, 114
輝尽蛍光	9
希土類元素	7
基本システム構成	117
逆行性尿路造影	84
吸収線量	3
吸収補正	141
急性影響	70
急性障害	70
急性肺血栓塞栓症	157
強度変調放射線治療	80

く

空間分解能	25
躯幹骨二重 X 線吸収法	53
くも膜下出血	154, 156
クラウド技術	119
繰り返し時間（TR）	38
グリッド	8, 30
グルコーストランスポーター（GLUT）	167
グルタチオン	45
グレイ（gray：Gy）	3

日本語索引

け

経頸静脈性肝内門脈体循環短絡術	122
傾斜磁場	42
経静脈性尿路造影	84
軽度認知機能障害	155
経皮的エタノール注入療法	123
経皮的椎体形成術	123
結核	162
血管系 IVR	121
血管形成術	122
血管撮影装置	13
検死 CT	134
原子核壊変	98
原子核崩壊	98
原子核密度	37
原子番号	98
減弱補正	141
原子炉	144
原発性肝細胞癌	130
原発性骨粗鬆症	55

こ

高 LET（linear energy transfer）	80
口腔乾燥症	158
膠原病	158
国際放射線防護委員会	125
抗酸化酵素ペルオキシダーゼ	81
光子線	92
公衆被曝	57
甲状腺シンチグラフィ	156
高精度放射線治療	80
構造化レポート	110
酵素標的	81
光電吸収	94, 95
光電効果	95
後方散乱	96
呼吸機能評価	141
国際基本安全基準	58
国際放射線防護委員会（ICRP）	58, 74
姑息的放射線治療	79
骨塩定量	53
骨改変	54
骨腫瘍	132
骨シンチグラフィ	153
骨髄死（造血臓器死亡）	71
骨粗鬆症	54, 55
骨密度	54
固定陽極 X 線管	6
コリメータ	139
コリン含有物質（Cho）	43
コンピュータ支援診断	22
コンピュータ断層映像化法	140
コンプトン散乱	94, 95
コンベンショナルスキャン	17

さ

サイクロトロン	80, 144, 145
再酸素化	106, 107
再増殖	106
サイバーナイフ	80
細胞死	103
細胞周期	104
——の再分布	106, 107
サルコイドーシス	156, 162, 166
3 次元データ収集	142
320 列 CT	24
酸素増感比	102
散乱線	128
散乱線除去用具	8
散乱補正	141

し

シーベルト（Sv）	3, 4
時間分解能	25
しきい線量	125
糸球体濾過率	158
糸球体濾過量	90
自己免疫性膵炎	166
システム機能	112
実効線量（E）	4, 66, 128
質量数	98
自動曝射制御	31
自動露出制御装置	9
ジピリダール	154
死亡時画像診断	134
脂肪抑制画像	40
重荷電粒子	96
重水素原子核（重陽子線）	1
修復	106
重陽子線（重水素原子核）	1
重粒子線	1
重粒子線治療	80
受像システム	30
術者被曝	128
術中照射	81
腫瘍・炎症シンチグラフィ	158
腫瘍コード	106
腫瘍組織の再酸素化	78
腫瘍組織放射能比	142
消化管動静脈奇形	158
消化器シンチグラフィ	158
衝突損失	96
小児 CT ガイドライン	65
消滅 γ 線	141
少量慢性被曝	74
職業被曝	57
腎盂造影	84
心筋血流 SPECT 検査	154
心筋シンチグラフィ	154
シングルフォトンエミッション CT	140
シングルフォトン診断用放射性医薬品	147
神経芽腫	157
腎血管性高血圧症	158
腎腫瘍	132
腎シンチグラフィ	158
腎性全身性線維症	90
身体影響	70
診断参考レベル	67
診断用放射性医薬品	144
シンチグラフィ	138, 139
シンチグラム	139
シンチレータ	139
心電図同期 SPECT	154
心電図同期撮像	141
腎毒性	89

す

髄液漏	156
水晶体障害	129
水素原子核（陽子線）	1
水溶性造影剤	82
——，ダイマー型	82
——，モノマー型	82
スキルス型	166
ステップ収集法	141
ステントグラフト治療	122
スパイラルスキャン	17
スピンエコー法	37, 38
スポット撮影	33
すりガラス影	162

せ

制御 X 線（阻止 X 線）	6
静止グリッド	8
正常圧水頭症	156
正常組織の修復	78
贅沢灌流	154
制動 X 線	93
制動放射線	96
精度管理	34
生物学的効果比	102
生理的集積	161
ゼヴァリン	150
セキュリティ方針	112
線エネルギー付与	102
線形加速器	93
潜在致死損傷回復	103
全身被曝	71
選択的動脈内カルシウム注入後肝静脈採血法	123
センチネルリンパシンチグラフィ	158
先天性胆道閉鎖症	158
前頭側頭型認知症	155
線量限度	57, 128

項目	ページ
線量拘束値	57
線量低減用システム	65
線量評価	128
線量率効果	74
線量率効果係数	74

そ

項目	ページ
総 creatine（Cr）	43
造影 CT	85
造影 MRI	85
造影剤	82
造影超音波	88
造影超音波検査	50
増感紙	7
増感紙/フィルムシステム	30
早期反応	105
造血臓器死亡（骨髄死）	71
増殖死（分裂死）	103
相同組み換え	104
即時型副作用	89
続発性骨粗鬆症	55, 56
阻止X線（制御X線）	6
組織加重係数	4
組織弾性イメージング	52
阻止能	97

た

項目	ページ
第1世代（translate/rotate 方式）	15
体外照射（外部照射）	77
体外診断用放射性医薬品	144, 146
体外被曝	71
第5世代　電子ビーム（EBCT：electron beam CT）	17
第3世代（rotate/rotate 方式）	16
大動脈炎	166
体内診断用放射性医薬品	144, 146
ダイナミック CT 検査	85
ダイナミック MRI	86
ダイナミックスキャン	18
ダイナミックレンジ	10
第2世代（translate/rotate 方式）	16
ダイマー型（イオン性ヨード造影剤）	83
耐容線量	80
第4世代（stationary/rotate 方式，nutate/rotate 方式）	16
唾液腺シンチグラフィ	158
高安大動脈炎	166
高安病	157
多重散乱	96
縦（T1）緩和	38
多発性骨髄腫	56
ダブルチェックシステム	110
タングステン酸カルシウム	7
タングステン	93
弾性散乱	96

項目	ページ
蛋白漏出性胃腸症	158

ち

項目	ページ
逐次近似再構成	65
逐次近似法	25
遅発性副作用	89
中心静脈リザーバーシステム	123
中枢神経症状（痙攣，昏睡）	71
中性子	97, 98
中性子線	1
中性微子	100
超音波	46
超音波ガイド下生検	123
超音波検査	46
超音波造影剤	50, 82
超音波プローブ	47
腸管死	71
超常磁性酸化鉄造影 MRI	87
直接作用	103
直接変換方式 FPD	12, 30
直線-二次曲線モデル	105
治療法放射性医薬品	144

て

項目	ページ
定位放射線治療	80
データ収集システム	19
デジタルマンモグラフィ	30
デジタルマンモグラフィ装置	30
デュアルインジェクター	21
デリバリーシステム	146
テレケア（遠隔健康管理）	115
テレパソロジー（遠隔病理診断）	115
テレラジオロジー（遠隔画像診断）	115
てんかん	155, 156
電子	1
電子対生成	94, 95
電磁波	1, 92
電子ブーム	17
電磁放射線	92
電子捕獲	99
電離	92
電離放射線	1, 69, 92, 101

と

項目	ページ
同位元素（同位体）	98
同位体（同位元素）	98
東海村 JCO 臨界事故	71
等価線量	4, 128
頭頸部癌	164
凍結療法	123
透視撮影装置	13
糖代謝	160
動注化学療法	122
糖尿病	167

項目	ページ
頭尾方向	32
等方性ボクセルデータ	22
動脈塞栓術	122
10日ルール	74
特性X線	1, 93, 96
ドプラ法	49
トムソン散乱	94
トモシンセシス	29

な

項目	ページ
内外斜位方向	32
内部照射治療	143
内部転換	100
内部転換電子	100
内部被曝	68, 70

に

項目	ページ
2次元データ収集	142
二次電子	96
2飛跡事象	105
乳酸	43
乳腺腫瘍	133
ニュートリノ	100
乳房X線撮影	27
乳房温存療法	77, 79, 81
乳房撮影装置	28
妊娠と放射線	59

ね

項目	ページ
熱電子	93
熱電子放出	93
ネットワーク	116
粘膜炎	79

の

項目	ページ
脳血管性認知症	155
脳血流 SPECT	154
脳脊髄液減少症	156
脳脊髄腔（脳槽）シンチグラフィ	156
脳槽（脳脊髄腔）シンチグラフィ	156

は

項目	ページ
パーフュージョン CT	18
ハーモニック法	51
胚・胎児に対する放射線の影響	73
肺癌	162, 163
肺換気・血流シンチグラフィ	157
肺血栓塞栓症	157
肺腫瘍	131
肺動静脈瘻	157
白内障	71
白内障発症リスク	72

日本語索引

発癌	73
白血病発症リスク	73
バルーン閉塞下逆行性経静脈的塞栓術	122
パルス透視	127
パルスドプラモード	49
晩期反応	105
半減期	98
反転回復（IR）法	39
晩発影響	70
晩発障害	70

ひ

非イオン性ヨード造影剤（モノマー型）	83
非荷電粒子	93
光核反応	94, 95
非血管系 IVR	121
非相同末端結合	104
非弾性散乱	96
非電離放射線	69, 92
被曝線量管理	61
皮膚炎	79
皮膚線量	126
非プログラム細胞死	103
びまん性大細胞 B リンパ腫（DLBC）	164
病巣線量	79
ビリスコピン®	84
貧困灌流	154

ふ

フェーディング	10
フォトマルチプライアー（PMT）	10
副甲状腺機能亢進症	56, 156
副甲状腺シンチグラフィ	156
副甲状腺腺腫	156
副腎静脈サンプリング	123
副腎シンチグラフィ	157
副腎皮質腺腫	157
ブッキーブレンデ	8
不明熱	166, 167
ブラッグピーク	80, 97
プリモビスト®	88
プローブ	47
プログラム細胞死	103
プロトン（陽子線）治療	80
フロルベタベン	149
分裂死（増殖死）	103

へ

平均寿命	99
閉経後骨粗鬆症	55
閉塞性腎疾患	158
ベータ線（β線）	1
ヘリウムの原子核 $^4He^{2+}$（α線）	1
ヘリカルスキャン	17
ヘリカル CT	15
ペルフルブタン	88
ペルフルブタン造影エコー	89

ほ

放射性医薬品	138, 144
放射線生物学	101
放射線	92
放射線加重係数	3
放射線感受性	104
放射線宿酔	71, 79
放射線障害	69
放射線障害防止法	1
放射線生物学	101
放射線増感剤	81
放射線治療	76
放射線治療品質管理士	78
放射線同位元素	98, 138
放射線皮膚障害	125
——の防止	61
放射線物理学	92
放射線防護	62
放射性免疫測定法	138
放射損失	96
ホウ素中性子捕捉療法	97
北米電子機器工業会	109
ホジキン病（HD）	164
ポジトロンエミッション CT	140
ポジトロン診断用放射性医薬品	147
ポジトロン線（陽電子）	1

ま

マイクロセレクトロン	79
マグネビスト	86
マルチスライス CT	17
慢性期脳主幹動脈閉塞性疾患	154
慢性肺血栓塞栓症	157
マントーム生検	33
マンモグラフィ	27

み

見かけの拡散係数	42
ミトコンドリア脳筋症（MELAS）	43
ミルキング	145

む

無痛性甲状腺炎	156

め

メタストロン	150
メッケル（Meckel）	158
免疫核医学療法	150
面検出器（CT）	24

も

モノマー型（非イオン性ヨード造影剤）	83
もやもや病	154, 155

や行

薬剤負荷心筋血流 SPECT	154
油性造影剤	82
ヨウ化ナトリウム ^{131}I	143
陽極	93
陽子	98
陽子線（水素原子核）	1
陽子線（プロトン）治療	80
陽性造影剤	82
ヨウ素摂取制限	140
腰椎正面 DXA	53
陽電子（ポジトロン線）	1, 99, 141
陽電子消滅	100
ヨード造影剤	82
横緩和	38

ら

ライナック（リニアック）	77
ラジオイムノアッセイ	138, 151
ラジオ波	130
ラジオ波焼灼療法	123, 130

り

リスホルムブレンデ	8
リニアーアクセラレータ	77
リニアック（ライナック）	77, 93
利尿剤負荷レノグラム	158
リモデリング	54
粒子線	1, 92
流速	37
リングバッジ	128

れ

励起	92
レイリー散乱	94
レノグラム	158
レビー小体型認知症	155
レポート	109
連続収集法	141
連続透視	127
連続波ドプラモード	49

外国語索引

2D モード	48
3D ワークステーション	22
α/β 比	106
α 線	1
α 線放出核種	143
α 崩壊	99
β アミロイド（$A\beta$）	149
β 線	1
β^- 線放出核種	143
β^+ 崩壊	99
β^+ 粒子	99
β 崩壊	99
β^- 崩壊	99
γ decay	100
γ-アミノ酪酸（GABA）	45
γ 線	1, 100, 138
γ 崩壊	100

A

ACR（American College of Radiology）	109
ADC（apparent diffusion coefficient）画像	42
ADCT（area detector CT）	24
AEC（auto exposure control）	9, 31
AEC（automatic exposure control）	61
AEC 装置	9
Ai（Autopsy imaging）	134
Alzheimer 病	155
American College of Radiology（ACR）	109
anode	93
antiscatter grid	30
apparent diffusion coefficient（ADC）画像	42
area detector CT（ADCT）	24
arterial stimulation and venous sampling（ASVS）	123
ASVS（arterial stimulation and venous sampling）	123
ATM 蛋白	105
atomic number	98
Auger effect	96
Auger electron	96
auto exposure control（AEC）	9, 31
automatic exposure control（AEC）	61
Autopsy imaging（Ai）	134
average life	99

B

B モード	48
back scattering	96
balloon occluded retrograde trasvenous obliteration（BRTO）	122
Basedow 病	156, 157
Basic safety standard（BSS）	58
Bergonie-Tribondeau の法則	107
B-Flow	52
BGO 結晶	141
$Bi_4Ge_3O_{12}$	141
BMD（bone mineral density）	54
BNCT（boron-neutron capture therapy）	97
bone mineral density（BMD）	54
boron-neutron capture therapy（BNCT）	97
Bragg peak	97
BRTO（balloon occluded retrograde trasvenous obliteration）	122
BSS（Basic safety standard）	58

C

^{11}CO	148
^{11}C コリン	149
^{11}C メチオニン	148, 149
$C^{15}O_2$	148
CAD（computer-aided diagnosis）	22
cassette	8
cathode	93
$CaWO_4$	7
CC（cranio-caudal）	32
chemoradiotherapy	79
coherent scattering	94
collision loss	96
compression paddle	29
Compton scattering	95
computed radiogyaphy（CR）	9
computed tomography（CT）	15, 140
computed tomography（CT）被曝	63
computer-aided diagnosis（CAD）	22
cow	145
CR（computed radiogyaphy）	9
cranio-caudal（CC）	32
crossed cerebellar diaschisis	155
CT ガイド下生検	123
CT 自動露出機構	20
CT シミュレーター	77
CT 値	18
CT 用造影剤自動注入器	20
CT（computed tomography）	15, 140
CT（computed tomography）被曝	63
CT-AEC（automatic exposure control）	20
CTDI	64
CTDIvol	61, 64, 65
CTDIw	64, 65
CW モード	49

D

DAS（data acquisition system）	19
data acquisition system（DAS）	19
DDREF（dose and dose rate effectiveness factor）	74
DIC（drip infusion cholangiography）検査	84
DICOM（Digital Imaging and Communication in Medicine）	109
DICOM 規格	109
Digital Imaging and Communication in Medicine（DICOM）	109
digital substraction angiography（DSA）	13, 120
DIP（drip infusion pyelography）	64, 65, 84
DNA 2 本鎖切断	104
DNA 修復	104, 105
DNA 損傷	104, 105
dose and dose rate effectiveness factor（DDREF）	74
drip infusion cholangiography（DIC）検査	84
drip infusion pyelography（DIP）	64, 65, 84
DSA（digital substraction angiography）	13, 120
DSCT（dual source CT）	25
dual energy	25
dual energy imaging	25
dual source CT（DSCT）	25
dual X-ray absorptiometry（DXA）	53
DWI（拡散強調像）	42
DXA（dual X-ray absorptiometry）	53

E

E（実効線量）	4
early reaction	105
EBCT（electron beam CT）	17

外国語索引

EC（electron capture） 99
echo planar（EPI）法 40
ECT（emission CT） 152
editing 45
elastic collision 96
electromagnetic radiation 92
electron capture（EC） 99
Elkind 回復 103
emission CT（ECT） 152
endovascular aneurysm repair (EVAR) 122
energy subtraction 29
enzyme-targeting 81
EPI（echo planar）法 40
EVAR（endovascular aneurysm repair） 122
excitation 92

F

^{18}F 147
^{18}F-FDG（フルオロデオキシグルコース） 142, 148
^{18}F-FDG PET/CT 159
^{18}F-FDG（FDG） 147
^{18}F-FDG-PET 147
^{18}F-florbetaben 149
^{18}F-フルオロアミノ酸 149
fast SE 法 40
FBP 法（filtered back projection） 25
FDG（^{18}F-フルオロデオキシグルコース） 142
FDG-PET 160
Ferucarbotran 87
filtered back projection（FBP 法） 25
FLAIR（fluid attenuated inversion recovery） 39
flat panel detector（FPD） 5, 13
fluid attenuated inversion recovery (FLAIR) 39
FPD（flat panel detector） 5, 12, 13
FPD 搭載乳房撮影装置 29
functional MRI 40

G

^{67}Ga 156, 157, 158
^{67}Ga-citrate 143
^{67}Ga-クエン酸 148
^{67}Ga シンチグラフィ 158
^{68}Ge/^{68}Ga ジェネレータ 146
GABA 45
Gadodiamide（Gd-DTPA-BMA） 86
Gadolinium ethoxybenzyl diethylene-triamine pentaacetic acid（Gd-EOB-DTPA）造影 MRI 87
Gadopentetate dimeglumine (Gd-DTPA)造影 MRI 86
Gadoterate meglumine（Gd-DOTA） 86
Gd$_2$O$_2$S（Tb） 7
Gd-DOTA（Gadoterate meglumine） 86
Gd-DTPA-BMA（Gadodiamide） 86
Gd-EOB-DTPA 造影 MRI 90
GFR（glomerular filtration rate） 90
glomerular filtration rate（GFR） 90
Glu（glutamate） 43
GLUT 167
glutamate（Glu） 43
glutamine 43
gradient echo（Gre）法 40
gray（Gy） 3
Gre（gradient echo）法 40
grid 8

H

H$_2$^{15}O 148
half life 98
HCC（hepatocellular carcinoma） 130
Health Level Seven International (HL7) 109
heavy charged particles 96
hepatocellular carcinoma（HCC） 130
HL7（Health Level Seven International） 109
homologous recombination（HR） 104
Hounsfield Unit（HU） 18
HR（homologous recombination） 104
HU（Hounsfield Unit） 18
hybrid 型 SPECT/CT 装置 159

I

^{111}InCl$_3$ 148
^{111}In-DTPA 148, 156
^{111}In-オキシン 148
^{123}I 157
^{123}I 製剤 159
^{123}I-BMIPP 148, 156
^{123}I-IMP 148, 156
^{123}I-MIBG 148, 156, 157
^{123}I-イオマゼニール 155, 156
^{131}I 157
^{131}I-MIBG 150, 157
^{131}I-アドステロール 147, 157
^{192}Ir 照射 79
I.I（image intensifier） 5, 13
IC（internal conversion） 100
ICRP 67, 74
ICRP 勧告 59
ICRP（International Commission on Radiological Protection） 58, 125
IGRT（image-guided radiation therapy） 80
image intensifier（I.I） 5, 13
image recepter 30
image-guided radiation therapy (IGRT) 80
immunoradiometric assay（IRMA） 138
IMRT（intensity modulated radiation therapy） 80
in vitro 検査 151
in vivo 検査 151
inelastic collision 96
intensity modulated radiation therapy（IMRT） 80
internal conversion（IC） 100
International Commission on Radiological Protection（ICRP） 58, 125
interventional radiology（IVR） 12, 120, 125
intraoperative radiotherapy（IOR） 81
intravenous pyelography（IVP） 84
ionization 92
ionizing radiation 92
IOR（intraoperative radiotherapy） 81
IR（iterative reconstruction） 9, 25
IR 法 39
IRMA（immunoradiometric assay） 138
isotope 98
isotropic ボクセルデータ 22
iterative reconstruction（IR） 25
IVP（intravenous pyelography） 84
IVR（interventional radiology） 13, 61, 67, 120, 125
IVR-CT 14

L

late reaction 105
LET（linear energy transfer） 102
Levovist® 51, 88
Levovist 造影エコー 89
linear accelerator 93
linear energy transfer（LET） 102
linear-quadratic model（LQ）モデル 105
LQ モデル 105
luxury perfusion 154

M

^{81m}Kr ガス 157
^{99}Mo（モリブデン-99） 151
^{99}Mo/^{99m}Tc ジェネレータ 146, 151
^{99}MoO$_4$$^{2-}$ 148
^{99m}Tc-DMSA 148, 157
^{99m}Tc-DTPA 148, 157
^{99m}Tc-ECD 148, 156
^{99m}Tc-GSA 148, 158

^{99m}Tc-HMDP	156	myo-inositol（mIns）	43	PET 癌検診	166
^{99m}Tc-HMPAO	148, 156			PET（positron emission tomography）	
^{99m}Tc-HSA	148, 156, 158				100, 140, 147, 152
^{99m}Tc-HSA-D	156	**N**		PET/CT	141, 160
^{99m}Tc-HSA-DTPA	158	^{13}NH$_3$	148	PET/MR	141
^{99m}Tc-MAA	148, 157	Na^{123}I	148	phase contrast（PC）法	40
^{99m}Tc-MAG$_3$	148, 157	NAA（N-acetyl aspartate）	43	photo nuclear reaction	95
^{99m}Tc-MDP	156	N-acetyl aspartate（NAA）	43	photo stimulated luminesence（PSL）	9
^{99m}Tc-MIBI	147, 148, 156, 157	National Electrical Manufactures		photoelectric absorption	95
^{99m}TcO$_4^-$	148, 157, 158	Association（NEMA）	109	photoelectric effect	95
^{99m}Tc-PMT	148, 158	NEMA（National Electrical		photon	92
^{99m}Tc-tetrofosmin	156	Manufactures Association）	109	picture archiving and communication	
^{99m}Tc-スズコロイド	148, 158	nephrogenic systemic fibrosis		system（PACS）	108
^{99m}Tc 製剤	147, 159	（NSF）	90	PLDR（potentially lethal damage	
^{99m}Tc-赤血球	158	neutrino	100	repair）	103
^{99m}Tc-テクネガス	157	neutron	98	Plummer 病	156, 157
^{99m}Tc-テトロホスミン	148	NHEJ（non-homologous end joining）		PMCT（postmortem CT）	134
^{99m}Tc-ピロリン酸	156		104	PMT	10
^{99m}Tc-フチン酸	158	NMR（nuclear magnetic resonance）	36	positron	99
^{99m}Tc-リン酸塩	148	non-homologous end joining（NHEJ）		positron emission tomography	
M モード	51		104	（PET）	100, 140, 147, 152
magnetic resonance imaging		non-ionizing radiation	92	postmortem CT	134
（MRI）用造影剤	82	non-vascular IVR	121	potentially lethal damage repair	
magnetic resonance spectroscopy		Novaris TX	80	（PLDR）	103
（MRS）	36, 42	NSF（nephrogenic systemic		proton	98
MALT lymphoma	164	fibrosis）	90	proton MRS	42, 43
mass number	98	nuclear force	98	PSL（photo stimulated luminesence）	9
MCI（mild cognitive impairment）	155	nuclear magnetic resonance		PTA（percutaneous transluminal	
MDCT	22, 58, 63, 64	（NMR）	36	angioplasty）	122
MDCT（multi detector computed		nucleon	98	PVP（percutaneous vertebroplasty）	
tomography）	63				123
MDCT（multi-detector row CT）	17, 22	**O**		PW モード	49
Meckel 憩室	158	^{15}O$_2$	148		
medio-leteral oblique（MLO）	32	OER（oxygen enhancement ratio）	102	**Q**	
MELAS	43	oxygen enhancement ratio（OER）	102	QA（quality assurance）	34
mild cognitive impairment（MCI）	155			QC（quality control）	34
mIns（myo-inositol）	43	**P**		QGS（quantitative gated SPECT）	154
misery perfusion	154	PACS（picture archiving and		quality assurance（QA）	34
MLO（medio-leteral oblique）	32	communication system）	108	quality control（QC）	34
motion probing gradient（MPG）	42	pair production	95	quantitative gated SPECT（QGS）	154
MPG（motion probing gradient）	42	paraganglioma	157		
MR angiography（MRA）	40	Parkinson 病	156	**R**	
MR cholangiopancreato-graphy		PC（phase contrast）法	40	^{81}Rb/^{81m}Kr ジェネレータ	146
（MRCP）	40	PDCA サイクル	113	radiation loss	96
MRA（MR angiography）	40	PEIT（percutaneous ethanol injection		radiation weighting factor	3
MRCP（MR cholangiopancreato-		therapy）	123	radioactive decay	98
graphy）	40	percutaneous ethanol injection therapy		radioactive disintegration	98
MRI	36	（PEIT）	123	radiofrequency ablation（RFA）	
MRI（magnetic resonance imaging）		percutaneous transluminal angioplasty			123, 130
用造影剤	82	（PTA）	122	radioimmunoassay（RIA）	138, 151
MRS（magnetic resonance spectros-		percutaneous vertebroplasty		radioimmunotherapy（RIT）	150
copy）	36, 42, 45	（PVP）	123	radioisotope（RI）	98, 138
multi detector computed tomography		perfusion CT	18, 58	radiosensitizer	81
（MDCT）	63	perfusion MRI	40	Rayleigh scattering	94
multi-detector row CT		perfusion-weighted MRI	40	RBE（relative biological effectiveness）	
（MDCT）	17, 22				
multiple scattering	96				

外国語索引　175

外国語索引

	102
reassortment	106, 107
redistribution	106, 107
relative biological effectiveness（RBE）	
	102
reoxygenation	78, 106, 107
repair	78, 106
repopulation	106
retrograde pyelography（RP）	84
RFA（radiofrequency ablation）	
	123, 130
RI（radioisotope）	98
RIA（radioimmunoassay）	138, 151
RI-generator（ジェネレータ）	145
RIT（radioimmunotherapy）	150
RP（retrograde pyelography）	84

S

^{89}Sr	143
scintigraphy	138
secondary electron	96
SE 法	39
single photon emission CT（SPECT）	
	140, 152
Sjögren 症候群	158
SLDR（sublethal damage repair）	103
SOBP（spread-out Bragg peak）	97
Sonazoid®	51, 88
Sonazoid 造影エコー	89
SPECT（single photon emission CT）	
	140, 152, 157
SPECT/CT	141, 159
SPIO 造影	87
SPIO 造影 MRI	90
spiral scan	17
spread-out Bragg peak（SOBP）	97
standardized uptake value（SUV）	142
stopping power	97
sublethal damage repair（SLDR）	103
superparamagnetic iron oxide（SPIO）造影 MRI	87
SUV（standardized uptake value）	142
Sv（シーベルト）	3, 4

T

^{201}Tl	158, 157
^{201}TlCl	147, 148, 156, 157
^{201}Tl シンチグラフィ	158
T1 緩和	38
T1 強調像	39, 41
T1 値	37
T2 強調像	39, 40, 41
T2 値	37
TACE（transcatheter arterial chemoembolization）	122
TAE（transcatheter arterial embolization）	122
TAI（transcatheter arterial infusion）	122
TCT（transmission CT）	152
thermionic emmission	93
thermoelectron	93
Thomas scattering	94
time of flight PET	141
time of flight（TOF）法	40
TIPS（transjugular intrahepatic portosystemic shunt）	122
tissue weighting factor	4
TOF（time of flight）法	40
Tomo Therapy	80
tomosynthesis	29
TR	38
transcatheter arterial chemoembolization（TACE）	122
transcatheter arterial embolization（TAE）	122
transcatheter arterial infusion（TAI）	122
transjugular intrahepatic portosystemic shunt（TIPS）	122
transmission CT（TCT）	152
tube current	93
tube voltage	93
Turbo SE 法	40

V

vascular IVR	121
VPN	116

W

window level（WL）	18
window width（WW）	18
WL（window level）	18
WW（window width）	18

X

^{133}Xe ガス	148, 156, 157
X 線 TV 装置	13
X 線管	28
X 線スペクトル	28
X 線フィルム	7
X 線造影剤	82
X 線透視撮影装置	13

Y

^{90}Y イブリツモマブチウキセタン	143
^{90}Y 標識イブリツモマブチウキセタン	
	150

Z

^{62}Zn/^{62}Cu ジェネレータ	146

●本書のコピー，スキャン，デジタル化等の無断複製は著作権法上での例外を除き禁じられています．複写される場合は，その都度事前に，（社）出版者著作権管理機構（電話 03-3513-6969，FAX 03-3513-6979，e-mail: info@jcopy.or.jp）の許諾を得てください．

放射線医学
放射線医学総論

2012年1月10日　第1版第1刷発行

監　　修	楢林　勇	Narabayashi Isamu
	杉村和朗	Sugimura Kazuro
編　　集	富山憲幸	Tomiyama Noriyuki
	中川恵一	Nakagawa Keiichi
発 行 者	市井輝和	
発 行 所	株式会社金芳堂	
	〒606-8425 京都市左京区鹿ヶ谷西寺ノ前町34番地	
	振替　01030-1-15605	
	電話　075-751-1111（代）	
	http://www.kinpodo-pub.co.jp/	
組　　版	創栄図書印刷株式会社	
印　　刷	株式会社 サンエムカラー	
製　　本	有限会社 清水製本所	

© 楢林　勇，杉村和朗，富山憲幸，中川恵一，2012
落丁・乱丁本は直接小社へお送りください．お取替え致します．

Printed in Japan
ISBN978-4-7653-1507-4

JCOPY ＜（社）出版者著作権管理機構 委託出版物＞

本書の無断複写は著作権法上での例外を除き禁じられています．複写される場合は，その都度事前に，（社）出版者著作権管理機構（電話 03-3513-6969，FAX 03-3513-6979，e-mail: info@jcopy.or.jp）の許諾を得てください．

創刊！ 新しい情報を満載した放射線医学シリーズ

監修 楢林 勇 大阪医科大学名誉教授・杉村和朗 神戸大学大学院教授

各巻 A4 変型判

最新刊
放射線医学 肺・縦隔 画像診断

編集 滋賀医科大学教授 村田喜代史

112頁・定価 4,200 円（本体 4,000 円 + 税 5％）
ISBN978-4-7653-1508-1

肺・縦隔領域の画像診断をひも解いた．CTやMRI領域の進歩内容を網羅しながら現在の胸部画像診断で必要とされる最新情報をコンパクトにまとめ，画像写真も豊富に掲載した．

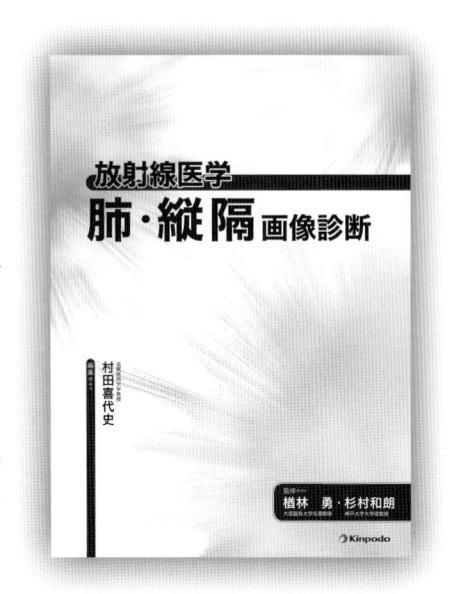

●主な内容

1. X線検査と診断：
   胸部単純X線写真とX線CT
2. 胸部単純X線写真の解剖と正常変異
3. 呼吸器感染症の画像診断
4. 間質性肺炎の画像所見
5. 腫瘍性疾患の画像診断 I
   （胸部CT, 新TNM分類）
6. 腫瘍性疾患の画像診断 II (MRI)
7. 縦隔・胸膜のCT診断
8. アスベスト関連肺胸膜病変の画像診断
9. 画像（X線, CT）による肺癌検診
10. 呼吸機能の画像診断
11. モニタによる胸部X線読影

続刊

放射線医学 頭部・頭頸部・中枢神経 画像診断
編集 興梠征典（産業医科大学教授）
　　 三木幸雄（大阪市立大学大学院教授）

放射線医学 心・大血管・乳腺 画像診断
編集 中島康雄（聖マリアンナ医科大学教授）

放射線医学 消化管，肝・胆・膵，急性腹症 画像診断
編集 廣田省三（兵庫医科大学教授）
　　 村上卓道（近畿大学教授）

放射線医学 泌尿器・骨盤・生殖器 画像診断
編集 鳴海善文（大阪医科大学教授）

放射線医学 骨・関節・軟部組織・骨髄・脊髄 画像診断
編集 江原 茂（岩手医科大学教授）

放射線医学 放射線治療学（放射線腫瘍学）
編集 猪俣泰典（大阪医科大学教授）

放射線医学 核医学各論・PET
編集 小須田 茂（防衛医科大学校教授）

金芳堂